Attachment in Psychotherapy

心理治疗中的依恋

——从养育到治愈，从理论到实践

[美] 戴维·J. 威廉（David J. Wallin）／著

巴　彤　李斌彬　施以德　杨希洁／译

中国轻工业出版社

图书在版编目（CIP）数据

心理治疗中的依恋：从养育到治愈，从理论到实践／
（美）威廉（Wallin, D. J.）著；巴彤等译. —北京：中国轻
工业出版社，2014.1（2025.3重印）
    ISBN 978-7-5019-9469-4

    Ⅰ.①心…　Ⅱ.①威…②巴…　Ⅲ.①精神疗法－
研究　Ⅳ.①R749.055

    中国版本图书馆CIP数据核字（2013）第227165号

责任编辑：孙蔚雯　　　责任终审：杜文勇
策划编辑：阎　兰　　　责任校对：刘志颖　　　责任监印：吴维斌

出版发行：中国轻工业出版社（北京鲁谷东街5号，邮编：100040）
印　　刷：三河市鑫金马印装有限公司
经　　销：各地新华书店
版　　次：2025年3月第1版第13次印刷
开　　本：710×1000　1/16　　印张：33
字　　数：321千字
书　　号：ISBN 978-7-5019-9469-4　　定价：70.00元
读者热线：010-65181109
发行电话：010-85119832　　　010-85119912
网　　址：http://www.chlip.com.cn　　http://www.wqedu.com
电子信箱：1012305542@qq.com
版权所有　侵权必究
如发现图书残缺请拨打读者热线联系调换
250353Y2C113ZYW

唯有联接！这就是她教导的全部。唯有将淡漠与激情联接，两者才会得到提升，而人类将看到爱的最高境界，不再生活在碎片中。唯有联接，野人和僧人赖以生存的隔离就会被打破，两者都将消亡。

——E. M. FORSTER（1910/1999）

　　由于原路返回到他的内心，让自己成为个人反思的对象，他在瞬间把自己提升到新的领域。在现实中，另一个世界诞生了。

——PIERRE TEILHARD DE CHARDIN（1959）

译 者 序

我们与这本书的第一次谋面，是在2008年的秋天。

因为想要学习精神分析取向的心理治疗，当时互不相识的我们聚集在中美精神分析联盟（CAPA，China American Psychoanalytic Alliance）在北京的两个培训小组里。这是CAPA在中国首次组织培训，小组很小，每组只有八九个人，每周半天通过网络全英文授课，外加每周的个体督导。由于当时CAPA主席Elise Snyder把其中一个北京小组整组委托给华盛顿精神分析中心培训，这个中心的组织者把它放在名为"现代视角下的精神分析"（MPP－China）项目下，所以那时候这个组在CAPA中常常被简称为"华盛顿组"。本书四位译者中除李斌彬之外都在这个组，而李斌彬所属的是由北京大学第六医院的精神科医生组成的"六院组"。由于这个特殊的机缘，在CAPA培训的三驾马车——理论、技能和案例讨论——教学框架里，"华盛顿组"有幸较早地接触到精神分析领域中一些当代的内容，其中"依恋"就被单独列进第一年的课表中，而美国邮寄过来的教科书正是David Wallin所著的这本《心理治疗中的依恋》。当时这本书刚刚出版一年，是我们所有教材中最"年轻"的一本。

五年前的那个时候，在中国心理治疗和心理咨询受训的圈子里，"依恋"还不是一个如此跻身主流的行话，我们只是偶尔从国外的老师和国内比较前沿的前辈那里听到一些点评。怀着一种迎接全新事物的心情，我们跟随着任课老师 Cornelia Lischewski，开始对这本书和这门学问进行探究。这本书的学习为我们带来很独特的视角，由实验和观察而来的研究结果、由真实关系而来的发现，无异于一股清泉，让我们对精神分析理论和技能的学习得到更好的滋润。与此同时，我们还时不时地有一种似曾相识的感觉，也许是依恋的生物机制设定，人同此心，心同此理；也许是 Wallin 将佛教心理学中的理念与依恋融会贯通，使这本书在表述和整合源自西方的一种理论和实践的同时，也很适合我们东方人的胃口。回想与这本书之间的最初联结，让我们记忆犹新的是"依恋"的课堂和课间。我们的讨论群情激昂，从依恋的视角看待关系，看待代际的传承，反思自我，无论是现实层面的关系，还是治疗关系，新的察觉和领悟都不断涌现；而眼前痕迹犹存的是手上这本《心理治疗中的依恋》，无论生词标注，还是阅读中有感而发的即兴批注，圈点之处可谓密密麻麻。

在一次 CAPA 两个小组合并的现场督导时，"六院组"的李斌彬在"华盛顿组"的"教室"里看到这本书，爱不释手，当时就提议：我们一起把这本书翻译出来吧。大家你看看我，我看看你，没有人应声。或许是那个时候都觉得太难了吧，毕竟我们自己还在蹒跚学步，对此书虽钟爱有加，对译成中文却好像爱莫能助。但这个建议或许就是最初的一颗种子，播在我们心中了。

这颗种子不断在精神分析训练和临床实践的土壤中汲取着养分。

CAPA 第一年的训练结束时，"华盛顿组"的教学组织者 Robert Winer 问，哪一门课是你们下一个学年想继续深入学习的？"Attachment!（依恋）"大家异口同声。于是"华盛顿组"对"依恋"的学习在下一年得以延续。更为幸运的是，这一年 Winer 把在华盛顿精神病学学院（Washington School of Psychiatry）带领 Tavistock 模式婴儿观察训练项目的儿童精神分析师 Nydia Lisman-Pieczanski 引荐给我们。在接受 CAPA 培训的同期，四位译者也在 Nydia 的带领下，开始了这种特有的培训治疗师的体验式训练（而这种训练模式最初在英国 Tavistock 诊所的形成和发展，恰好是提出依恋理论的 John Bowlby 担任诊所儿童部主任时推动的）。从 2009 年起的两年间，我们每周一次到婴儿家中观察 1 小时（从婴儿出生开始），之后写报告记录自己观察到的婴儿与照看者的互动，包括相互间的情绪反应，再把自己的报告拿到每周一次的小组研讨中，从我们的亲眼所见和亲身体验中学习。在这种训练方式下，除了对治疗师的训练本身，我们也有幸从观察者的角度，亲眼看到人类最初的依恋关系是怎样在每时每刻的互动中建立的，在我们周复一周的观察中它又是怎样发展的。翻译此书的这颗种子也在这个独特的过程中汲取了它的营养。

所以，在 2011 年的中国心理治疗大会上，当万千心理的编辑阎兰在"观察婴儿，观察自己——治疗师的浸润"工作坊上认识并了解了我们这个团体，之后询问我们是否愿意合作翻译《心理治疗中的依恋》这本书的时候，这颗种子就自然破土而出了。其实编辑当时并不知道我们跟这本书之间的渊源，只是从把握行业发展趋势的角度，发现这本书可能会对中国的同行有所帮助。而此时，在中国的心理咨询和治疗的同行中，经由蓬勃发展的各种中外合作的精神分析培训项目的推动，"依恋"已是大家耳熟能详的行话术语，但是，对于如何把依恋的理论和发现应用到临床的实践中，却相对缺乏系统而实际的指导。Wallin 的这本书在这个时候被译为中文，也可谓应运而生。

翻译的过程是我们又一次学习的过程。非但我们对依恋的理解更加深入了，而且在自己的临床经验又得以积累数年之后，我们更加能够领略到 Wallin 将依恋理论整合应用在临床方面的功底和魅力。对于这个部分，我们不再一一赘述，而是留待读者在阅读中去探索和体验。

这本书能够跟大家见面，首先要归功于我们这个团队的合作。五年间，我们在一起，经由 CAPA 和婴儿观察的高频率密集训练，相互之间不断熟悉和磨合，直到逐渐走到共同的临床信念上："心的成长，源于另一颗心的滋养"，并创建了我们共同合作的机构麦德麦德教育咨询（Mind in Mind Education and Counseling）。可以说，《心理治疗中的依恋》是麦德机构全体同仁倾力合作献给读者的第一部译作。我们以此感谢这些年来在我们的成长中不断付出的老师、督导和治疗师们，感谢在我们的临床实践工作中不断给予支持的业界同行们，也感谢在婴儿观察项目中向我们开放的家庭。

更要感谢的，是在咨询室里和我们一起相遇并工作的来访者。对我们的努力，你们努力地加以利用，在新的依恋关系中让自己旧有的困难得到转化，这个历程也让我们更加觉察自己，从而去帮助更多和你们一样勇于直面并探索内心的人。

本书翻译工作分工如下：杨希洁（第一章至第四章）、李斌彬（第五章至第七章，第十一、十二章）、施以德（第八章至第十章）、巴彤（第十三章至第十七章）。施以德完成了全书译稿与英文原著的校订，巴彤对全书中文译稿进行统稿和润色。麦德机构的另一位同事徐航——当初和我们一起在"华盛顿组"受训时也曾学习这本书——在本书的翻译过程中，她以第一个中文读者的身份，认真对全书译文逐字逐句推敲，并根据自己对原著的理解提出大量专业而中肯的修订建议。

关 于 作 者

　　David J. Wallin 博士是一位在美国加利福尼亚州 Mill Valley 和 Albany 私人执业的临床心理学家。他是哈佛大学的毕业生，而后在加利福尼亚州伯克利的怀特学院（Wright Institute）获得博士学位。他从事心理治疗、教学以及写作工作已近30年。Wallin 博士也是《勾勒心灵地图：热情、柔情和爱的能力》（*Mapping the Terrain of the Heart: Passion, Tenderness, and the Capacity to Love*）一书（与 Stephen Goldbart 合作）的合作者。

序　言

一个问题促成了撰写这本书的漫长历程：**心理治疗是如何让人们发生改变的？**

在30多年的时间里，无疑是出于个人和专业原因，这一直是我最好奇的问题。当我读研究生期间，要寻找论文题目时，我考虑通过观察治疗大师对患者实际上**做**的事情来解开这个秘密。几年以后，我了解到研究依恋的学者们已经使用了类似的方法，即通过观察能对孩子敏感地做出反应的父母，实际上对孩子**做**了哪些事情。

因为"好的治疗师对患者做的一切和成功的父母对他们的孩子做的一切相似"（Holmes, 2001, p.xi），所以对促进儿童发展的"关系"的研究，可以教我们了解那些最能引起变化的治疗关系。同样地，研究那些造成发展出现偏差的依恋，能够提供一个科学基础，帮助我们理解当初促使患者前来治疗的痛苦和脆弱。

但是研究的临床意义到底**是**什么？它们如何使作为治疗师的我们工作得更有效率？

这些问题长久以来没有得到回答，部分原因归结于历史的偶然事件。当Bowlby，这位后来成为依恋理论创始者的人，深化了自己的信念，即童年早期的**真实**关系——而非由内在所驱动的我们对于关系的幻想——才是塑造我们的基础。他也发现自己越来越和其他精神分析的同辈们意见不一。当他把依恋（而不是性或攻击驱力）放在人类发展的核心时，他实际上被那个时代的精神分析体系边缘化了。结果，依恋理论首先成为学术研究者、而非精神分析师的知识财富。因此，具有讽刺意义的是，尽管 Bowlby 一生大部分的时间都用来治疗患者，但很多检验和发展他的理论——最初为了加强治疗的有效性——的研究者们，大多数都不是从事治疗实践的临床工作者。

这些研究者将实验的严谨带入关于最亲密的人类联结的研究中，形成了关于亲子关系、内在世界，以及心理病理学的丰富知识，这些使得依恋理论成为当代发展心理学中的主要范式。没有一个其他的基于研究的理论框架，能比依恋理论更多地向我们说明，我们是如何成为我们自己的。但直到最近，治疗师仍主要靠自己去推敲如何应用这个理论。因此，依恋理论对临床的承诺仍然有待兑现。

这本书代表了我个人对实现这个承诺的贡献。通过介绍神经生物学、认知科学、创伤研究、佛教心理学、依恋理论以及关系精神分析（relational psychoanalysis），我要说明治疗师如何在实践中运用依恋研究的三个关键结论。与此相对应，我关注的重点是作为发展熔炉的治疗关系、非言语维度的核心地位，以及反思（reflection）和觉察（mindfulness）所具有的转化作用。

在 3 年前最初构思的时候，我预计能很快完成这本书。我从 20 世纪 90 年代中期开始就一直教授依恋和心理治疗，我希望自己至多用 6 ~ 9 个月的时间，将我讲课的内容转换成书。但这个转换后来成了一个探索的过程，比我原来预期的时间更漫长，也让我得到了更多的收获。后面的章节里记载了那个过程的成果，希望能让作为读者的您分享到我探索的经验。

致　谢

　　书稿完成后，能够感谢所有帮助此书成稿的人是无比让人满足的。

　　首先要感谢 Nancy Kaplan，是她真正将我引入依恋理论；Owen Renik 激励我冒险，在依恋理论和临床实践两者间搭建桥梁；还有 Karlen Lyons-Ruth，鼓励我将发展心理学研究和以关系为焦点的心理治疗综合起来。Phillip Shaver 显示了他非同寻常的慷慨，分享他的洞见和经验。我也谢谢 Erik Hesse 和 Mary Main，让我能在伯克利见到他们，给我提供了深思熟虑的建议和支持。在大西洋的彼岸，Peter Fonagy 始终如一地积极地回应我。跟他一起讨论他的和我的想法，一直都给我带来莫大的喜悦和帮助。

　　对 Cindy Hyden，我要奉上我心底的谢意，她付出了无价的编辑劳作，提出了睿智的建议，以及专业的支持。从书稿的提案开始，到项目的结束，她给我提供了一个安全基地。对 Guilford 出版社的 Jim Nageotte，我也应献上一个特别的感谢。从项目启动之时，他认识到此书的潜力，一直以来对此书的内容和形式都做出了重要贡献。

　　在阅读此书的部分章节、讨论相关内容，并且（或者）给作者提供支持的众多朋友、亲人以及同事中，我要感谢 Stephen Seligman、Richard Tarnas、Michael Blumlein、Lloyd 和 Catherine

Kamins、Stephen Goldbart、Freda Wallin、Michael Wallin、Laurie Cohen、David Shaddock、Michael Guy Thompson、Diana Fosha、Judy Pickles、Lynnette Beall、Barbara Holifield、Jules Burstein、Johanne Busch、Ava Charney-Danysh、Sara Fisher、Michael Gray、Linda Hendricks、Horacio Miller。还要谢谢 Bob Cassidy，他帮我将我的想法呈现于世，并且在无意间推动我写成此书。此外，还要特别感谢 Linda Graham，那些在午餐时间的讨论常常是信息丰富和富有启迪的。

对于我的父母，以及特别是对于那些允许我在此书中使用我们共同经历的体验的人们，我感激不尽。因为他们让我走进他们的生命、内心和心智之中，所以我不仅学到做一个治疗师如何才能提供更多帮助，也使我更多地了解了自己。

我要谢谢 Alice Jones，因为对我的个人生活、职业生涯以及富有创造的生命，她做出的非比寻常的贡献是独一无二的。

最后，也是最重要的，我想谢谢——但无论如何都感谢不够——我的妻子 Gina，还有我的孩子 Anya 和 Gabriel，是他们的爱，（几乎是）源源不断的耐心，还有牺牲，让这本书的成稿成为可能。除了这些，Gina 的睿智、敏感以及临床治疗的智慧，让她成为一个具有非凡洞察力的伙伴，并在我将思考付诸于笔端的时候，成为一个重要的合作者。

中文版作者序

　　身为《心理治疗中的依恋》一书的作者，令我尤为欣慰的是，这本书已经被翻译成9种语言——包括汉语。显然，依恋理论的吸引力超越了文化的疆界，或许是因为这个理论将我们对心理发展的理解落实到了普世共存的进化生物学中。就像 John Bowlby 所看到的那样，人类是被进化的需要设定好了要去"依恋"——即，通过接近更强壮和（或）更智慧的他人来寻求安全感。因此，依恋和进食、繁殖一样，是被生物学上的生存所驱使而必须做的事情——并且它对我们行为举止的塑造不仅在婴儿期，而是贯穿着我们一生。这一事实对心理治疗的启示至关重要。

　　作为一位从业近40年的临床工作者，我被这个由 Bowlby 的洞察而激发的研究所吸引，因为它恰好澄清了发展是如何被特定的关系环境所促进（或阻碍）的。考虑到敏感反应的父母和共情调谐的治疗师二者之间的相似性，该研究有助于辨别出治疗性姿态中那些与促进发展相适应的成份。它也阐明了发展出现偏差导致的结果，以及治疗师可以采用相应的反应方式，帮助治疗患者那些发展中的创伤。此外，由于发展是双方的参与，这个研究更加突出了临床发现的重要性，即治疗师自身的自我觉察和改变的能力，可能是促进患者自我觉察和改变的能力的先决条件。从依恋理论的研究中，除了理解到关系是发展性活动的重要场合之外，我还借鉴了以下两方面更为深远的经验。

　　首先，体验的非言语层面至关重要，这一点在儿童时期和心理治疗中是相同的。因为人格最初的成形要早于语言的掌握，治疗师触及到患者情绪的核心部分，必须要面对言语之外暗中涌动的那些体验。这就意味着要关注那些患者无法告诉我们但是常常会表现出来的部分。正如这本书中详细阐述的，患者不能用言语讲出来的内容，他们会从我们身上**唤起**（evoke），跟我们一起**活现**（enact）出来，以及（或者）使之**具身**（embody）。

　　其次，依恋研究有个发现——是我们从 Bowlby 到佛陀一路走过来的一个结论——即，改变对于体验的姿态实际上可以使体验得到转化。这个研究强调"心智化"的（也是反思的）姿态的力量，而我在撰写此书时也认识到觉察的姿态——对当下时刻进行有意和不加评判的注意——同样可以转化我们的体验。有鉴于此，作为治疗师，我们渴望培养自身心智化和觉察的能力，而且试图在患者身上增强或激发这两种能力。由于它们协同增效的作用，以及它们有能力解除过去的禁锢，我把这两种极为相像的能力描述为"心理解放的双螺旋结构"。

　　我这种依恋聚焦取向的核心，在于理解作为治疗师，我们个人的参与、情绪上的反应和不可避免的主体性，是每一个成功治疗的基本特征——并且，我们和患者之间建立的关系本身就是治疗性改变的主要推动力。能够把这些想法，和我寄希望它们所拥有的治愈潜能，不但呈现给我所居住和工作的地方的临床工作者们，而且献给远在中国的精神科医生、心理学家和其他心理卫生的从业人员，这是我莫大的喜悦和荣幸。

2012 年 12 月

David J. Wallin

目　　录

第 一 章

◇◇◇◇◇◇◇◇◇◇◇◇◇◇◇◇◇◇◇◇◇◇◇◇◇

依恋和变化

……治疗师的角色和母亲的角色相似，母亲为孩子提供了一个安全的基地，让孩子能探索世界。

——John Bowlby（1988，第 140 页）

根据 Bowlby 的说法，在这个世界上，我们的生命，从摇篮到坟墓，都围绕着各种亲密的依恋展开。尽管我们对于依恋的姿态（stance）最主要是由生命初期的关系塑造而成，但我们还是可以改变的。如果我们在幼年涉及的关系有问题，那么我们后来经历的关系可以提供第二次机会，也许会帮助我们获得只有在安全的依恋关系中才能产生的潜能，可以自由地去爱、去感受（feel）、去反思（reflect）。心理治疗的最佳状态就是提供这样一种治愈的关系。

作为心理治疗师，到底如何能够帮助患者超越因自身历史而造成的种种束缚，这是依恋理论没有正面说明的问题。但受 Bowlby 的原创性观点启发的各种持续研究具有巨大的临床价值，为我们提供了一个越来越清晰的、在特定关系情境（relational context）中自我发展的蓝图。

为了利用这个研究的力量，我认识到三个看起来对心理治疗影响最丰富、最有启发意义的结论：第一，共同创造的**依恋关系**是发展的关键情境；第二，**前语言期体验**（preverbal experience）

构成了发展中自我的核心部分;第三,**自我对于体验的态度***(stance of the self toward experience)比其个人历史的事实更能预测依恋安全。

在提炼这三个核心结论的临床意义时,我自然参阅了依恋文献。但我参阅的文献不限于此,不仅看了互为主体的(intersubjective)和关系的(relational)理论的文献,也阅读了有关情感的神经科学文献——即 Allan Schore(2004)提到的"依恋的神经生物学"(neurobiology of attachment)——同时还有认知科学、创伤研究,以及探索意识的研究。本章探讨了三个关键的结论,即处于发展中核心地位的依恋关系、前语言期体验和反思的功能(the reflective function)。并且,本章把它们在临床中的收获提炼为一个心理治疗的模型,即发展出**自我在关系中的转化**(the transformation of the self through relationship)的心理治疗模型。在此,我的目的是告诉大家情绪治疗的方向——这是从阅读研究文献、理论,以及个人经验中总结而得的临床哲学——也就是我为了帮助患者而采用的各种各样方法的基础。

我在下文会说明,所提出的通过关系发生转化的心理治疗模型的路径,与依恋理论自身的演进并行发展。Bowlby(1969/1982)最初意识到依恋是源自于进化的生物必要性:和照看者的依恋关系对于婴儿身体的和情绪的生存及发展都至关重要。由于依恋的需求,婴儿必须适应照看者,对于任何威胁到依恋纽带(the attachement bond)的行为,他都会防御性地将其排除出去。之后,Mary Ainsworth 的研究(Ainsworth, Blehar, Waters 和 Wall,1978)阐明了在依恋关系中,是**非言语沟通**(nonverbal communication)的品质决定了婴儿的安全感或不安全感——同样

---

* 又译为姿态。

也决定了婴儿如何感知他或她自己的感觉。Mary Main 的研究（Main，Kaplan 和 Cassidy，1985）说明了这些由生物因素控制的非言语互动，在婴幼儿期可以保存为用来处理信息的心理表征（mental representations）和规则，它会影响较大的儿童、青少年和成年人思考、感受、记忆和行动的自由。最后，Main（1991）和 Peter Fonagy（Fonagy，Steele 和 Steele，1991a）强调了与自身体验相关的自我的姿态的至关重要性。他们表明，安全依恋、心理复原力以及是否有能力养育具有安全感的儿童等，都和个体能够对于体验采取反思性姿态有关。因此，从 Bowlby 到 Ainsworth，Main，以及到 Fonagy，依恋理论的演进，是通过聚焦于对亲密关系、非言语领域，以及自我与体验的关系而展开。

　　这三个同样的议题也构成了通过关系发生转变的治疗模式。在这个模式中，患者对治疗师的依恋关系是基础的和首要的，它提供了一个安全基地，而这正是允许患者去探索、发展以及转化的**必要条件**。这种安全基地的感觉，来自于能**调谐的**（attuned）治疗师帮助患者对困难感受进行忍受、调节与沟通的有效性。通过这样情感调节互动可以使人感觉到安全，凭借这种安全感，治疗关系能够为患者提供一个情境，让他们触及那些未曾言表——以及可能无法言表——的各种被否认或被解离的体验。这种关系同样也为治疗师和患者提供了一个情境，使得他们营造出容纳这些体验的空间，能够尝试着了解这些体验。获取、表达、反思这些被解离的和无法言说的感受、想法以及冲动，能够强化患者的"叙事能力"（Holmes，1996），还可以帮助他们把对于体验的姿态往更为反思的方向挪动。总之，以**关系的/情绪的/反思的进程**为核心的依恋聚焦的治疗（attachment-forcused therapy），促使患者整合各种被否认的体验，从而帮助患者培养出一个更一致的和更安全的自我感（sense of self）。

3

转化作用的关系

正如生命最初的依恋关系能让儿童得以发展一样，与治疗师建立的**新**的依恋关系最终能让患者发生变化。转述 Bowlby (1988) 的话，这种关系提供了一个安全基地，使患者能够冒险，去感受他认为不应该去感受的，去知道他认为不应该去知道的。在这里，治疗师的角色是帮助患者不仅去解构以前的依恋模式，还要帮助他们在当前建构新的模式。正如我们已经看到的，生命初期展现出来的依恋模式后来不仅影响了我们与他人的关系，还影响了我们感受和思考的习惯。相应地，患者和治疗师的关系有潜力创造出新的情感调节、思考以及依恋的模式。换言之，治疗关系是一个发展的熔炉，在这个熔炉中，患者与自己对内在和外部现实的体验的关系，可以从根本上发生转化。

未经思考的已知

考虑到患者最初的依恋模式和患者需要的否认和解离，都植根于前语言期，治疗师必须对于患者体验的非言语表达进行调谐，对于这些体验患者尚未发展出语言。这就是说，治疗师必须找出一些方法，去联接那些被 Christopher Bollas (1987) 称为患者"未经思考的已知"（unthought known）。要捕获那些没有说出来的（或没有思考过的）治疗对话中的潜台词，就需要具备几位作者（Bateson，1979；Bion，1959）都提到过的治疗师的"双目视角"，它能同时追踪患者和治疗师双方的主体性。在此的一个潜在假设是，不能（或不愿）讲述自己解离和否认体验的患者，会在其他人身上**唤起**这些体验，跟他人一起把体验**活现出来**，或者使之**具身**。对临床意义而言，这就要求治疗师必须特别关注自己的主观体验，关注患者和治疗师共同创造的移情－反移情活现（transference-countertransference enactments），关注情绪和身体的非言语语言——所有这些，都是获取和最终整合被患者否认或解离的体验的途径。

对于体验的姿态：表征、反思和觉察

依恋研究以关系的和非言语的体验为核心，同时也强调反思功能和元认知的重要作用。从更广义的角度来说，这种研究揭示了自我对于自身体验的姿态具有决定性的影响。

安全的依恋显然与对于体验的反思性姿态有关。在 Main（1991）的解释中，这种姿态倚赖于元认知对我们的信念和感受的"**纯粹**表征性质"的认知能力。通过这样的姿态，我们可以从体验的即时"现实"中后撤，并根据奠定"现实"基础的心理状态进行反应——用 Fonagy 的说法，我们能够"心智化"（mentalize）。心智化的自由度越大，我们在最初建立关系的过程中形成的情绪的本能反应对我们无处不在的控制就越小。正如同利用 Main 的成人依恋访谈所做的研究揭示的那样，在那些具有不安全感的人中，比如倾向于将体验产生的影响最小化，或者否认体验影响的人（处于冷漠型心理状态），或者完全被体验产生的影响掌控的人（处于迷恋型心理状态），他们对于体验的反思性姿态是完全不同的。我们越能够采取反思性姿态，我们就越具有复原力，越能够抚养出安全型的儿童，这已经成为一个准则。

同样地，要"抚养"安全型的患者，我们对自己这种反思能力的培养必须具有心理学的深度。当然，我们也必须在那些前来寻求我们帮助的人内心培养这种能力。作为治疗师，我们所提供的帮助的本质特点，是努力地培养患者的心智化能力，或是去除抑制心智化的因素。我们推动患者实现心智化，在这个方面我们就提升他们的能力，让他们能够去调节情感，去整合曾经被自己解离的体验，并且感受到一个更加稳定和一致的自我感。

除了反思性姿态的能力，我还主张对内在和对外部的体验的另一种可能性姿态，从某种意义上说，这种姿态更"深"，更接近我们自己主体性的核心。我在考虑这样一种姿态，它在当下时刻，会以有意而不评判的方式去注意体验——即**觉察**（mindfulness）*的姿态（Germer，Siegel 和 Fulton，2005；Kabat-Zinn，2005）。尽管觉察不是依恋中的词汇，这一源自佛教心理学的构想似乎也是依恋理论和研究发展的自然结果。事实上，《依恋手册》（*Handbook of Attachment*）的合作编辑 Phillip Shaver 最近告诉我，他曾有机会读到许多佛教的书。令他惊奇的是，他发现佛教中的心理学不仅和依恋理论一脉相承，而且在很多方面几乎和依恋理论一模一样（Shaver，私人晤谈，2005）。

要理解到底什么是觉察的姿态，我们可以想象有四个同心圆，每个圆环都代表一个元素，每一个元素都影响着"觉察性自我"每时每刻的体验。

最外层的圆环代表外部现实。外部现实不仅包括发生在我们身上的事件以及我们参与创造的情境，还包括和我们一起卷入的有关各色人等，后者可能是更重要的。

由外到内，第二层圆环代表了表征的世界：即对过往体验的

---

* Mindfulness 一词在英文中原意为"觉察"。近年来西方国家宗教界和心理学界相继从东方的佛教和禅宗引入"正念"、"内观"等概念，英文译名使用 mindfulness，因而将这个词赋予了独特的含义。本书将 mindfulness 直译为"觉察"，对于更细微的内涵的理解，请读者参照相关文献。目前其他常见译法主要有"正念"、"内观"、"专注力"、"静观"、"观静"、"全心全意"等。——译者注

心理模型，可以让我们不必再为每个新的时刻发生的事重新发明一个新模型。这些表征模型指引着我们，不停地塑造着我们对过去和当下的理解，同时打造了我们对未来的期待。

在第二层圆环之内是第三层圆环，代表我们有能力采用对于体验的反思性姿态的那部分自己——简单来说，即"反思性自我"。此处所说的表征，包括了内部工作模型，用来调节或者过滤我们对外部现实的体验。我们没有将表征的主观世界等同于外部现实的客观世界，也不否认外部现实对主观体验的影响。采用这样一种姿态，我们就能够在意识和潜意识层面，去反思自己体验的意义，而不是简单地接受体验的表面意义。这就给我们提供了一个获得内在自由的重要方法。

依恋理论外显地涉及到的只是与外层这三个圆环所代表的元素相关：外部现实、表征世界和反思性自我。但对我来说，循着依恋理论在演变中的论述所铺展的轨迹，可以发现有一个箭头指向了三层圆环内的第四层圆环。这第四层圆环代表着我所命名的"觉察性自我"。

是谁（或者什么）实际上在反思体验？如果含糊其词地说，这个反思性自我就是这一问题的答案。因为，如果反思性姿态包括了元认知——对思考进行思考——那么问**"是谁在思考关于思考的想法？"**似乎是自然而然的。你可以尝试一下，就像我曾做过的那样，闭上你的眼睛，然后对自己提出这个问题。对这个问题我自己的（源于体验层面的）反应让我大吃一惊。答案是：**没有谁**。这和佛教心理学的基本教义相吻合，这种难以捉摸的理解反映出一个矛盾，即觉察性自我可以同时既是一个安全自我，又是彻底的无（个人的）我，仅有觉知而已（参看 Goldstein 和 Kornfield，1987；Kornfield，1993；Engler，2003）。

写了关于依恋理论的恢宏论著的作者 Jeremy Holmes（1996），

也遇到同样的矛盾。他从佛教中借用"**无执**"（nonattachment）这个词，用来形容"等距的位置"（equidistant position），**既**包括了对自我的体验在深度和广度上的觉知，**也**包括对自我"本是虚构"这一事实的觉知。

另一个关于觉察的讨论角度是：对于体验的反思性姿态需要元认知，那么觉察性姿态则需要**元觉知**（meta-awareness）——即对觉知的觉知。换句话说，自我去**反思**体验时注意的是体验的内容，而自我去**觉察**体验时注意的是体验的过程。这样觉察性的注意力说明了体验被建构的过程（Engler，2003）。

Fonagy 委婉提到有研究强调了觉察性冥想作为心理治疗辅助手段的临床价值。他评论说"我们所称的'心智化'能够很快被练习所增强"（Allen 和 Fonagy，2002，35 页）。Fonagy 的观点无疑被很好地接纳了。然而觉察所涉及的远远超出了正式的冥想，同时，冥想带来的支持也远远超出了心智化。

似乎觉察性觉知（mindful awareness）的常规练习带来的好处——身体的和情感的自我调节、与他人调谐的沟通、领悟、共情等能力——和研究发现的安全依恋的童年史给人带来的好处相同（Siegel，2005，2006）。为什么会有这些相似的结果，尽管对此可能有其他的解释，我却认为觉察及安全依恋能产生相似结果，是因为两者都能够促成——通过不同的途径——同样珍贵的心理资源，即**内化**（internalized）的安全基地。

童年时期和心理治疗中的安全依恋关系给我们提供了一个被承认、被理解、被关心的体验，这些体验随后被内化了，帮助发展出安全的内心存在。觉察练习有可能提供给我们一些（瞬间地或持续地）单纯是觉知的自我的体验，这些体验是无我的或者是普遍的，由此可能帮助发展出类似的安全的内心存在。通常这些体验的特点是非常深厚的安全感、被接纳的感受，以及同样丰富的与他人和与自己的联接感（Linda Graham，私人晤谈，2006）。

作为治疗师，我们自己的觉察能力，对于我们帮助患者很关键。首先，可能这也是最重要的，觉察性姿态培养了我们能够稳定地临在当下的体验。英国精神分析师 Wilfrid Bion（1970）在赞扬以"没有记忆、欲望或者认识"的状态接近患者的好处时，和很多佛教哲人一样，他也捕捉到这种开放的当下状态（51-52页）。因此，植根于此时此刻——而不是记忆中的过去，期盼中的未来，或是理论中的抽象——使得我们不那么容易屈服于自身或冷漠型（dismissing）或迷恋型（preoccupied）的倾向。觉察姿态让我们更能全然临在当下，更加开放，更有能力回应——就像"足够好地"对婴儿调谐的父母——那些在我们和患者交流过程中时刻出现的需求。其次，觉察的和关注当下的姿态，促进留在身体内在和察觉身体的体验。结果，我们对自身躯体反应的调谐，扩大了某些信号，从而使我们能与患者内心状态的非言语表达相协调。因此，觉察不仅可能帮助治疗师增强准确的共情，还可能提高我们与患者的联接能力，联接他们没有用语言说出来的，并且有可能是解离的体验。第三，觉察（类似依恋中的安全心理状态）有助于接纳态度的形成——对体验**原本的样子**保持非防御的开放及接受，能够帮助我们留出空间，去容纳患者所有的感受、想法和欲望。通过这样的方式，治疗师的觉察能够增进治疗师与患者的关系，从而加快整合的过程。

这里提到的整合，不只是心理治疗的首要目标，也是（如前面提到的）安全依恋和觉察性觉知练习的结果。作为促使治疗关系成为具有转化作用的关系的因素之一，治疗师的觉察性姿态可能具有"感染"的特质——激发出患者自身对觉察的体验，很像当治疗师表现出反思性姿态，就可以激发出患者的心智化能力。此外，对于有些患者，治疗师鼓励他们开展正式的冥想练习可能有帮助。

通过依恋理论及其相关研究的视角，我相信我已经说得很清楚，心理治疗的治愈力量主要来源于治疗性互动。患者和治疗师之间产生的新的依恋关系能够潜在地发挥出发展熔炉的作用。在后续章节中，我将更深入地探讨这三个关键的议题——关系、非言语维度和自我对于体验的姿态——这些是指引着我对每个患者开展工作的方向。在本书第一部分的章节中，我总结了依恋理论和研究的历史，这个过程也建立了本书概念性的基础。第二部分描述了依恋关系在自我发展过程中产生的影响。第三部分构建了从依恋理论跨越到心理治疗实践的第一个桥梁。第四部分阐释了识别出患者主要依恋模式的临床意义。第五部分进一步详述了在非言语领域中治疗工作的性质，以及我们用以培养自身对于体验更具反思和觉察的姿态的方法，也适用于引发出患者同样的姿态。

第一部

BOWLBY 及其后继者

John Bowlby 当之无愧是依恋理论的创始人。他的开创性贡献被 *Mary Ainsworth* 的实验证实和详细地阐释了。他们智性的关系是互相滋养、互相影响的，*Bowlby* 的想法为 *Ainsworth* 的研究提供了最初的动力，*Ainsworth* 的研究又进一步重塑了 *Bowlby* 的想法——这些激发出一轮又一轮的研究和理论上的精炼。他们的合作催生了依恋理论的基础结构，同时引发大量的研究者对理论进行实验调查。

Bowlby 和 *Ainsworth* 的结论，经由 *Mary Main* 的工作得以延展。*Mary Main* 将依恋研究的焦点从婴儿期引入成人期，从非言语行为引入心理表征。接着，*Main* 的贡献启发了 *Peter Fonagy* 和他的同事们，他们将互为主体的依恋关系确定为关键的治疗情境；在这样的情境中，人类最为重要的领悟和共情的能力得以发展。

关于依恋理论研究的故事，第一部分主要是介绍对心理治疗有着最直接和最丰富的启发意义的研究成果。这样，就可以为后续聚焦在临床工作的章节奠定了概念基础。

第 二 章

依恋理论的基础

尽管 Bowlby 通常被描述为依恋理论之父，但是也有另一些人，比如 Inge Bretherton（1995）等人，认为该理论实际上是父母**双方**的智慧结晶，母亲则是 Mary Ainsworth。虽然有人说 Ainsworth 不止一次评价道："Bowlby 完成了理论工作"（Karen，1994，434页），但我相信她论及此言时非常淡化她自己的重要性。当我问 Bowlby 的儿子，他父亲是如何看待 Ainsworth 的角色时，Richard Bowlby 先生重述了他父亲的看法：

> 他们是动态的二重奏。你无法说谁对理论贡献了更多，就如同楼梯的一组台阶中，你很难说这个台阶是楼梯的一部分，但它上面的那个台阶不是。他们的关系是一个漫长的对话过程。没有 Ainsworth，我的父亲可能只是一个暗处的影子……（但是）没有我的父亲，Ainsworth 就什么都不是。（R. Bowlby，私人晤谈，2004）。

JONH BOWLBY：亲密、保护和分离

Bowlby 的核心贡献在于，他认识到儿童对其照看者的依恋具有基于生物基础的进化需求。Bowlby 认为作为动机系统的依恋，其原始的本性来自于婴儿绝对需要保持自己与照看者之间

12

的身体亲近，这不仅是为了促进情绪的安全，而且更重要的是保证婴儿确实能存活下来。在我们人类祖先不得不适应的自然环境中，大量的掠食者以及其他各种致命的威胁，使得人类的婴儿离开其他人的保护几乎存活不了几分钟，更不用说几小时了（Main，Hesse 和 Kaplan，2005）。因此，Bowlby 所称的**依恋行为系统**（attachment behavioral system）是由进化"设计"的，用来提高成功存活和繁衍的几率。如此而言，依恋系统作为人类遗传程序中的一个组成部分，其重要性并不比进食及交配小多少（Bowlby，1969/1982）。

下列的三种行为类型，可以证明这种对威胁和不安全的反应是天生的，依靠本能指引的：

1. **寻求**（seeking）、**监测**（monitoring），**并试图和提供保护的依恋对象**（attachment figure）**——或者是一个微小的依恋对象层级系统中的一员——保持亲近**，这个依恋对象通常是一个亲属，但并非必然。尽管看起来与婴儿卷入最多的人（母亲，父亲，或者其他的照看者）应该会处于依恋层级系统的最顶层，但是这个婴儿更喜欢接近的位置实际上通常会是母亲——不管婴儿和她的卷入程度如何。[1]向依恋对象哭泣、粘缠、呼唤，还有爬向他们，这些都是年幼儿童为了建立安全的亲近性，而表现出的根深蒂固的和与生俱来的技能。

2. **将依恋对象作为"安全基地"而使用**（用 Ainsworth 的术语），从这个地方开始，去探索其他陌生的环境和体验（Ainsworth，1963）。作为安全基地现象的例子，可以考虑 Margaret Mahler 所做的著名观察，观察那些短暂离开母亲去进行探险的婴儿和幼儿，总是要回到母亲身边待上片刻，"加加油"，从而让他们自己开始下一轮的探索活动（Mahler，Pine 和 Bergman，1975）。Bowlby 所称的**探索行为系统**（exploratory

behavioral system)，与依恋系统密切相关。如果依恋对象在场，可以作为儿童的安全基地，在儿童需要时提供保护和支持，儿童一般会觉得可以自由去探索。另一方面，如果依恋对象暂时离开，儿童的这种探索就会突然中断。

3. 将依恋对象作为"安全港"，在面对危险情境和受到惊吓的时候逃向此处。 人类和其他生活在地面上的灵长类动物相似，但是不同于很多其他物种，当人类受到威胁的时候，他们不是要寻找一个**地方**（比如地洞或者窝巢）来确保安全，而是要寻求一个觉得比自己"更强壮和/或更智慧"的**人**的陪伴，从而获取安全感（Bowlby，1988，121页）。影响婴儿存活的内部及外部的威胁、"危险的自然线索"（比如黑暗、大的响声和不熟悉的环境），以及实际的或即将发生的与母亲的分离，这些都会引发儿童寻求亲近，这是依恋行为的显著标志。

如果说 Bowlby 最初阐释他的依恋理论时，认为身体的亲近性本身就是依恋的"设定目标"，那么这个看法后来一直被不停地丰富和修正。Bowlby 本人逐渐意识到，身体上的亲近不仅有其自身的重要作用，也是一个重要的象征，表明那个可以安慰自己的照看者是可获得性的（availability）。根据这个观点，依恋行为的目的，不仅是要从照看者那里获得保护以避免当前的危险，而且还要一再地确保照看者持续的可获得性。考虑到照看者的身体可以被接触到，但与此同时照看者的情绪有可能缺失的情形，Bowlby 将依恋对象的"可获得性"定义为不仅是身体上的可接触性，而且也是情绪上的反应性。

对依恋的理解得以拓展之后，Bowlby 最终增加了依恋特定的内在维度。他宣称，实际上儿童对照看者可获得性的**评估**（appraisal）才是关键，而且儿童对当下的评估，主要是根据过去对照看者可获得性的体验而定（Bowlby，1973）。Sroufe 和

13

Waters（1977a）和 Bowlby 的观点差不多一脉相承，他们提出，依恋系统的设定目标首先不是空间距离的调节，而是"感到安全"——是一种主体的状态，这种状态不仅随着照看者的行为而发生变化，还会随着儿童的内在体验而发生变化，包括他们自身的心境、身体状况、想象等。

要记住，尽管 Bowlby 最初关注的是婴儿和幼儿的行为，但他后来逐渐相信，由生物需要驱动的各种依恋表现，很显著地贯穿了人的整个生命周期。这个信念间接地得到了统计数据和日常经验的证实。保险统计的数据表明，有伴侣和（或）有亲密朋友的人比那些孤独的人寿命更长。此外，几乎是大家都有的经验，即在遇到危险的时候——比如2001年9月11日的恐怖袭击事件"——我们都会去找那些和我们关系密切的人。危险越强烈，我们就越渴望和人联接，通常是通过皮肤与皮肤之间的接触，获得实实在在的亲近。显然身体的亲近是婴儿存活的基础，这种亲近对年龄较大的儿童以及成人而言，通常被体验为一种情绪的需要。

在一生的生命历程中，我们都会倾向于监测着我们最依恋的对象，他们的身体和情绪位于何处——也就是可接近性和反应性。因此，尤其当"感到安全"也被增加为亲近性的设定目标后，就必须将依恋看成是人类持续一生的需求，而不是一种儿童般的依赖，长大后就可以不再倚靠了。就如 Bowlby（1980）所写的那样：

对其他人的亲密依恋是一个枢纽中心，人的一生都围绕它而发展，不仅在他只是一个婴儿或蹒跚学步的幼儿时，而且贯穿于他的青少年期，还有成熟期，并伴随其步入老年期（442 页）。

14　　但是，究竟是什么使儿童早期的安全依恋成为可能，并且就这一点而言，还能使安全依恋贯穿于生命的全程？ Bowlby 对他

那个时代的精神分析的解释非常不满——比如像 Melanie Klein
等人，将健康的和病理性发展的来源完全归因于儿童的幻想，而
不是儿童成长过程中关系的实际现状。Bowlby 逝于 1989 年，在
此前不到一年的时候，他在与 Robert Karen 的访谈中表达了自己
的看法：

> 我秉持这样的观点，即真实生活的事件——父母对待儿童的
> 方式——在决定发展方向上起到关键作用，不过 Melanie Klein
> 可能不理解……在她的思路中，关于内部关系反映外部关系的
> 概念完全不存在了。（46页）

　　Bowlby 在接受分析训练时，Klein 是他的督导。Bowlby 和
一个焦虑的男孩做每周 5 次的治疗工作，当 Klein 禁止他和小患
者焦虑过度的母亲见面时，Bowlby 对这一做法很沮丧。然而，
在这个案例进行 3 个月时，小患者的母亲由于激越型抑郁症被送
进医院，而 Klein 唯一的反应是很烦，因为现在没有人能送小患
者来接受治疗了，这时 Bowlby 的沮丧变成了恐惧：

> 这位可怜的女人精神崩溃的事实，对她而言却无任何临床
> 意义……说实话，这让我觉得恐惧。从那时候开始，我一生的
> 使命，就是要证明真实生活的体验对发展有至关重要的影响。
> （46页）

　　在那个时代，Bowlby 强调的**现实**，即那些对我们最重要的
人对待我们的方式，部分只不过是对当时精神分析的规条所作
出的反应而已。可能更重要的是，他接触到**陷入绝境**的儿童——
特别是那些因剥夺、分离或丧失而与母亲中断关系的儿童。20
世纪 30 年代末期，Bowlby 作为一名精神科医生在伦敦儿童指
导中心工作，他花了近 3 年的时间治疗和研究行为不良的男孩；
他在 1944 年发表的《四十四名青少年小偷：他们的性格和家庭
生活》（Forty-Four Juvenile Thieves：Their Characters and Home-

life）中，详细描述了在儿童早期旷日持久的分离对儿童造成的毁灭性影响。该研究的结果，使得世界卫生组织在1949年委任Bowlby撰写关于在二战余波中无家可归儿童的情绪命运的论文（Bowlby，1951）。最后，作为Tavistock诊所儿童部的副主任，Bowlby目睹过幼儿因长期住院或寄宿导致与父母分离，造成其心理上的毁灭性伤害。

15　　Bowlby观察到，对于行为不良、无家可归以及长期住院儿童而言，分离和丧失这样的事实性现实有着不可否认的灾难性影响。他（1969/1982）发现，这种影响通常会以一系列的反应呈现出来，表明了儿童应对痛苦现实的挣扎和努力。最初，对这种创伤性分离的反应是抗议，而后是绝望，最后是不得不抽离（detachment）。

　　尽管分离和丧失的研究，深刻地影响了Bowlby对人类的发展的理解，但是这种创伤之所以成为他研究的主要焦点，大部分原因也是因为这些创伤可以被实证地记录下来并做科学研究（Bowlby，1986；Bretherton，1991）。相比之下，在为世界卫生组织撰写的关于因战争混乱而遭受蹂躏的儿童的论文中，Bowlby暗示了儿童长期得不到足够的父母养育，同样具有腐蚀性影响，但是，这些情况就更加难以考察了。在同一篇报告中，他将这个观点上升到理论高度，提出：为了使健康发展成为可能，"婴儿和幼儿应当具备和母亲（或者母亲的永久性替代者）保持温暖的、亲密的，以及持续的关系的体验，在这个关系中双方都能找到满足感和愉悦感"（Bowlby，1951，13页）。此处重点在于：Bowlby认识到，比起那些分离和丧失的创伤而言，更具有普遍意义的是，儿童和父母持续的、每天都进行的互动更能影响心理的发展——不过他还缺乏实验性工具对此开展研究。恰在此时，这些常见的却又极其难以研究的互动，成为Bowlby的

聚时能主动地靠近她。Ainsworth 的记录表明，婴儿们有相同的发展轨迹，这为 Bowlby 的理论提供了确凿的实证支持。但是实际上，让她最为着迷的是婴儿之间的发展差异性（而不是共性）。

尽管大部分的婴儿都能准确无误地建立起依恋，但是也有小部分的婴儿无法接受母亲的安慰，并且很难去探索外部世界，还有更小的一部分婴儿几乎完全没有表现出任何依恋的迹象。Ainsworth 提出一个理论，即这些预期之外的依恋的变异表现，反映出婴儿所体验到的照看具有本质的不同。尽管从母亲那里得到最多的照料和关注的婴儿，通常也是最安全的，但是有一些惊人的例外，使得 Ainsworth 相信在养育照看方面，量的多少并不重要，重要的是照看的**质**。根据对母亲们的访谈资料，Ainsworth 提出一个试探性的结论：母亲对婴儿发出的信号的敏感程度是最重要的。她还发现，在婴儿的依恋安全性和母亲哺乳的愉悦程度之间有正相关联系（Bretherton，1995；Marvin 和 Britner，1999）。后者这一研究发现支持了 Bowlby 的早期假设（Bowlby，1951），即健康的发展依赖于**双方**在依恋关系中的愉悦程度。尽管在乌干达，Ainsworth 最终也没能详细说明哪些类型的抚养行为有利于发展出安全型依恋，哪些则不利于发展出安全型依恋，但是她初步鉴定出母亲根据婴儿需要而调谐的抚养行为和依恋之间可能有联系，这为 8 年后她在 Baltimore 的发现埋下了伏笔，在那里，她再次开展并明显改良了在乌干达所做的研究。

"陌生情境实验"

1963 年，Ainsworth 招募了 26 位怀孕妇女，参加基于家庭的婴儿早期发展研究。一旦婴儿出生，他们和母亲的互动就被严谨地记录下来，为期一年。Ainsworth 和她的团队对每个家庭都进

行了18次、每次历时4小时的观察，他们收集的数据，证明了在
Baltimore观察到的依恋行为和最初在乌干达观察的几乎完全重
合。这个跨文化的相关性支持了Bowlby的说法，即依恋是一种
普遍性的本能需要。然而，Ainsworth还发现两个城市研究组之
间有着令人疑惑又富有争议的差异性：乌干达的婴儿在家里明
显表现出安全基地的行为，但是Baltimore的婴儿却没有。

　　对于Ainsworth来说，安全基地现象处于中心地位，它的存
在意味着安全感，体现为在探索能力和依恋能力之间的一种平
衡。在乌干达，只要依恋的对象妈妈在场，婴儿就不会停止探索
行为，只有当妈妈离开时，婴儿才会因为难过而突然中止探索。
在Baltimore的情况则相反，无论依恋对象在还是不在，婴儿都
继续探索。[2]为了判断安全基地行为到底是否像Bowlby所提出
的那样，实际上是一种先天的遗传基因，Ainsworth（和Barbara
Wittig一起）构思了一个起初颇具争议的实验程序，通过把
Baltimore的婴儿放置在一个"陌生情境"中，就此避开了因为熟
悉造成的问题（Ainsworth，Blehar，Waters，和Wall，1978）。

　　这个结构化的实验评估大概要花20分钟，妈妈和12个月大
的婴儿被请到一个到处是玩具的、让人开心的房间。而后每三
分钟呈现一个场景，包括妈妈在的时候让婴儿探索、妈妈两次
离开婴儿、妈妈两次回来跟婴儿重聚，陌生人（通常是经过训练
的婴儿观察员）出现在婴儿面前。研究者期望，这种身处陌生环
境、与母亲分离，还有面对陌生人等令人不安的因素组合起来，
会触发依恋行为系统可以预测的、基于生物基础的各种表现。
Ainsworth预测，那些在家里被评定为安全型的婴儿，会把母亲
用作安全基地，当母亲在场的时候就会玩耍，而母亲离开的时候
他们会很紧张，等母亲回来又能足够地放心，因而可能继续进行
游戏探索。Ainsworth还预期，在家里被评定为不安全型的婴儿

在分离场景中会非常难过。但是，一些婴儿在陌生情境实验中的反应完全出乎 Ainsworth 的意料。

多数 Baltimore 的婴儿——那些基于一年的家庭观察而被评定为"安全型"的婴儿——的确表现出研究者预期的反应，显示出灵活的能力，既能自由探索，又能被联接所安慰。让 Ainsworth 没有预料到的，而且一开始也让她无法理解的是，有相当的一小部分婴儿，看上去完全放弃了联接，而宁愿选择探索。因为他们不仅在整个过程中一直不停地探索，而且当妈妈回来重聚的时候也会回避她，继续探索，这些婴儿被称为"回避型"。与此相反，有更小的一部分婴儿看上去是已经完全放弃了探索，而宁愿选择联接。因为他们不仅一直忧心忡忡地关注妈妈在哪里，而且当妈妈回来重聚时，他们会显得很难接受妈妈的安慰，或者很愤怒或者很被动，这些婴儿被称为"矛盾型"（或者用另一说法，是"抵抗型"）。

毫无疑问，Ainsworth 对依恋理论最重要的贡献，是她从陌生情境实验中发现了三种截然不同的依恋模式，每个模式都对应一个不同的母婴在家庭里互动的模式。因为婴儿的分类及产生这些不同类型婴儿的互动风格，与临床工作的联系意义深远，所以对这些类型进行详细地总结很重要。

19

婴儿依恋分类

安全型依恋

安全型婴儿似乎有两种彼此对等的能力，在他们感到安全的时候，能随着自己的冲动去探索周围环境，在他们感到不安全的时候，能自然从联接中寻求安慰。Ainsworth 总结说，婴儿在重聚时的反应，而不是在分离时的反应，更能表明依恋是安全型还是不安全型。安全型婴儿——不管在分离时多么难过——与母亲的再次联接让他们几乎瞬间就得到安慰了，而且很容易继续去玩耍。

　　婴儿的这种灵活性和复原力似乎是和母亲互动的产物，这些敏感的母亲能够对婴儿发出的信号和发起的交流进行反应。一般而言，安全型婴儿的母亲在婴儿哭泣时能很快地抱起他们，并充满柔情和关怀地抱着他们——但是母亲只在婴儿希望被抱的时候才这么做。这些母亲好像能够很顺畅地将自己的节奏与婴儿的节奏紧密配合在一起，而不是把自己的节奏或安排强加给婴儿。通过这些看起来"足够好（good enough）"（使用 Winnicott 的用语）的方式，这些母亲的行为倾向于反映出敏感性而非调谐错误、接受而非拒绝、合作而非控制，以及能提供情绪上的可获得性而非疏离（Ainsworth 等，1978）。

回避型依恋

　　即便陌生情境实验的过程是把婴儿放在一个本身就会让人惊慌的环境，但是回避型的婴儿看上去还是出奇地漠不关心。母亲的离开或者回来，他们好像都明显地无动于衷，只是不停地探索着周围环境。他们这种明显缺乏痛苦的表现很容易被人错误地理解为平静。实际上，在分离场景中，他们的心率和那些看上去很痛苦的安全型同龄人一样，都是加快的，并且他们的皮质醇水平（身体主要的压力荷尔蒙）在实验过程前后都明显高于安全型婴儿（Sroufe 和 Waters，1977b；Spangler 和 Grossmann，1993）。

　　Ainsworth 逐渐相信，回避型婴儿表面上的冷漠——以及实质上依恋行为的缺失——都反映出一种防御性的适应，这很像 Bowlby 在长期和父母分离的二三岁儿童身上观察到的抽离一样。看起来，这些回避型婴儿，和那些被分离和丧失所创伤的年龄大一些的儿童一样，都认定了自己想要得到安慰和照顾的任何主动表示都毫无用处——因此，从某种程度上，他们放弃了要求。

可能毋须惊讶的是，Ainsworth 发现，这些被评定为回避型婴儿的母亲，会主动地拒绝婴儿想要联接的请求（Ainsworth 等，1978），另外一些研究者后来还观察到这些母亲在孩子看起来很悲伤的时候，会出现退缩行为（Grossmann 和 Grossmann，1991）。对情绪表达的抑制，对身体接触的厌恶，以及在实际身体接触时的粗鲁唐突，都是产生回避型婴儿的抚养方式的标志。通常，这些回避型婴儿被母亲抱在怀里的时候，不是紧紧地搂着母亲或黏在母亲身上，而是显得松软无力的样子（Main 和 Weston，1982）。

矛盾型依恋

Ainsworth 的研究甄别出两种矛盾型婴儿：其中一种婴儿是生气的，另一种婴儿则很被动。这两种婴儿都对母亲在哪儿太过于迷恋，以至于无法自由地探索，对母亲离开的反应，也都表现出淹没性的悲伤——其势头之猛，常常使得实验中常规的分离情境不得不中断。和母亲重聚后，生气型的婴儿，他们的反应是在主动表示要跟母亲联接和对她表达拒绝之间来回摇摆——表达拒绝的幅度会从挣脱母亲的怀抱到大发脾气。与此相反，被动型的婴儿，看上去只能很胆怯地或含蓄地向母亲寻求安慰，好像他们完全被无助、悲苦的状态所压倒，以至于无法直接地接近母亲。和母亲之间并不愉快的重聚，既不能缓解矛盾型婴儿的悲痛，也不能终止他们对母亲行踪的时刻担忧。这就好像是——即便当母亲在场的时候——这些婴儿也一直在寻找一个缺失的母亲。

Ainsworth 发现，实际上矛盾型婴儿的母亲，她们的可获得性充其量也只是婴儿无法预期和不经常拥有的。尽管这些母亲并没有对婴儿表现出口头或身体上的拒绝（回避型婴儿的母亲会这么做），但是他们对婴儿发出的信号就是不敏感。[3]最后，这些矛盾型婴儿的母亲似乎，或者微妙地，或者不那么微妙地，阻碍婴儿的独立自主——这一点或许部分地解释了这些婴儿抑制自己探索行为的特点（Ainsworth 等，1978）。

沟通是关键

在区分安全型依恋和各种不安全型依恋时，Ainsworth 发现，在依恋关系中，婴儿和照看者之间的**沟通品质**才是最为重要的。在安全的双方关系中，婴儿清晰地表达自己在分离后需要安慰，表达重聚时自己需要在抚慰中放松下来，并且之后自己有准备继续玩耍的需求。母亲能精确地解读婴儿的非言语线索（他流着眼泪伸出双手要抱，他被母亲抱起来后贴紧母亲的身体，他最终在怀抱里坐立不安），并且能做出相应的反应（把他抱起来，温柔地抱着他，放他下来去玩耍）。这些顺序反映出一种调谐的沟通，这种沟通被描述为是**合作性的**，而且是**随机应变的**：一方发出信号，另一方就用行为做出应答，这实际上在说：我能体会到你的感受，我能回应你的需求。

在不安全的双方关系中，沟通的品质很不一样。在和母亲分离时，回避型婴儿无法表达非常明显的痛苦，但是他们心跳的加速和皮质醇水平的提高，都间接地说明他们是难过的。同样的，在和母亲重聚时，他们也无法表达出对安慰的需求。简言之，回避型婴儿几乎抑制了所有要求联接的沟通：他们不会表现出任何想要亲近的欲望，而且看上去对母亲发起的任何富有情感的表示都充耳不闻。

矛盾型婴儿则总是截然相反，他们放大依恋的表达。几乎在陌生情境实验过程刚开始的时候，这些婴儿就显得过分担心母亲的可获得性。他们与母亲分离时的痛苦极其强烈，重聚时得到的宽慰却少得可怜。可以说，矛盾型婴儿对依恋需求的沟通似乎一直维持在高水平上，无论母亲是否在场、是否作出反应（Ainsworth，1969；Main，1990，1995；Slade，1999）。

Ainsworth 逐渐理解到，在陌生情境实验中，沟通模式的分化过程，反映出婴儿需要与各有其长处和弱点的父母之间，培养出尽可能好的依恋关系。"唯有联接！"Forster 这样写道，但是要联接——要建立依恋——婴儿必须适应自己的照看者的特点。研究人员在家庭中观察到，安全型婴儿的母亲对婴儿发出的信号是非常敏感的，并且能做出反应，她们的行为会惊人地随着婴儿的行为变化而不同——Mary Main 对这个发现做出解释，认为这就是"早期调谐"的见证（Main，1995，417页）。由此可以理解，安全型婴儿能够直接地跟照看者沟通自己的感受和需要——就好像他们知道这些沟通能够引发出调谐的反应。

研究人员在家庭中观察到，回避型婴儿的母亲会拒绝依恋行为：她们不具备情绪上的可获得性，对身体接触感到不安，当婴儿伤心的时候他们倾向于退缩。婴儿对母亲的拒绝表现出生气的情况很常见。对这些回避型婴儿来说，抑制关于依恋需求的沟通是适应性的——当自己的需求受挫时，婴儿这样做不仅回避了自己被拒绝的可能，而且也躲过了想把母亲推得更远的这种让自己害怕的愤怒。

观察中可以看到，矛盾型婴儿的母亲对婴儿发出的信号是已经给出了不太稳定的反应，只是其情绪上的可获得性是不可预测的。这种不可预测性似乎是母亲自身心理状态造成的结果，其心理状态过度地影响她们与婴儿调谐的能力（Siegel，1999）。由于婴儿从母亲那得到的反应是不可预料的，所以这些矛盾型婴儿只好采取持续的、显而易见的方式表达自己的依恋需求——好像继续施加压力，就有可能继续得到照料。

22

混乱型依恋

Ainsworth 的研究——毫无疑问的，还有她的为人以及为人师表的魅力——吸引了众多能力非凡的学生决定和她一起工作，包括 Inge Bretherton，Jude Cassidy，Alicia Lieberman，Everett Waters，以及最为知名的 Mary Main。Main 对依恋理论和研究的贡献将在第三章介绍；这些贡献完全可以说是不朽之作。目前的章节已经概述了最早确定的三种"有结构"的依恋类型，在此背景之下，Main 的重要之处在于，在 Ainsworth 开创性工作的近20年后，她又发现了一个之前没有观察到的依恋模型：混乱型（disorganized）／迷失型（disoriented）的依恋。

Main 和她以前的学生 Judith Solomon 对200个录像片段进行了严谨的审查，这些录像片段中，婴儿在陌生情境实验中表现出来的行为都无法按照传统的分类标准归类，这时她们察觉到，这一类婴儿中的90%，在父母在场时表现出的反应是难以捉摸的、矛盾的，或者说是怪异的。比如与母亲重逢时，他们向后躲开妈妈，站在那儿一动不动，瘫软倒地，或者陷入一种茫然的、恍惚的状态。有一个婴儿看到妈妈时，用手捂住自己的嘴——达尔文在灵长类动物身上曾看到过这种姿势，他把这个姿势解释为"堵住尖叫"（Hesse，1999）。混乱型依恋之所以在这么长的时间里没有被发觉出来，就是因为类似的行为（持续时间通常不会超过10～30秒），只是打断了婴儿在陌生情境实验中整体行为的流畅性而已（Main 和 Solomon，1990）。基于同样原因，每个被认为是混乱型的婴儿，还会归到另一个类型，这个类型可以最好地描述婴儿在陌生情境实验中的整体表现，比如安全型的、回避型的或者是矛盾型的。

Main 假设，当依恋对象不仅被婴儿体验为安全港，与此同时也被体验为危险的来源时，就会导致混乱型依恋。也就是说，儿童先天的预设应该是受到惊吓就逃向父母，但混乱型依恋的婴儿却卡在是靠近还是避开这两个矛盾的冲动之间。这是一个很难维持的处境，因为儿童对父母的依赖使他们无处可逃。所以，几乎可以肯定，这种可怕的"生物学上的两难境地"会导致混乱和（或者）迷失。

比如，在一个有关受父母虐待婴儿的研究中，82%的婴儿被鉴定为混乱型，而在控制组则只有18%是混乱型（Carlson等，1989）。此外，混乱型婴儿在高危人群样本中出现的几率高到不成比例，例如，那些处于贫困、精神疾病、滥用药物等类似压力源下的家庭。但是，令人惊讶的是，混乱型依恋也同样出现在那些既没有遭受虐待也不是来自高危家庭的婴儿身上。

为了理解这些发现，Main提出，导致这些婴儿混乱的原因，不仅仅是婴儿和愤怒或虐待的父母互动时，体验到父母确实**让人害怕**，也因为婴儿在互动时体验到父母自身也在**遭受惊吓**。以下情境尤其会导致婴儿出现混乱，当父母在对婴儿的反应过程中出现了恐惧，以及父母的反应要么是身体上的退缩，要么是撤退到恍惚状态之中。总而言之，Main提出，可以认为混乱型依恋是在儿童与那些令人害怕、遭受惊吓或解离的父母之间互动而出现的。与安全型、回避型以及矛盾型婴儿采用的结构化策略相对比，可以认为混乱型依恋反映出儿童体验到"无法解决的恐惧"时，所表现出来的一种策略上的**瓦解**（Main和Hesse，1992）。

婴儿依恋模式的长期影响

随着Ainsworth划时代的研究（该研究后来被多次重复验证），大量的后续研究表明了婴儿期的依恋模型具有长期的影响。研究者发现，婴儿期安全型、回避型、矛盾型以及混乱型的依恋历史，或好或坏地，都与后来的儿童期、青少年期及成年期的发展结果有关。

具有安全型依恋史的儿童，与不安全型依恋的同龄人相比，在更高的程度上表现出自尊、情绪健康、自我复原力、正性情感、主动性、社交能力，以及在游戏中有更集中的注意力。在学校里，那些具有婴儿期安全依恋的儿童，常会得到教师温暖的、与其自身年龄相符合的对待。但是，回避型的儿童（看上去经常是闷闷不乐的、傲慢的或者对抗的）却容易引发出别人愤怒的控制性的反应，而矛盾型的儿童（看上去经常既黏人又不成熟）容易被过度宠爱，被当做更小的孩子对待。常常会看到回避型儿童欺负其他孩子，而矛盾型儿童经常是被欺负的孩子；安全型儿童既不欺负人，也不会被人欺负（Sroufe，1983；Elicker，Englund，和Sroufe，1992；Weinfeld，Sroufe，Egeland，和Carlson，1999）。

对儿童后来的发展而言，在生命早期得到善待的这些儿童，安全型依恋似乎赋予他们一定程度的心理复原力。相比之下，从心理病理学角度而言，婴儿期的混乱型依恋从儿童期开始便成为重要的危险因素。比如，边缘性的患者通常具有混乱型依恋的历史（Dozier，Chase，Stoval，和Albus，1999；Schore，2002；Fonagy 等，2002）不安全型依恋的结构化策略同样也是危险因素，但是危险性小得多。回避型依恋被认为和强迫的、自恋的以及精神分裂样的问题紧密相关，而矛盾型依恋则与歇斯底里的或表演性的问题有联系（Schore，2002；Slade，1999）。

如何理解这些研究发现仍然没有最终结论。最初的关系可能有持久性影响，是因为最早由父母塑造而成的儿童的行为、沟通以及情感调节的原始模式，在儿童后来与同一父母的持续关系中被维持和强化。从另一方面去看，也可能是因为那些由

Ainsworth 通过陌生情境实验编码整理出来的依恋模式，作为心理的结构化模式被内化的结果。

换言之，最初受生物因素驱动的互动，在心理上会以心理表征形式保存下来，并将持续一生，塑造着我们的行为和主观体验，无论最初的依恋对象是否真正在场。Ainsworth 只是研究了婴儿期的依恋行为，而她最有天赋的学生 Mary Main 则继续探讨了依恋的早期体验是如何在心理上得以编码和保存的，又如何影响了长大后的儿童和其成人期的未来关系——包括跟自我以及跟他人的关系。

注　释

1. 根据 Bowlby 的研究，婴儿会优先选择向母亲寻求亲近的事实，是源于依恋的实质作用主要在于可获得性。有意思的是，Mary Main 引用了瑞典做的研究，指出就算是母亲离家外出工作，父亲实际上成为主要的照看者，婴儿还是强烈地喜欢母亲。 Main 认为这个"令人惊诧的发现"可以用孕期经历来解释（比如婴儿在子宫内听到母亲的声音，并且立即对之产生偏好），在孩子还未从母亲子宫里出来前，就或多或少确定了母亲将会成为主要的依恋对象。

2. Ainsworh 尝试性地解释在观察美国婴儿时看到的巨大反差，和乌干达那些同龄婴儿的形成鲜明对比的是，这些美国婴儿对母亲的回来和离开太习以为常了。但是她不愿意相信安全基地的行为——从理论上应该是普世性的生物行为——会在 Baltimore 的婴儿身上全部消失，即便在熟悉的家庭环境中也很难看到这些行为。

3. Ainsworth 观察到，在抱起婴儿的环节中，有 41% 的情景显示母亲对待婴儿的方式是不恰当的，只有 2% 的情景中可以看到母亲是"温柔和小心"地对待孩子——这和那些安全型婴儿的母亲形成了强烈对比，这些母亲在抱起婴儿的环节中，有 53% 的情景显得温柔而小心，极少有不恰当的时候（Ainsworth 等，引自 Main，1995）。

第 三 章

Mary Main: 心理表征、元认知和成人依恋访谈

20世纪70年代中期，Mary Main 移居到 Berkeley 的加利福尼亚大学后不久，她就启动了一项宏大的关于依恋的纵向研究项目，这个项目选择了一组中产家庭，追踪他们家庭中婴儿的发展，一直到儿童期、青春期以及后来的时期。这个项目最开始阶段，每个婴儿要经过两次陌生情境实验评估——一次跟母亲在一起，另一次跟父亲在一起。5年之后，Main 开始实施第二阶段研究，她对40个家庭进行录像评估（Main，Kaplan，& Cassidy，1985）。这项研究，由于其结构别出心裁，因此获得了"依恋研究中的第二次革命"的称号（Karen，1994，216页）。

第一次革命发生在陌生情境实验发明的时候，这一实验为研究者提供了20分钟的实验程序，对婴儿的安全感进行评估，而此前 Ainsworth 的研究团队做同样的评估时，需要花72小时进入家庭观察。我们回想一下，在 Ainsworth 划时代的研究中，**行为**一直是研究的目标。正如 Main 所说，陌生情境实验评估是通过对"婴儿身体的动作如何根据父母身体的动作来组织"的观察中衍生而来的（Main 等，1985，93页）。

相比之下，Main 对6岁儿童和他们父母的研究，将研究焦点从人际间互动的外部世界，转向了**心理表征**的内在世界。她设计

的研究深入到已经内化的客体关系（使用精神分析的术语）中，这些关系把个人的依恋历史浓缩在由记忆、情绪以及信念所构成的复杂网络里，反过来，这个网络又塑造了当前和未来的依恋行为。

为了从整体环境中审视依恋的发展，考虑一下 Bowlby 做过的两项非同寻常的贡献：首先，他认识到依恋是一种独特的、有生物基础的，同时也绝对是基本的一种行为／动机系统；第二，他提出一个理论，依恋系统功能中的个体差异，必然和个体对待自我和他人的"内部工作模型"相关（Bretherton，1985）。Ainsworth 所做的研究支持了 Bowlby 的第一个贡献，Main 的研究则和第二个贡献有关：正如陌生情境实验使得研究者可以对依恋行为进行实验探索，Main 的创造性工作也使人们对内部工作模型进行实验研究成为可能。1964 年开始的陌生情境实验研究为探索婴儿的依恋关系打开了一扇窗，与此相同，成人依恋访谈（Adult Attachment Interview）——Main 最重要的方法学贡献——也使得 20 年后的研究者开始探索人在青春后期及后续发展时期的内在依恋世界。不过，如果我们要完全了解 Main 的创造性工作以及相关发现的重要性，我们最好先回溯一下 Bowlby 探索内在世界的开创性工作。

Bowlby 和内部工作模型

当然，Bowlby 对当时精神分析关于心理表征的内在世界的理论不满意。他尤其却步于克莱因学派的概念，即内化的客体关系和"幻想"（phantasies）是从儿童的内心生发出来的，而不是像他相信的这样，内化的客体关系和幻想是从儿童与真实的人实际互动中产生的。他同样不愿意用静态的比拟物，比如"意象"或"地图"来形容动态的、不停演变的表征世界。他扎进了"内部工作模型"理论中，这理论是由后来被称为人工智能的前沿学科的创始者 Kenneth Craik 所提出的（Bretherton 和 Munholland，1999）：

> 如果生命体在头脑里面带着一个有关外在现实和有关各种可能的行动的"小型模型"，它就能尝试各种方法，总结出哪一种是最好的，对还未发生的情况进行反应，用从过去事件中获得的知识来应对现在和将来，在各个方面都能用更完满的、安全的、更胜任的方式处理自己面临的危急情况。（Craik，1943，61页）

Bowlby 也受认知心理学家让·皮亚杰（Jean Piaget）的影响，皮亚杰认为和客体相关的婴儿反应（抓、吸吮、击打客体）使婴儿不仅获得了对物质世界的知识，还了解了自己对物质世界的影响——这些知识以内在的方式存储下来，成为"图式（schemata）"。几乎持有同样的观点，Bowlby 指出，婴儿和照看者重复的互动，使婴儿获得了有关人际世界的知识，这些知识以工作模型的形式在内部存储着：

> 在每个人所建立的有关世界的工作模型中，一个关键的特征是他的观念，关于他认为依恋对象是谁、在哪里能找到他们，以及他期待他们会如何反应。同样地，在每个人所建立的关于自我的工作模型中，一个关键的特征也是他的观念，关于他认为在依恋对象的眼中，自己在多大程度上被接纳或不被接纳。以这些互补的模型形成的结构为基础，个人将作出预期，如何能得到自己的依恋对象，自己的依恋对象可能会有什么样的反应（Bowlby，1973，203页）。

Bowlby 提出一套理论：从婴儿早期开始，个体的依恋工作模型使得他或她能够认识到和照看者之间一直重复出现的互动模式，因此"知道"照看者下一步会做什么。因为工作模型既影响了期待，也影响了伴随期待所发生的行为，所以工作模型能够

塑造互动，同样地，互动也塑造了工作模型。

最能发挥功能的依恋模式是那些真正"能够工作"的模式：它们有暂时性的特点，它们是开放的，能够基于新的体验进行调整。或许这能对临床印象做出解释，即那些"最健康"的患者，是那些同样也最能使用治疗帮助自己发生转变的人。相比之下，那些不安全的依恋模式倾向于更为刻板，更加保守，因此，新的体验会被迫纳入旧的期待之中。比如，一个预期自己会被拒绝的回避型患者，可能会把治疗师的接纳解读为这是因为治疗师收了钱的缘故。

一方面，Bowlby 相信，在新的和改变了的关系中，或甚至通过提升了的觉知，内部工作模型具有被"更新"的潜能。另一方面，他观察到这些模型又通常拒绝被修正——其中，部分原因是它们总会在意识的觉知之外发生作用，部分则是由于自我保护的（即便是自我挫败的）防御发生了作用。

实际上，这些依恋模式有多稳定？它们的结构是什么？它们在婴儿期及其他时期是如何发展的？安全型模式和不安全型模式的区别是什么？这些问题在 Bowlby 的理论中可以找到暂时性的答案，但是却从来没有得到实验证明——直到 Mary Main 开展了研究。她的发现很快得到巩固，成为详尽阐述 Bowlby 内部工作模型理论的主体。

重新将内部工作模型概念化

Main 将当时人们普遍持有的观念，即"表征过程无法直接观察"作为研究起点（Main 等，1985，78 页）。她的天才贡献之一是创造了一种研究方式，使得她能够"看"到那些以前是隐形的东西，就如考古学家能够根据出土文物想象早已逝去的文明一样，Main 能够——根据她称之为"表征的人为加工物"的东西——想象出纵向跟踪研究中的儿童和父母的内在世界（Main，1991，130页）。

Main 搜寻这些表征的人为加工物时，重新回归到语言学（这是她早期的挚爱〔Karen，1994〕）和投射测验。Ainsworth 在遇到 Bowbly 之前的几年，投射测验曾为她打开一扇可以探究人类心灵的窗户。Main 认为个人的依恋工作模式会通过叙事（narrative）、话语（discourse）、想象以及行为的特征模式流露出来，根据这些，Main 建构了她的研究。

对未来依恋研究最富影响的是她设计了一个结构松散的"貌似直接"的程序——被称为成人依恋访谈（Adult Attachment Interview，AAI）——可以用来向研究中的父母提问题，让他们回想和反思他们和自己父母的关系，包括对丧失、拒绝和分离的体验（Slade，2000，1152页；George，Kaplan 和 Main，1984，1985，1996）。用 Main 的话来说，AAI 最初的设计是为了"出其不意获取潜意识"，可以把它视为给依恋系统"提供情报"。因此，这个半临床的访谈已经被证明是评价成人期依恋的有效工具，就像是评价婴儿期依恋的陌生情境实验一样（Main，1995，436-437页）。

但是，要注意，用这两个工具所评价的"依恋"其特质有一些不同：陌生情境实验区分的依恋类型抓住了**特定**关系对应的特定依恋的品质——结果，通常婴儿跟父母中的一位在一起时可能被判定为安全型，和另一位在一起时则被判定为不安全型。实际上，陌生情境实验程序被认为是鉴定关系的工具，而不是研究婴儿个性特点的工具。与之相比，由于成年人的依恋分类**独立**于任何一种特定的关系，Main（1995）提出 AAI 实际上评估的是应答者当前最主要的"在依恋方面的心理状态"[1]（437页）。

29

AAI 包括一系列问题（以及后续的"探测项"），明确地把注意力放在与依恋相关的记忆上。按照要求，被访者大体上描述童年时期和父母双方的关系之后，会被邀请分别选择5个形容词或短语，能对他们早年和父母每一方的关系做出最好的描述，然后他们要用记忆中的事情对这些描述一一举例予以佐证："**爱**，你用爱这个词形容你和妈妈的关系。你能告诉我一些记忆或事件来说明你为什么选择这个形容词？"（Main，2000，1078页）随后，研究者用非常快的节奏询问研究对象更复杂、更具体的问题（见表3.1）。

---

1. 首先，你能不能帮我稍微了解一下你的家庭——比如说，过去你的直系亲属里面都有些什么人？你住在哪里？

2. 现在我想让你试着形容一下，当你还是孩子的时候，你和父母的关系如何？从你能记得的最早的时期开始说。

3-4. 你能告诉我 5 个形容词或短语，来形容你童年时期和母亲／父亲的关系吗？我会把它们写下来，等我们有了 5 个词后，我会一个一个地问你，是什么样的记忆或体验让你选择它们。

5. 那时候父母双方中哪一位让你觉得更亲近，为什么？

6. 在童年的时候，当你痛苦的时候，你会做什么，然后会发生什么？你能告诉我一些当你心情烦乱、身体受伤、生病时候的具体事件吗？

7. 你能形容一下你最早和父母的分离吗？

8. 在童年的时候，你觉得自己被拒绝过吗？你当时做了什么，你觉得父母在当时意识到他们拒绝你了吗？

9. 你的父母曾经威胁过你吗，比如为了管教你，或者是开玩笑？

10. 你认为总体上，你早期的经历是怎样影响了你成年后的性格？你觉得它们在哪些方面阻碍了你的发展？

11. 你觉得为什么在你童年的时候，你父母会那样做？

12. 在你童年的时候，有没有其他成人和你很亲近——就像父母一样？

13. 在你童年的时候，或者是成年以后，你有没有经历过丧失父亲或母亲，或其他特别亲密的人？

14. 在你的童年和成年之后，你和父母的关系有没有发生很多变化？

15. 对你来说，目前你和父母的关系怎样？

表 3.1 《成人依恋访谈》程序的简易版，是从 George，Kaplan 和 Main（1996）摘录的。这个简单的、修改过的工具，省略了一些问题，也省略了关键的后续探测性项目，因此无法作为 AAI 来进行评估。有关完整版程序以及关于访谈者的详细指导说明书，可以写信给 Mary Main 教授，地址是 Department of Psychology, University of California at Berkeley, Berkeley, CA 94720。选自：Hesse（1999）。The Guilford Press 版权 1999。经允许重印。

　　尽管 Main 最亲密的合作者（也是她的丈夫）Erik Hesse 提到，不能根据简版或修改版的问卷，比如像表3.1中列出的问题，来进行真正的 AAI 访谈，但是我发现这些问题在临床情境中，尤其在治疗早期能发挥巨大作用。比如，最近我遇到一个患者，他和妻子的矛盾日益升级，这已经威胁到他们的婚姻。在他用热情洋溢的词语描述自己和母亲及父亲的早期关系后，我问他小时候当他害怕或难过的时候，他通常会做什么。患者起初无法想起自己小时有过这两种感受，而后他烦躁地意识到，自己4岁的女儿最近晚上害怕的时候，她可以去找妈妈寻求安慰，而他不知怎地就是知道他小时候，父母总不在身边。由于在年幼时便学到"克服它"，所以现在他几乎无法承认自己的脆弱感受，对他来说，发怒是更容易的事。

　　了解到语言能够隐瞒一切，就如同它揭示一切一样——而内在表征大多是无意识的，因此无法说出来——Main 将注意力集中在研究中的父母用词的特定**方式**上，而不是他们所说的字句上：也就是说，她更多地关注过程和形式，而不是内容。正是这种了解表征世界的独特方式——主要是通过注意人们**如何**沟通，而不是沟通**什么**——使得她利用 AAI 做的研究对治疗师有莫大价值。

　　Main 的纵向研究[2]取得了两个重要发现，有效地让依恋研究从行为层面转向到表征——从而使得这个研究立即和治疗师的工作产生关联，因为治疗师关注的是位于行为层面之下的情绪和信念。这两个研究发现都依赖对表征的人为加工物的推论（比如6岁儿童对描述儿童期分离场景的照片的反应，或者他们父母的 AAI 访谈记录），并假设这些能反映内在表征。

　　Main 在研究这些表征的人为加工物时，发现了两个重大的相关性：第一，她发现儿童在12个月大时，在陌生情境实验中和主要照顾她的一方父母一起时所表现出来的行为，与 5 年后儿童的内在世界的结构之间有相关性。第二，她发现了**代际** (intergenerational) 相关，即儿童在陌生情境实验中的行为，和父母 "在依恋方面的心理状态" 之间有相关性。这两个发现——表明了婴儿非言语行为的模式可以预测其表征的模式——是 Main 对 Bowlby 内部工作模型概念最主要的阐释。

婴儿的行为和 6 岁时的内在世界

31

Main 通过陌生情境实验观察到的母婴沟通模式，和这些儿童 6 岁时的表征的人为加工物具有非同寻常的结构性平行关系。[3] 作为例子，我们来看看以下要求儿童对分离场景照片作回应时所出现的简短对话。研究者给 6 岁的小孩子看一张描绘两周之后就快要分离的照片，然后问（研究者的问话用黑体表示）孩子："这个小孩会做什么？"

儿童 1（在婴儿期属安全型）：哭 [咯咯笑]。**哭？** [点头表示 "是"]。**为什么她会哭？** 因为她真的爱她的妈妈和爸爸。**因为她真的爱她的妈妈和爸爸？** 是的。**她还会做别的什么？** 玩一会儿吧。

儿童 2（在婴儿期属回避型）：我不知道。**他能做什么？** 我不知道！**你有什么主意吗？** 哦。哦。[用玩具小马弄出很大的声音。] 不，我不知道。**不知道？** 喂－咦－咦。坐直啊狮子。

儿童 3（在婴儿期属矛盾型）：追他们。**追谁？** 坐上他的新玩具车，去追他们的爸爸和妈妈——他就噗噗噗——跑过去了。**然后会发生什么？** 然后他会，然后他会……拿出弓和箭射他们。**射他的妈妈和爸爸？** 是的。如果他想要射，有可能。

儿童 4（在婴儿期属混乱型）：可能会躲起来。**躲起来？** 是的。**然后会发生什么？** 他可能会把自己锁在柜子里。[发出勉强的笑

声。] 把自己锁在柜子里？是的，我就被锁在柜子里。（Main 等，1985，103 - 104 页）

在陌生情境实验中，儿童对母亲产生的行为的差异，不仅可以相应地预测出如上所述对分离"叙事"的差异，也能预测出儿童 6 岁时描绘的家庭图画的差异，他们对家庭照片的反应的差异，以及他们在和父母短暂分离后再重逢时的行为的差异。所有这些结果都证明"母婴互动的不同模式，不仅必定会导致**不同行为**的发展，还会导致不同的**表征性过程**"的发展（Main，2000，1059 页）。根据这个发现，可以清晰地看到，我们最初的依恋工作模型都是在我们最早的互动关系中铸造而成。

父母的内在世界和婴儿的行为：成人依恋访谈和陌生情境实验

Main 的第二个发现强有力地表明了，**父母亲的**内部工作模型对具有塑造性的互动的品质有着决定性影响，而这些互动又影响了我们自己的工作模型。Main 发现，参与研究的儿童（5 年前接受过陌生情境实验的评估），他们安全型的依恋模式，与他们的父母"在依恋方面的心理状态"之间（通过 AAI 评估）有显著的相关性。

更特别的是，陌生情境实验的分类能够**预测** AAI 的结果（Main 等，1985）。重要的是，反过来预测也同样属实：Main 后来进行的研究，以及被世界各地无数研究者复制进行的实验研究，都证明了根据 AAI 对父母的分类，也能预测儿童在陌生情境实验中被分类为安全型还是不安全型，预测的准确率达 75%。令人惊奇的是，**在孩子出生之前**对父母所做的 AAI 调查，也可以做出同样准确的预测（van IJzendoorn，1995）。

要切记，AAI 和陌生情境实验一样，都是为依恋系统"提供

32

情报"的。在这样的实施过程中，AAI 有可能会唤起被访问者极度强烈的体验，即使不是很有压力，被访问者也因此而有足够的机会表现（或无法表现）出"前后一致的话语"能力，这个能力被 Main 认为是依恋方面安全的心理状态的主要标志。在 AAI 访谈记录稿中，前后一致的话语看起来具有内在的连贯性、可信性以及合作性（Main，1991，1995）。

Main 的研究揭示出，养育了安全型依恋儿童的父母和不安全型依恋儿童的父母，他们的谈话在 AAI 访谈记录中有惊人的差异。前一类父母的谈话清晰地反映出这些父母有能力与研究者积极合作，在探索他们自己的依恋历史时，也有能力容易去回忆、思考和客观对待这些历史。正是因为他们对依恋关系持有的客观态度——这些父母乐于承认依恋关系具有重要性和影响力——Main 将他们描述为在依恋方面拥有"安全／自主"的心理状态。

与此形成鲜明的对比，那些不安全型儿童的父母，他们的 AAI 访谈记录呈现出一种普遍的话语模式，在话语中难以维持一致性和合作性。三种**特定的**前后一致和无法合作的模式，正好镜映陌生情境实验行为中相应的三种不安全型模式。回避型婴儿的父母被称为"冷漠型"，因为他们总是贬低依恋的价值和影响，而且坚持说他们缺乏有关依恋体验的回忆。矛盾型婴儿的父母被描述为"迷恋型"，因为看上去他们对过去依恋关系的体验，一直持续不断地侵扰着现在的依恋关系。最后，混乱型婴儿的父母，由于他们在讨论过去的创伤时，会出现时断时续的混乱或迷茫的状态，这些父母被认为具有"未解决型／混乱型"的特点（Main 等，1985；Main，1991，1995，2000；Siegel，1999）。请参见表3.2的总结。

Main 的研究揭示出父母在 AAI 中呈现出的"话语模式"——

成人在依恋方面的心理状态	婴儿在陌生情境实验中的行为
安全型／自主型（F） 　　前后一致的、合作性的话语。认可依恋的价值，但对任何特定的事件或关系都是客观的。无论对这些体验喜欢与否，对依恋相关的体验的描述和评价是始终如一的。话语没有显著地违反任何一条 Grice 准则（Grice's maxims）。*	**安全型（B）** 　　在分离之前，有兴趣探索房间和玩具。在分离期间，有迹象表明会想念父母，通常在第二次分离时会哭泣。比起陌生人，明显更喜欢父母。迎接父母时很主动，通常会发起身体上的接触。通常在第二次重聚时，和父母有些接触，但随后会平静下来，又开始玩耍。
冷漠型（Ds） 　　没有一致性。对有关依恋的体验和关系表现冷漠。以概述历史事件的方式进行正常化（"优秀的、非常正常的妈妈"），所回忆起来的场景无法支持其表述，或者两者出现明显冲突。因此违背了 Grice 的质的准则。访谈记录也显得特别短，违背了量的准则。	**回避型（A）** 　　和父母分离时不会哭。和父母重聚时，主动回避或忽视父母（比如，走开、转身，或者被父母抱起来时会挣脱父母的手臂）。几乎或从来不与父母亲近，或者也不寻求接触，没有痛苦，也不愤怒。回应父母时没有情绪。在整个过程中注意力都在玩具或者环境上。
迷恋型（E） 　　没有一致性。被过去的依恋关系／体验所占据，也陷于其中，谈话者表现愤怒、被动，或者害怕。句子通常很长，语法混乱，或者充斥着不明用语（"哒哒哒"，"和那个"），因此违背了 Grice 表达方式和关联性准则。访谈记录通常过长，违背了 Grice 量的准则。	**反抗性或矛盾型（C）** 　　在分离前就非常警觉或痛苦不安，很少探索。在整个过程中非常关注父母；可能显得愤怒或被动。和父母重聚时无法平静下来，也无法接受安慰，通常会继续将注意力放在父母身上，而且哭泣。在重聚后无法再度探索。
未解决型／混乱型（U） 　　在讨论丧失或虐待时，被访问者在监测自己的推理或话语方面，表现出令人吃惊的失误。比如，被访问者可能简短地表明，自己相信一个死去的人在身体感觉层面依然活着，或者这个人是被童年时期的一种意图杀死了。谈话者会陷入长时间的沉默或发表歌功颂德的谈话。其他方面，谈话者通常会符合 Ds、E、或 F 类型。	**混乱型／迷茫型（D）** 　　当父母在场时，婴儿表现出混乱和（或）迷茫的行为，意味着行为策略暂时瓦解。比如，婴儿可能会僵住，伴有恍惚状态的表情，双手上举；可能在父母进门时站起来，然后卧倒在地，蜷缩在地上；或者一边使劲哭泣、挣脱父母怀抱、眼神躲避父母的时候，一边又缠着父母。婴儿通常在其他方面也符合 A、B、或者 C 类型。

表 3.2　AAI 分类和相应的婴儿陌生情境实验中的行为模式。成人依恋分类系统的描述是从 Main，Kaplan 和 Cassidy（1985）和 Main 和 Goldwyn（1984－1998）中总结而得。 婴儿 A、B、C 类别的描述是从 Ainsworth，Blehar，Waters 和 Wall（1978）中总结而得，婴儿 D 类别的描述是从 Main 和 Solomon（1990）中总结而得。引自 Hesse（1999）．The Guilford Press 版权 1999 。经允许重印。

*Grice 准则：格莱斯（1913－1998），美国著名语言哲学家，提出人们通常会遵守谈话中的"合作原则"，包括量的准则、质的准则、关系准则和方式准则。他认为出于需要，人们有时会违反这些准则，从而表达出话语的言外之意。——译者注

34

即父母谈论自己依恋体验的方式——和婴儿在陌生情境实验中的依恋行为具有不可否认的相似之处。我们可以合理地推论，父母清晰一致地对自己的过去进行反思的能力，强烈地影响了他们赋予孩子以安全感的能力。此外，我们很快会看到，我们自己"在依恋方面的心理状态"上的安全感，最终不会那么取决于特定的个人历史事实——不管问题大到什么程度——而会更多地取决于我们是否能成功地对过往历史做出有意义的理解。

作为"规则"而非"模板"的工作模型

Main 被研究中出现的以下引人注目的平行对应现象所震撼：(1)婴儿的非言语行为，(2)6岁儿童的依恋表征，(3)父母在 AAI 访谈中话语的形式和内容。她用一个例子来说明这个平行现象：

在陌生情境实验中，这个不安全的回避型婴儿会回避、离开和忽视与他在一起的父母。5年后，这个儿童会回避令他想起父母的表征性提示物。与这个儿童谈话时，父母关注的是物品和活动，问各种反问句，几乎不给孩子提供回问或详细阐述议题的机会（儿童的行为也一样如此）。最后，在成人依恋访谈过程中，这位回避型婴儿的父母会倾向于陈述她想不起来童年时期发生的事情，并且（或者）不考虑或贬低那些事情可能带来的影响。这种选择性地疏忽那些可能产生依恋或者联系到关系的线索，似乎成为双方都保留的规则……（Main 等，1985，100页）

Main 提出最好这样理解内部工作模型，它不是模板——就像精神分析理论中的内化自我与客体形象一样——而是"用以获取或限制信息的存取的**结构化过程**"（Main 等，1985，77页，强调为作者后加的）。根据 Bowlby 最初的概念，Main 将内部工作模型重新理解为

一套有意识和 / 或无意识的规则，用来组织与依恋相关的信息……可以用特定的内部工作模型的术语，来对安全型依恋与各种不安全型依恋的组织作出最好的理解……**它不仅指向感觉和行为，还包括注意力、记忆和认知**……内部工作模型的个体差异将**不仅和非言语行为模式的个体差异有关系，同时和语言以及心理结构的模式也有关系**（67 页，强调是作者后加的）。

Main 假设，我们从婴儿时期开始建立最初的关系，在这个过程中我们内化了这些规则，这些规则源于那时的体验，即在与特定依恋对象建立关系时，哪些因素会是"有效的"。这些"依恋的规则"确实是赖以生存的规则——因为它们是在双方的互动之中出现的，一方是生物导向的、基于生存需要的依恋系统，一方是我们体验到的养育的实际状况。在此之前，Main 已经从理论上指出，回避型婴儿和矛盾型婴儿具有不同的沟通行为，反映出他们有相应的不同的**适应性策略**。这些婴儿或者能预测到父母没反应，或者不能预测父母如何反应，而这些策略则被他们用来从这样的父母那里获得最优化的依恋（Main，1981，1995）。她后来补充说，最早在"行为的 / 沟通的"策略中体现出来的规则，最终也会生成"表征的 / 注意的"策略，这个策略决定了我们在多大程度上可以触及到自己与依恋相关的感受、欲望和记忆，以及它们的特征如何。正如 Ainsworth 先前认为的，安全型依恋等同于在依恋和探索之间灵活地保持平衡，现在 Main 认识到，关注能力、情感、想法和记忆方面的灵活性是安全感的标志——因为在她的研究中，她注意到最安全的依恋配对，也是在"可预期的、'类似规则'的规律和模式"中最自由的一对组合（Main 等，1985，101 页；Main，1995）。

考虑到婴儿的沟通模式是初期的表征策略，适用于促进（或避免破坏）依恋的关系，就可以对人际的世界和人的内在世界做出一系列的澄清。在陌生情境实验中，Ainsworth 已经观察到婴儿的沟通行为特点各异，有不同程度的灵活性的特点（见于安全型依恋的婴儿），以及各种抑制或放大的特点（见于不安全型依恋的婴儿）。Main 的研究表明，这些人际之间沟通的不同模式，也对应着婴儿和自己沟通的不同模型。

由于相信母亲的反应，安全型婴儿能够很好地让自身在依恋方面的感受和需求接受母亲的调谐：他们能察觉到这些感受和需求，并且能表达出来。回避型婴儿预期到会被母亲拒绝，而后自己会有愤怒的反应，因而对自己在依恋方面的感受和需求，他们既没有能力去察觉，更无从表达：因此，他们采取了回避的策略，来抑制或者减少这些内在的体验。矛盾型婴儿由于对能否得到母亲无法做出预期，他们对此的反应显然发展出一种策略，对自己在依恋方面的感受和需求，在觉知和表达两个方面，都会或者予以放大，或者尽最大的限度进行利用，似乎这样可以确保自己得到持续的照顾。

Main 还另外指出对临床有重要意义的一点，这些规则具体表现为有组织的表征的／注意力的／行为的策略，是婴儿**主动地**运用的。比如，回避型婴儿不仅仅对母亲不在意：他还主动地怠慢或忽视她，将自己的注意力局限在玩具上——似乎要把他自己的注意力从陌生情境实验激起的焦虑中移开，还有那种想要母亲来安慰自己、却已经习得不能对母亲抱有希望的痛苦。我们能够推断，他过于活跃地启用探索系统，是为了抑制自己的依恋系统，因为依恋系统的付出并不受欢迎。同样地，矛盾型婴儿不仅仅迷恋母亲：他主动地寻求接触，把注意力严格限制在监视母亲的行踪上；他会完全忽视玩具，似乎在扫视人际之间环境，警觉地查找每个能放大自己痛苦的最小线索。我们可以推断，他过于活跃地启用依恋系统，不仅为了捕获母亲那无法预期的注意力，而且为了抑制母亲并不鼓励的自主探索行为（Main，1995，1999）。

和这些婴儿颇为相似，在成年患者身上，也可以看到他们主动地遵守"依恋的规则"。比如，在依恋方面处于冷漠心理状态的患者，通常发现他们的注意力都是被其他人的需求所占据——因而使他们容易习惯性地否认自己也有未被满足的情绪需求。相应的，处于迷恋型心理状态的患者可能发现自己总在怀疑情侣是否遵守承诺——因而使他们容易习惯性忽视自己自主的渴望。

这里对临床上的启示在于，患者可能会无意识地调配自己的注意力，用来支持他们之前已经存在的预期和当前的行为，而且好像主观上能把它们"合理化"。为了生成被 Main 称为的"继发的安全感"，这些成年人曾经不得不采取"第二好的策略"，和那些预期没有反应的、无法预期会如何反应的父母在关系中保持亲近（并且保持自我组织）（Main，1995，462 页）。在这一点上，如果我们能考虑到从患者身上（还有我们自己身上）观察到的想法、感受、记忆以及行为，大部分早已经出现了，而且为了维持过时的、但非常耐用的依恋的内部工作模型，它们还一直持续至今，那么，我们在临床上会做得很好。

这些模型的"粘着性"（adhesiveness）是治疗师和研究者长期关注的重点。当然，弗洛依德将我们的注意引到"强迫性重复"，而 Bowlby（1980）则强调内部工作模型的"自我保持的品质"。Main 进行研究时，将这些模型的稳定性——尤其是不安全型的模型——归因为这些模型最早是在具有决定生存的情境中出现的，她注意到：（1）使一个人能够存活下来的规则是不可能容易被放弃的；（2）由内部工作模型操控的规则实际上持续地运作着，从而能保留下这些模型。这些规则——决定了个人让自己如何去注意、感受、回忆以及行动——都是被严格地执行着，因为违背这些规则就有可能挑战他们的心理状态，以及挑战能让他们在情绪上可能活下来的存在方式。因此，最早在安全型、回避型、矛盾型或者混乱型婴儿身上所出现的特定的依恋模型，会一直延续下来，以相应的觉知的模式、情感体验的模式以及行为的模式，主动地保留下来——最终也会涉及到他们成年后养育自己孩子的行为。

依恋模式的代际传递

正如前面提到的，依恋模式具有很强的代际传递的倾向性。在 Main 的原创性调查之后，van IJzendoorn（1995）对当时获得的可比较的研究（包括6个国家的18个样本）做了一个元分析，发现父母的 AAI 分类通常预测了陌生情境实验中孩子的分类。通常情况下，安全型婴儿会成长为安全型成人，等他们做了父母，就会抚养出安全型的婴儿。同样地，回避型婴儿预计会成长为冷漠型成人，他们的孩子也很可能是回避型的，等等。还有一个探索三代人的依恋命运的研究，同样表明，祖母们的依恋类型不仅和她们的成年女儿，而且和他们的孙辈都有对应（Benoit 和 Parker，引自 Hesse，1999）。这种依恋的代际传递发生的原因和方式，对于研究者和临床工作者而言都是一个重要的问题。对这一问题的答案同样对养育孩子具有重要的启发意义。

Main 的研究提出，父母的灵活性引出他们孩子的灵活性，从而促使安全型依恋产生。安全型父母的行为反应多样、情感丰沛、注意力几乎不受局限，他们看上去似乎是把自己装备好了，对孩子发出的信号能做出灵敏的反应。这些信号经 Ainsworth 和其他人证明，在发展安全型依恋的过程中扮演了重要的角色。

对于那些不安全型的依恋，Main 假设，冷漠型和迷恋型的父母在与孩子的关系中，他们行为的方式已经被无意识地算计好了，以保留他们在依恋方面的心理状态。这些心理状态最初从父母要亲近自己的父母这一绝对高于一切的需求中产生。对这些心理状态而言，任何的、所有的挑战——包括他们自己孩子的行为方面——都会造成威胁，因此这些父母正是通过选择性的不注意或不协调的反应这样的规则来保护自己。对自己注意力和行为的限制保护了这类不安全型的父母，不幸的是，恰恰是这种限制，也削弱了这类父母对婴儿发出的信号保持敏感的能力。相应的，他们的婴儿会习得这些反映出父母心理状态的规则。因此，回避型婴儿会减少依恋行为，同时把对非人类环境的探索活动最大化，而迷恋型婴儿则将依恋行为最大化，而减少自主的探索活动。

38

研究者认为，和安全型、回避型以及迷恋型婴儿有所不同，那些混乱型婴儿会重复地将父母体验为可怕的——通常是因为这些父母有明显的虐待行为，但有时候原因也会在于，这些父母和婴儿在一起时，会表现出很害怕和（或）解离的状态。Main 的 AAI 研究表明，混乱型父母自身被儿童期的创伤或丧失等未解决的体验紧紧攫住了。

这些淹没性的体验从未在意识层面加工过，它们被保留在一个解离的状态，安静地蛰伏着，但只要遇到某个能激起特定情绪的情境，这些体验就会被激活。一旦遇到激发他们创伤或丧失感的提示——比如包括他们孩子的痛苦、要求，或者愤怒——这些未解决型的父母会很容易被那些（以往的）解离的体验所淹没，这通常会激发父母，做出让孩子害怕的行为。于是这些孩子就会卡在令人动弹不得的矛盾困境中——一边想转身投向父母寻求安全，一边又因对父母的害怕而产生逃离的欲望。这种重复的体验在婴儿期会导致混乱，而且在以后会导致孩子控制的、与父母角色对调的行为，以此作为手段"解决"无法解决的矛盾。因而，父母未解决的丧失或创伤造成的后果，使他们的孩子也相应地被封装在难以解决的创伤中，我们可以从下面的例子中看到这点。

前些日子，我跟我的一个患者探讨，为什么他对任何一种医疗程序（他不止一次在可能要抽血的情况下晕倒了）都本能地恐惧。我问他，在他小时候是谁带他去看病的。"我妈"，他回答到。我跟这个男性患者工作了几年时间，但从来没有听他说过这件事，然后他非常就事论事地说起———一个让我能解释他那终身的恐惧的故事：

"我妈5岁时，她的妈妈去医院做一个应该是常规的手术。而她死在手术刀下，但没有人告诉我妈她的妈妈已经死了。她爸爸告诉她说，妈妈病得太厉害，没有办法照顾她，然后她被送到亲戚家生活。后来等她八岁时，她爸爸再婚了，带了一个妈妈回家。但是当她爸爸向她介绍自己的新妻子时，他只是说，'这是你的妈妈'。然后她就相信了。但是几年后她知道了真相。"

为了解释这种创伤和不安全感如何从父母传递到孩子身上的，Main 提出，依恋的迫切性强大到即使孩子在发展上要付出高昂的代价，年幼的孩子也会以能够保存父母的心理现状的方式来反应。出于同样原因，当孩子长大，父母通常会和孩子共谋，以维持着那些能强化现在已经是共同拥有的心理状态的互动模式。

比如，未解决型父母可能会乐于接受混乱型子女的角色对调行为，因为这些行为与他们的情绪需求相吻合。这些父母很久以前已经学会了，对自己的父母或是热切回应，或是严厉以待；现在他们"邀请"自己的孩子表现出相同的反应，因为它保留了原有的、不可或缺的内在模式和人际模式。因此父母的（通常是无意识）保留这种僵化的注意和行为模式的需求，在孩子身上激发出类似的僵化模式。Main 认为这是不安全型依恋代际传递的机制（Main，1995）。

但是问题仍未解决。前面提到的 van IJzendoorn（1995）所做的元分析，他采用非常复杂的统计方式对相关研究进行了分析，得出的结论是依恋研究者要面对被他贴切地称为"传递中的缺口"（transmission gap）的境况（387页）。照看者的敏感反应的特质——长期以来被人们看成是安全型或不安全型依恋的基础——可以部分地解释，但绝对无法完整地解释，父母的工作模型是如何以及为何变成了孩子的工作模型。令人惊奇的是，正是 Mary Main 自己，在1991年将两个重要的概念——**元认知知识**（metacognitive knowledge）和**元认知监测**（metacognitive monitoring）——引入了依恋领域，这两个概念后来被 Peter Fonagy 用于填补所谓的传递中的缺口。

元认知：对思考的思考，对表征世界的表征

当 Main 尝试勾画出参与研究的婴儿、六岁孩子以及成人的表征世界，她参照了 Bowlby 的内部工作模型。但是，在某一刻，她认识到只有**安全型**的个体，才能从真正意义上说具有单一的依恋"模型"。他们和一个保持敏感的照看者——也是提供安全基地的人——在一起的体验，似乎促使他们产生了相对稳定的期待，即他人对自己的需求会有反应。

相反地，不安全型的个体，是被那些提供不了这样安全基地的父母养大的，这些父母是拒绝、无法预期或让人害怕的。这些不利的体验导致了矛盾的、不一致的及解离的依恋表征，为

40 了描述这些表征，Main 使用了"多重模型"一词。这里她追随了 Bowlby 的提法，他写道："多重模型的假设，是有高度影响力的，但相对地或完全地无意识的，是以不同的名词来形容弗洛伊德的动力性潜意识（dynamic unconscious）假设的另一个版本"（Bowbly，引自 Main，1991，132页）。

安全型个体的"单一"整合模型培养了灵活性，并使依恋方面的信息容易获取。与此不同，多重模型——即不相容的或冲突的模型——则启用防御性缩小注意力的方式，用来应对自己的难题，如同 Bowlby（1988）所提及的状况，"知道了你本不应该知道的，感受到你本不应该感受的"（99页）。像我们已经看到的，这种僵硬地把可怕的想法和感受排斥掉的做法，使不安全型父母对婴儿信号的敏感反应能力受到妨碍。此外，它也必然消减了父母可以退后一步、反思自身体验的能力。

根据 Main 的说法，对多重模型的考虑直接把她带进了**元认知**（Main，1991）中。在此，Main 也同样直接地把我们带进了临床的议题，有关自我对于体验的姿态，尤其是包括了对心理的体验。元认知以前主要是认知心理学家研究的，它是关于认知的认知：即对思考进行思考。引述 Main 的话来说，它涉及到把我们自己（或其他人）的心理表征理解为"**只是**表征性的性质"的能力。

Main 强调了在表征（"我是一个健忘的人"）和元表征或元认知（"我是一个经常觉得自己总忘事的人——我不确定是为什么"）之间的区分。有了发挥元认知功能的能力，我们会发现自己目前是处于一个特定的心理状态；缺乏这种能力，我们似乎觉得自己就**是**那种状态。Main 进一步区分了"元认知知识"和"元认知监测"的区分。

元认知知识主要涉及到的能力，是能够理解被认知科学家称为表面与实质的区分能力。没有这种能力，我们就无法认识到自已的想法和知觉有可能是无效的，或者其他人可能会相信一些不真实的事情。当我们的患者察觉不到"知识容易出错的性质"，他们反思自己体验的意愿和能力也会是有限的（Main，1991，134页）。比如，最近我的一个患者就某事做出明确无疑的断言，在我看来似乎不合情理，当我对他的信念表示好奇时，他说他**觉得**这就是事实。而后他坚定地补充说，好像这就是对这个主题的盖棺论定："难道这些感觉不就是最终事实吗？"

作为治疗师，要使我们的患者发生变化，我们自己对治疗关系中**双方**的元认知的理解能力非常重要，因为这种理解可以让我们能反思性地，而不是反射性地进行反应——也就是能够考虑感受、信念和意愿的复杂意义，而不是即刻地、不假思索地接受它们的表面意义。

除了表面／实质的区别，元认知知识还使得人们能够理解**表征性改变**（理解信念和感受会随时间而变化）、**表征的多样性**（认识到对于相同的情况，他人的信念及感受可能和我们的不一样，但都具有同样的真实性）。或许，元认知知识更为基础的作用是使我们这样的觉知成为可能，即察觉到我们持续获得的体验深受潜在的心理状态影响，包括我们已经具有的信念、感受以及欲望。

这样的知识给 Main 命名的**元认知监测**提供了基础。元认知监测涉及到主动的自我审查（self-scrutiny）姿态，这使得我们可以同时置身于自身的体验之内和体验之外。这种反思性姿态，让我们能够从体验后退一步，从而能够察觉到我们有关体验的**想法**，它们可能是矛盾的、有偏见的，或者是难以置信的。反思性姿态还能够推动我们做出努力，了解或解决这些矛盾或隐藏的"错误"。因此，对于塑造我们体验的心理习性来说，元认知监测承担了观察者和好奇者的角色。在 AAI 情境中，元认知监测的情况被看作安全型依恋的标志，如果父母无法进行这样的监控，那么可以预测他们孩子的依恋是混乱型的（Main，1995）。

Main 提出，在那些年龄大到能够获取元认知能力的儿童中，强有力的元认知能力可以消除不良的依恋体验，包括创伤带给他们的毁灭性影响。对成年人来说，这也是一样的。相反地，她观察到年幼一些的儿童中，由于发展性决定了元认知**缺乏**的那些儿童，面对有问题的与依恋相关的事件，他们容易遭受影响的脆弱性提高了。同样地，这对于那些没有发展好元认知，或是防御性地抑制元认知的成人也适用。尽管元认知能力看上去必定会发挥作用，或者赋予儿童复原力，或着带来脆弱性，但对于 Main 来说，元认知在依恋中所起的整体**核心作用**的问题还未解决。

元认知能力的运作功能与安全**相关**，元认知能力的缺乏则与不安全有关，这对 Main 来说是很清晰的一点。但是，她未能确定元认知是否促进了安全依恋的形成，**或者**安全依恋促进了元认知的发展，这只是因为揭示该问题答案所需要的研究还没开始。出于同样的原因（尽管父母在 AAI 中元认知监测的得分高和具有安全型的后代相关），Main 也未能断言父母元认知的品质在决定孩子是安全型还是不安全型依恋的问题上，会扮演决定性角色（Main，1991）。但是，几年后 Peter Fonagy———一位在大西洋彼岸研究依恋的精神分析师———却清楚地对两者关系进行了判定。他根据现在被众人所知的"心理理论"（theory of mind）这一心理能力，将 Main 的元认知概念进行了拓展（Fonagy等，1995）。

注　　释

1.重要的是，Main（以及其他人）的研究显示出的这种"状态"具有长期的稳定性，因此可以把它准确地描述成一种特质——但这决不是说这种特质是永远不变的。

2. 回忆一下：在纵向研究的第二阶段，Main 和她的同事在
1982 年时，对 40 个家庭做了两个小时的录像评估。围绕
分离和重聚的主题，对 6 岁孩子和父母所进行的评估过
程，特别是导向激发依恋系统的，就如同陌生情境实验本
身一样。每个家庭在刚抵达研究地点时，便被要求照一张
快照。然后所有家庭成员看一个短片，放映的是一个两岁
孩子和父母分离的戏剧化场景（Robertson 和 Robertson，
1971）。接下来就到了真实的分离场景：6 岁大的孩子被带
到游戏室，而在另外的办公室中，单独对每一个父母进行
AAI 访谈。与此同时，6 岁孩子与一个女性研究者先进行
20 分钟的"热身"环节。然后她给孩子看一组六张的照
片，是关于孩子将要跟父母分离，并问孩子，照片上的小
孩在他们的父母离开后会感受到什么、会做什么。然后，
研究者给孩子看早些时候拍的照片，说："但是这一张照
片是你自己和你的家人，你看，你们都在一起"（Main 等，
1985，89 页）。研究者还会要求孩子画一张家庭的图画。
最后，等孩子完成了沙盘自由游戏环节后，第一个家长回
来和他会合。这次重聚时间大约为 3 分钟，之后第二位家
长回来加入重聚，时间长短也是 3 分钟。

3. 从陌生情境实验中孩子对于母亲的行为表现，推断孩子 6
岁时的依恋表征，准确率为 68% ～ 88%。有意思的是，陌
生情境实验中孩子对于父亲的行为表现，只与重聚行为和
话语显著相关（Main，1995）。

第 四 章

Fonagy 和前锋

Main 曾经说，她和 Fonagy 各自被**心理理论**研究吸引（Main，私人沟通，2004）。心理理论这个术语指的是我们所有人在不同程度上，都会基于潜在的心理状态——包括信念、情绪以及欲望，来理解自己和他人的行为。这个想法是指，从童年期开始，我们就发展出一种"理论"，它可以使我们根据我们认为他人心中所想的，来理解并且在某种程度上预测他人的行为。Fonagy 可能同样受那些影响了 Main 的心理理论相关文献所启发，但他阅读了这些文献后，却发展出比她更为广泛的概念。

Peter Fonagy：
心智化、体验模式和自我的互为主体起源

25 年以前，Fonagy 作为英国论敦大学学院（University College London）的初级讲师，被委任为协调员，为前来访问的具有弗洛伊德荣誉教授资历的精神分析师（Freud Memorial Professor of Psychoanalysis）组织研讨会和顾问活动——在 1980 年，来访问的不是别人，恰好就是 John Bowlby。那一年，坐在台下聆听 Bowlby 的教学时，Fonagy（现在他自己也获得了弗洛伊德荣誉教授资历）说他不仅被 Bowbly 的思想、同时也被他浓

厚的社会关怀所深深吸引:

> Bowlby 对那些境况不如他的人的福祉富有献身精神。我发现他的愿景令人印象极为深刻——把科学和关怀个体及个体所具有的主体性相结合,同时还审视了社会力量和社会压力。对我来说,这依然是依恋理论中最重要和最迷人的部分(Fonagy,私人沟通,2006)。

几年之后,Fonagy 和 Miriam 与 Howard Steele 共同发起了一项关于依恋模式代际传递的研究。在他们的研究过程中,Fonagy 和他的同事得到了 Bowlby 的指导,还从 Mary Main 那里接受了 AAI 的培训。

心智化及"反思－功能"量表

受 Main 开创性工作的启发,Fonagy 首先尝试对她的元认知能力个体差异的想法进行操作。Main 集中关注成人在 AAI 里思考和回忆过程中的**自我**－监测,而 Fonagy 则不同,他(从心理理论中获得线索)拓宽了关注的领域,研究成人对于心理状态的普遍性的注意,尤其是对他人心理状态的注意(Fonagy,Steele,和 Steele,1991a)。Fonagy 后来评论说,这是他称之为**"心智化"**能力的标志——即"在这个过程中,我们认识到自己具有心智来调节我们对世界的体验"——不是关于**自我**的知识,而是关于普遍意义上对心智的知识(Fonagy,Gergeley,Jurist,和 Target,2002,3页)。虽然这类知识很大程度上是内隐的,Fonagy 和 Target 使用了"心智化本身"(mentalization proper)来形容"外显地思考心理状态"这一活动。心智化的活动(比如说,女儿注意到父亲"拒绝"她,可能是因为他的抑郁,而不是他的敌意)植根于被 Fonagy 称为**"反思性功能"**的能力中。

反思性功能使我们能够把自己和他人看作是具有心理深度

的人，使我们对自己的体验做出反应时，不仅能够根据可以观察到的行为，还能够根据潜在的心理状态——欲望、感受、信念——使行为能够为人所理解，并赋予其意义。因此，反思性功能与我们的领悟和共情的能力密切相联。

为了评估个人心智化能力的强度，Fonagy 和他的同事设计出了《反思－功能量表》（Reflective-Functioning Scale）。这个量表尽管是为研究目的而设，但也可以非正式地用于提高临床判断，判断患者接受哪一种干预会更加受益。在被访问者（或者是患者）呈现出如下现象时，更可能显现出强大的心智化能力——在治疗中，可能是患者对治疗师所作解释的接受能力：

- **对心理状态的本质的觉知**——比如，我们对自己和他人的理解总是不完整的；人们可以调整心理状态来减少痛苦；人们可能故意掩饰内在的状态；某些心理反应在某些特定的环境中是可以预测的。

45

- **明显努力识别行为背后潜在的心理状态**——比如，可以根据信念、感受、欲望等方面来解释行为的原因；能够理解我们自身的心理状态会影响到我们对他人的解释；认识到我们对某种状况的感受，可能与我们观察到该状况的某些方面不一致。

- **认可心理状态有"发展"的方面**——比如，昨天的感觉和今天或明天的感觉可以不一样；父母的行为既受到他们自己父母行为的塑造，同时也塑造了他们子女的行为；儿童时期的观点经常需要根据成年期的理解而修订。

- **对跟访谈者（或治疗师）有关的心理状态的觉知**——比如，如果患者没有告诉治疗师，那么治疗师无从得知患者知道的事情；治疗师对患者的故事可能有她自己独特的情绪反应；治疗师的个人史及所造成的心理状态可能与患者

　　的非常不同（经允许改编自 Fonagy，Target，Steele，和 Steele，1998）。

　　Fonagy 说明了一点，我们在这里需要聆听的，不是有关心理状态的原则性声明（"人永远无法知道其他人的感受"），而是有迹象表明这些原则被内隐地理解了（"当我还是小孩子的时候，我确信妈妈不关心我；但是我听爸爸说起过，当我拒绝**她**时，**她**是怎么感受的，想到这一点，现在我不太确定她是怎么感受的了"）。

　　1987年，Fonagy 和 Steeles 招募了100对妻子怀孕的夫妻，用他们的量表对这些夫妻进行了 AAI 研究。出于很多原因，这项研究非常令人瞩目。首先，它记录了父母在依恋方面的心理状态——**在婴儿出生之前进行评估**——可以预测这个婴儿12个月时在陌生情境实验中的分类。它同样表明，那些具有很强反思能力的母亲和父亲，拥有安全型孩子的几率，比那些心智化能力弱的父母亲高3到4倍。最后，它还证明了强大的反思能力可以打破"恶性循环"，在这个循环中，具有不良依恋历史的父母通常养育出不安全型的儿童。

　　为了检验一个假设，即对心理状态的反思能力可以作为"解药"，在有问题的过往经历方面发挥作用。研究中把母亲分成了两组：第一组被试经历过严重的剥夺（父母亲的心理疾病、长期与父母亲分离，等等），第二组被试则无此经历。结果表明，在第一组里，反思功能**强**的母亲中，每个人都养育出安全型的孩子。与之截然不同的是，在那些反思功能弱的母亲中，每17个人中只有1人养育出1个安全型孩子。这清晰地表明，心智化能力的强度是一个保护性因素，它缓冲了早期负面体验的影响，同时降低了不安全依恋代际传递的可能性（Fonagy，Steele，Steele，Moran，和 Higgitt，1991b；Fonagy 等，1995；Fonagy，2001）。

　　这些发现使得 Fonagy 将心智化当成依恋的绝对核心。事实上，他甚至还说过，"依恋本身不是目的；它的存在是为了创造一套表征系统，我们可以认为这套系统为了帮助我们生存而一直在进化"（Fonagy et al，2002，2 页）。这套表征系统就是**心智化**系统，它提供了大量的进化生存的有利因素，帮助个体对其他人的行为进行理解、解释和预测。在这个意义上，它是"社会智能的基石"，对工作、游戏以及所有类型的合作都至关重要（Allen 和 Fonagy，2002）。

　　在长达 15 年多的时间里，Fonagy 和他的同事所开展的异常活跃的研究项目以及理论建构工作，使得心智化和依恋在发展心理学、心理病理学以及心理治疗中，扮演着至关重要的、相互交织的角色。简言之，父母的心智化对促进儿童安全型依恋的形成起到重要作用，而安全型依恋又为激发儿童自己的心智化潜能提供了重要的背景。从患者身上发现的大部分心理病理因素中，我们可以看到，它们反映出患者或者是抑制了心智化能力，或者是从一开始就未能发展出这个能力。相应地，心理治疗可以被理解为旨在重建或激发患者心智化能力所做的努力。

　　与 Main 提出内部工作模式理论相一致，Fonagy 也提出：早期依恋体验表征的关键作用，并不是在我们的心灵中记载下"模版"，而是我们的心智化能力允许我们在多深的程度上探究自己的体验，尤其是那些由情绪掌控的体验。他提出了一个术语，"心智化情感"（mentalized affectivity），用来形容同时感觉自己的感受以及反思这些感受所蕴含意义的能力。Fonagy 的杰出合作者——Mary Target，是这样阐释的："反思功能，发展到极致，涉及到思考着感受并感受着思考"（私人交流，2005）。

体验的模式

Fonagy 的大部分探索旨在帮助我们了解心理体验的模式，它们反映出我们对内在世界和外部现实二者关系的感受。Fonagy 描绘了三种这样的主观模式：心理等同（psychic equivalence）、假装（pretense）以及心智化。

在**心理等同模式**中，内在世界和外部现实被简单地对等起来，信念和现实之间没有区别。我们的思考和感受似乎反映了现实世界中发生在我们身上的事物，反之亦然。在这种心灵框架中，比如说，当我们遭受到不好的对待时，我们可能觉得自己**是**不好的——由于觉得自己是不好的，我们就"知道"我们将遭受到不好的对待。在如此一个封闭系统中，作为心理执行力的自我被淹没了：可以解释或创造出体验的、位于主体位置的"我"（I）就没有了，有的只是那个体验到发生之事的位于受体位置的"我"（me）。

在**"假装"模式**中，内在世界与外部世界是相互脱钩的，我们逍遥于现实之外：任何想象中的事件感觉上都是真实的，而任何被忽略的事件都归于无关紧要。解离、否认，以及极度自恋性的自大感，都是这种"假装"模式的例子。和前一个模式一样，在这个模式中，自我作为体验的解释者或创造者，是受到限制的，因为如果把现实考虑进来，那些想象中的事物就会受到威胁，同时那些已经被忽略掉的事物就会破门而入。

在**心智化（或反思）模式**中，我们能够认识到内在世界与外部现实是分开的，但又是有联系的。我们能够反思自己的思考、感受以及幻想，是如何影响真实发生的事件，同时又如何受真实事件的影响。在这个模式中，我们觉得主观体验具有解释性的深度，其结果是——因为能领会在事件和我们对事件的反应之间的差异——我们能享有一定的内心自由。心智化揭示了自我和他人的世界是丰富的、复杂的，并且是模糊不清的——在这个世界里，我们拥有这样的潜能，可以随着实际状况的变化，而修正我们对于外部现实的心理表征。

根据 Fonagy 的说法，这些体验的模式在发展的过程中是依次展开的。首先，婴儿和幼儿无可避免地生活在心理等同的世界中，在其中，他们的主观体验极其强烈，有时甚至真实到令人恐惧。而后，他们通过假装模式获得了一种释放，在这个模式中，主观体验与现实是无关的：在游戏中，他们能够假装现实的各种限制从不存在。最后，在儿童的正常发展中，一般是到了 4 岁左右，他们逐渐将这两种早期模式整合起来。这时，内在世界不再与外部世界等同，内在世界也没有完全与外部世界分开。随着反思模式的出现，内隐地或外显地思考内外现实关系的能力也逐渐发展起来（Fonagy，2001；Allen 和 Fonagy，2001；Fonagy 等，2002）。

我们在心理治疗中看到的患者，通常很难脱离心理等同和（或）假装模式。处于第一种模式的患者，他们屈从于各种感受和想法，要按照它们行事，因为这些感受和想法在他们看来就等同事实。对于第二种模式的患者，他们总是飘忽于各种欲望的念想之上，但在这个过程中，他们隔离了自己的感受，也远离了对自己重要的人。

对于心理治疗师、父母以及研究者而言，关键的问题应 **48** 该在于：是什么促成了体验从心理等同和假装模式转化到心智化模式的？Fonagy 的答案——该答案详细阐述了 Bowlby，Ainsworth 以及 Main 的结论——就是：依恋的互为主体的关系首先提供了全面的情感调节，而后，但并非不重要，在一个反思性他人的面前，能有些游戏可以小试身手。

情感调节、代际传递和互为主体性

Fonagy 相信，通往体验的反思模式的桥梁，是建构在情感调节的基石上。尽管依恋行为的"生物功能"是为婴儿提供保护，以远离掠食者，婴儿也需要依恋对象的帮助，以确保自己获得**情绪的**生存（emotional survival）。从婴儿出生之际，他们就一直屈从于痛苦的感受，因为他们完全没有装备好，能靠自己来处理这些感受。"感到安全"已经被描述为依恋的既定目标，为了体验到这一点，婴儿要依赖所依恋的对象帮助他们调节极端的情绪。

按照 Fonagy 的说法，一般能成功"容纳"婴儿痛苦感受的父母，通常会养育出具备稳固的心智化潜能的安全依恋型孩子。为什么会这样？在情感调节、依恋安全以及心智化之间，又存在怎样的密切关系？

成功的容纳和安全型依恋

精神分析师 Wilfrid Bion（1962）提出，富有支持性的母亲能从心理上容纳婴儿的情绪体验，这些体验是婴儿自己无法处理的，但婴儿会设法在母亲身上唤起。这种容纳，要求母亲自己能够承受、能够加工婴儿所不能忍受的情绪体验，而后以一种能够忍受的形式，重新呈现给婴儿。受到 Bion 想法的启发，Fonagy 提出，通过充满情感地与婴儿沟通，以及在对其身体进行照看的语言中，父母可以容纳婴儿的痛苦情感。父母这样做是在告诉婴儿：（1）他们**理解**造成痛苦的原因和其对情绪的影响；（2）他们能够**应对**痛苦并减轻痛苦；（3）他们能够识别出孩子正在表露出**有意图的姿态**（intentional stance）——这意味着孩子能够推断出行为背后的意图，尤其是父母行为背后的意图（Dennett，1987）。令人惊讶的是，Fonagy 认为这第三种容纳的要素——父母识别出孩子是一个拥有自己心智的独立人，能够有潜能去解读父母和自己的心理——"可能是促使儿童形成安全型依恋的最重要的原因"（Fonagy 等，1995，248页）。

父母如能够成功地容纳婴儿无法处理的情绪，对婴儿做出反应，报以共情，进行应对，并赏识孩子有意图的姿态，那么他们就参与了互动性情感调节的过程。通过这个过程，父母作为安全港和安全基地，强化了孩子对依恋关系的信心。通过认可孩子有意图的姿态，这些（心智化的）父母就为孩子提供了建立自己心智化能力的基石。在此，我们要注意到情感调节、安全依恋和心智化的协同作用。

镜映儿童的情感

……妈妈的脸是镜子的前身。

——D. W. WINNICOTT（1971a，第111页）

Fonagy 观察到，能够在情绪上调谐的父母，会通过情感的镜映（affect mirroring）传递出他们自己可以共情和有能力应对的信息，这些镜映不仅是"随机应变"的，而且是"做出标识"的。随机应变的镜映是精准的：父母的面部表情或声音的展现，与婴儿的情感相一致——其结果是，父母的情感表达成为儿童对自己情感最初表征的基础。由于要把这些随机应变的展现，看作是**镜映儿童的**情绪体验，而不是**父母的**，父母必须通过假装或"好像"的方式，对这些展现进行"标识"——比如，镜映情感时做得夸张一些，或者，对焦躁不安的情感混合进来一些与之相反的情感（Fonagy 等，2002）。通过这些方式，父母的反应就"将婴儿自己的自我送还给婴儿"（Winnicott，1971a，118页）。

这种从情绪上进行调谐的镜映绝对是关键的，因为正是通过"对婴儿显露出来的内在状态产生共鸣，予以反思并为其表达"的方式，父母可以让孩子逐渐发现自己作为心理状态而存在的情绪，并且这些情绪是可以被辨认，可以与他人分享的——

这个发现为情感调节和冲动控制铺垫了基础（Allen 和 Fonagy，2002，11 页）。此外，当孩子从**父母**的镜子中看到的自己的形象，是一个有意图姿态的人，孩子就开始能够把自己体验为一个有感受、信念、欲望和**心智化**的个体，能够不仅根据外在现实、还能根据心理状态对体验做出反应（Fonagy 等，1995）。可能最为重要的，是通过父母镜映中的这些**标识**（markedness），孩子发展出这种觉知，即她的心智是属于她自己的：

> 在这些标识中，我们先把自己感受到的放在一边，同时还维持着自己的个体性。其结果，我们变成了孩子需要我们成为的那个人。这个过程是儿童显现出个体性的过程中核心的部分。如果照看者无法这样做——要么有太多属于自己的成分（并非随机应变的镜映），要么有太多属于他们孩子的成分（并非做出标识的镜映）——那这个儿童就无法通过同样有效的方式来发展出分离性（separateness）。（Fonagy，私人交流，2006）

因而宽泛地讲，通过这个过程——在必不可少的关系情境中，高水平的随机应变的心智化，使互动性的情感调节成为可能——安全型依恋就从一代传递到下一代。按照 Fonagy 的说法，正是心智化调节了这个过程，并可能使那些自己的依恋历史有问题的父母养育出安全型依恋的孩子。

不安全依恋的代际传递

Fonagy 指出了若干不利的情境，它们的共同主题是父母不能容纳孩子自己无法处理的情绪。迷恋型父母也许能够对孩子的痛苦进行共情性的镜映，但是却无法应对这种情绪。冷漠型父母可能无法传递出共情，但是能够成功地向孩子传达有能力应对和提供稳定的感觉。也有些父母，他们自己的脆弱损害了他们共情性反应的能力，无法回应孩子对于自己心理状态的有意图的姿态。父母脆弱的核心是父母自身心智化有缺陷，以及由孩子的分离性所触发的回荡不已的焦虑。比如,一个怀孕的母亲告诉我,她对婴儿感到不自在,因为她确信婴儿能"看透她"。她害怕孩子看透她的什么?她蔑视并且容忍不了婴儿的哭闹、坏脾气以及脏乱,所有这些婴儿的事儿都会妨碍她自己的事儿。

当父母长期不能容纳孩子的痛苦情感,孩子就会产生特定的行为,反映出他们内化了父母对那些情感的具有特征性的反应。比方说,一个冷漠型的母亲,对婴儿的痛苦的反应是忽视或压抑的,这个婴儿可能会发展出一种回避对策,用以应对自己的痛苦情感——换言之,婴儿会回避或压抑它们。实际上,非安全型父母养育的儿童从父母那里"借用"了他们的防御,因此,父母的不安全通常给孩子遗留了类似相对应的不安全感(Fonagy 等,1995)。

有问题的镜映

如果妈妈的脸没有反应,那这面镜子就只能看,却无法照见自己。

——D. W. WINNICOTT(1971a,第 113 页)

Fonagy 提出特定类型的心理病理可能与特定的调谐及镜映失败有关。当父母的情感镜映没有做出"标识"时,可能会导致孩子感觉被自己不断蔓延的痛苦所击溃——因为他的痛苦似乎只是引起父母产生同样的情绪。一再地曝露在没有标识的镜映下,会强化心理等同模式,因为孩子的内在体验看起来常常和她对外部的体验相匹配,而且似乎没有其他出路。Fonagy 就此提出一个理论,即这可能是造成边缘性病理的起因。

相反地,"非随机应变"的镜映会导致内在空虚的感受,以及虚假自我(false-self)这个主题上的各种变体——因为让儿童内化的形象不是他自己的情绪自我,而是父母的情绪自我。这时,由于儿童的内在体验和它响应外部世界的反映之间,二者的联系被切断了，所以非随机应变的镜映会促使孩子使用假装模式。因此，根据 Fonagy 的观点，经常曝露在非随机应变的镜映中的儿童，容易发展出自恋性的病理，其中想象的自大感成为空虚自我的一剂止痛药（Fonagy 等．，2002）。

超越容纳

如果从心理等同和假装模式走出来的途径，是始于容纳和情感调节；那么，这个途径通往反思的领域是以游戏作媒介。当儿童完全沉浸在自己的游戏中，想象的世界和现实似乎完全被分开了。但是，如果这个游戏被人观看，是父母或一个年龄大些的孩子，或者就是一个治疗师，那么假装的世界和真实的世界就可以开始重叠起来。一个点评，一个眼神，或者观察者的一个"解释"，内在体验和外部现实之间就连接上了，这样两者就开始有了联系——而不是等同或解离。这就为心智化能力的发展奠定了基础，更进一步，为"元表征"（metarepresentation）——**仅仅根据内在体验的表征性本质反思自己和他人的内在体验的能力**——的发展奠定基础（Fonagy 等，2002）。

Fonagy 强调，这些发展只有在关系和互为主体的情境中才能发生。前面提到的情感的镜映是互为主体过程的核心要素，通过这个过程，我们可以从他人的心智中发现我们自己的部分。无论在儿童发展的过程中，还是在心理治疗的过程中，心理的、情绪的、反思的自我，似乎首先是被别人认识和理解了，自己才能发现（或创造）它。当然，这种认识和理解的最佳环境就是依恋的关系。

从依恋到互为主体性

　　对互为主体的觉知，在这个不断延展的辅导课程中，第一课通常是跟一个依恋对象一起进行的，这个依恋对象的出现和参与，对儿童的生存而言是必需的……

　　　　　　　　——KARIEN LYONS–RUTH（1999，第605页）

　　互为主体性已经成为婴儿研究者和精神分析理论学家的核心概念，然而大家对这一概念的含义却没有取得共识。互为主体性的含义多种多样，有人认为它是自出生起人类状态的特征，有人认为它是一种发展性成就，以及（或者）它是心理治疗的一种理论。考虑到这个词语的多种使用方式，Beebe，Knoblauch，Rustin 和 Sorter（2003）建议我们从"互为主体性的形成"方面来思考。因为广泛地说，互为主体性描述了两个主体之间的互动——两个心智的交接——显然它对儿童期发展的关系以及作为本书主题的心理治疗都至关重要。

先天的互为主体性

　　婴儿研究表明，互为主体性的最初形式从出生之时实际上就已经存在，像是互为主体性的程序已经在我们身上预先就设定好了——即在神经系统中"硬连接"已经就绪 [**镜像神经元** (mirror neurons) 的发现是这个议题的关键部分，本书将在第五章的依恋神经生物学中有所讨论]。Andrew Meltzoff 和 Colwyn Trevarthen 是最早在新生儿身上发现被 Trevarthen（1979）称之为**"原始的互为主体性"**迹象的研究者。

　　Meltzoff 和他的同事发现，出生 42 分钟的婴儿会有意地模仿成人的面部表情。尽管刚开始婴儿因吮吸着"安慰奶嘴"而无法模仿，但他们还是观察着成人的脸部——嘴巴张大或者舌头伸出来。而后，大概过了两分半钟，当安慰奶嘴被拿走后，婴儿开始努力表现出接近他们刚才在成人脸上看到的表情。在婴儿6周大时，让他们和一个成人相处一天，让他看到成人的面部表情，第二天当他们面对这个成人"中性"的面部表情时，婴儿们就会模仿自己前一天看到的那些表情。事实上，特别年幼的婴儿也能发现，他们从其他人脸上**看到**的以及他们在自己脸上**感觉到**的，二者之间有呼应，并且他们保持着对这种呼应的心理表征。这种有意的跨通道（cross-modal）的匹配，表明了人在与自我和与他人之间的互相联接性上，以及 感觉到"我像你一样"这方面，都具有非凡的早期能力（Meltzoff，1985，1990；Meltzoff 和 Moore，1998）。通过模仿和对这种呼应的知觉，婴儿从他人身上发现了自己的模样。

　　和 Meltzoff 一样，Trevarthen 在新生儿的模仿中发现了天生的互为主体性。但是除了模仿，Trevarthen 还观察到在婴儿和成人之间的**互相调节的沟通**："每一方都能即时镜映出对方的动机和目的。因此婴儿和对方发生了**即刻交互感应的联系**"（Trevarthen，引自 Beebe 等人，2003，782页）。产生这种联系的基础，是婴儿生而具有的能力，能探察到影响会随机而变——这就是，去识别什么时候对方的行为是（或不是）随着婴儿的动作而变化，以及识别反之亦然的变化。婴儿强烈地偏爱随机而变的反应，而且他们能够识别出这些反应的能力，使得对这些共同的行为进行相互调节成为可能。根据 Trevarthen 的说法，恰恰是通过"解读"双方彼此在时间、形式以及强度上互相匹配的沟通性的行为，婴儿与对方发展出非言语的**"雏形对话"**。这些行动上的对话，揭示出一个细腻的相互间协调的过程，这似乎反映出双方不仅从自己和他人的行为方面，而且从相应的内在状态方面——特别是动机和意图——都进行了匹配（Trevarthen，1998）。Fonagy 认同 Trevarthen 的说法，即人类天生预备了适应互为主体的联系："确实**存在**原始的互为主体性。我们生而相信我们的心智存在于他人。我们转向他人，去了解我们的心智是什么，去发现事物的意义"（Fonagy，私人交流，2006）。

几乎是一脉相承的，Daniel Stern（1985）提到，婴儿转向母亲，为的是寻找他们自己——同时为了发现他人和世界。根据 Stern 的说法，大约在 9 到 12 个月大时，婴儿有了一个重大的发现：他有自己的心智，妈妈有她的心智，而且这些心智的主体内容——内在的主观体验——还可以分享。比如，在一个经典的实验中，让一个一岁的孩子走过有点吓人的玻璃表面，去拿一个放在"视觉悬崖"另一端的诱人玩具。在面对这个两难情境时，孩子一定会去看妈妈的脸——和它传递出的主观判断——以决定他**自己**应该有什么样的主观体验：如果妈妈微笑，那么孩子会显得自己感觉足够安全，并大胆前行冒险；如果妈妈看起来很害怕，孩子看起来就很难过并且退缩。这种"社会参考"涉及联合注意的一种形式，经由这种形式，孩子探究他人的心智，从而构建自己的心智。

分享注意焦点是互为主体的联系的主要特质之一。还有其他两个，分别是：分享意图，以及分享感受状态，分享感受状态可能是最重要的。在 Stern 的术语中，**情感调谐**（affect attunement）是用以描述情绪共鸣以及沟通的双重过程，这使得我们不仅能够感受到和其他人感受相近的东西，同时也能向其他人传递拥有共同体验的事实。

Stern 观察到，为了让婴儿感觉到母亲调谐了婴儿的内在状态，母亲只是模仿他的情感是不够的，因为这样沟通只是对婴儿行为的反应，而不是对他的体验的反应。为了表达自己能分享

54 婴儿的**体验**，母亲必须对婴儿情绪上的表达行为给出一个"跨通道"的反应。比如，伴随婴儿身体上表达出来的兴奋之情，她可以有节奏地发出声音，或者在婴儿不高兴而哭泣时，她可以大声发出同样表达一时难过之情的叹息，以这种方式向婴儿传递出自己对婴儿的失望的调谐。具有沟通作用的行为，其时机、强度以及形式（此处 Stern 重复了 Trevarthen 的说法）都属于非言语的维度，通过这些非言语的交流，调谐之意得以表达。

对于 Stern 来说，正是共同分享的那些意图、感受以及注意焦点，决定了儿童互为主体的体验的本质，并且到一定的时候，决定了儿童对自身体验的本质。这里关键的发展性问题在于，什么是能够或者不能够分享的。对这个问题的回答决定了"在相互考量和接纳的边界上，哪些体验是在范围之内，而哪些又超出了这个范围"（Stern，1985，208 页）。那些可以引发出调谐反应的，就是可以分享的，因此也可以被整合到儿童对自我的感受中。而无法引发出这种反应的意图、感受或注意焦点，它们既无法被分享，也无法被整合。从这个角度而言，互为主体的关系是塑造主观体验的重要情境。就如 Stern 所说（2004）："两个心智创造了互为主体性。但是同样地，互为主体性也塑造了两个心智。重心从心灵内在转向为互为主体"（78 页）。

依恋、心智化和互为主体性

Stern 相信依恋和互为主体性是分别独立的并且互补的两个动机系统。依恋系统平衡了我们两种相互有关的需求，一个是由身体亲近带来的安全感的需求，另一个是通过探索而可能实现的学习的需求。互为主体的系统则受我们了解他人、也要被人了解的需求所驱动。如果依恋的存在是为了促进安全感，那么互为主体性的存在则是为了提升心理上亲密感和归属感的体验。和依恋相似，互为主体的体验也为进化生存提供了益处。一方面，它有利于团体的形成及有效运作（包括坠入爱河的两人团体）。另外，它也有利于自我认同的形成和维持。尽管没有互为主体的联系（比如自闭症）也可以产生依恋，没有依恋也可以形成互为主体的联系（比如有可能会遇到一个陌生人，似乎是个灵魂伴侣），但是一般而言，依恋和互为主体性确实是相互促进的（比如心理治疗）。

　　Stern 将心智化看做是互为主体性的一个表现，但是，我猜测，他也认为两者是非常不一样的。**心智化**，如同该词的隐义一样，它是一个过程，让我们理解自己的体验和他人的体验，并为这些体验赋予意义。**互为主体的联系**，如同该词的隐义一样，多指在我们自己和他人之间取得共鸣、一致，并且能够"分享心灵中的景象"，而不在于理解和赋予意义。正是能够渗入或"相互穿透"（interpenetrability）个人的边界，才使得我们能够介入到其他人的主观体验中。就此而言，情感调谐作为互为主体性的标志，它可以被视为不仅跟沟通有关，也可以看成是 Stern 所说的"人际共融"，即参与、在一起，或分享另一个人的主观体验，而没有意图要改变它（Stern，1985，2004）。

互为主体性作为发展的成果

　　Trevarthen 和 Stern 不仅强调了互为主体性是先天的，起源于人们知觉到在对自己的体验和对他人的体验之间存在呼应性，还强调了互为主体的体验是相互调节的这一事实。进一步考虑互为主体性这一概念，精神分析理论家 Jessica Benjamin 提出，从完整意义上说，互为主体性不仅取决于呼应也取决于差异，不仅取决于相互调节还取决于相互认识。

　　Benjamin（1990/1999）问道："两个主体的相遇，与一个主体和一个客体的相遇，两者间有什么差异？"（35页）。在回答这个问题时，她提出互为主体的联系的能力是不断进化、永远无法发展到极致的，在极致时，两个**主体**——两个分别独立又旗鼓相当的中心，既能主动发起，又能体验——能够相遇。这是心灵的相遇，就如同 Benjamin 所说"你知道我的感受，即使我想要或我感受的，跟你所想要或感受的相反"，以及"我们能分享这些感受，而不惧怕我的感受原来是你的感受"（40 页）。这类的互为主体的联系，示范了 Benjamin 所说的"**相互认识**"，即认识他人和被他人认识的能力。

与一种对他人的"心灵内部"（intrapsychic）的体验相比，这种认识是"互为主体"的体验的基础。前者基于我们将他人知觉为有别于我们的另一个的主体，主要存在于我们心理领域的运作之外。后者涉及到我们对他人主要是通过投射、认同和其他心灵内部过程而产生的反应——在这种情况下，他人基本上是一个存在于我们表征世界内的客体，可能被理想化或被贬低，但并没有被我们体验为真实的人。套用 Martin Buber（1923/1970）有关"人与人之间"（interhuman）对话哲学的术语，互为主体的联系创造了"我—你"（I-Thou）关系，这种关系的标志是相互性、对话和以他人自己的方式体验他人的能力。相反的，在心灵内部进行联系则把我们限定在"我－它"（I-It）的关系中，在这种关系里，相互性是缺失的，强制取代了协商，预先存在的体验类别主导着我们对其他人的体验。

一方面，Benjamin（1990/1991）（重新表述了 Freud 的说法）在有关心理治疗的目的方面明确表示，"客体在哪里，主体也一定在哪里"（34 页）。在另一方面，她相信（和 Buber 一样）两种关系类型——主体／主体和主体／客体——都是必需的，而且，自相矛盾的是，每一种关系都使得另一种关系成为可能。

为了澄清这个悖论，Benjamin（1990/1999）追踪了互为主

56

体性的发展历程，从婴儿最早对呼应性和相似性的觉知，到学步期儿童从一岁半时开始出现的、在分离／个体化（seperation/individuation）和联接两者之间的和解冲突（rapprochement conflicts）：

我们可以说它起源于"我们感受到这个感觉"，而后发展为"我了解有另一个心智的你，分享着这一同样的感受"。但是，在和解阶段中，当儿童开始面对"你和我不想要或无法感受相同的事"这一差异的时候，危机就出现了。对这个发现的最初反应是对自我和他人之间的认识崩塌了：我坚持我的方式，我开始试着去强迫你，因此我把你的拒绝体验为一种逆转：你在强迫我。"（40 页）

如果儿童快要开始获得相互认识的能力时，修复这种"认识的崩塌"就极其重要。当然，这种能力的发展不是一蹴而就的事，而是一个自小开始且持续终身的过程。这要求儿童首先能够坚守自己的现实，其次能够接受与自己相反的、他人的现实。

Benjamin 追随 Winnicott 的说法，她解释说，只有当儿童能强有力地表达自己的愤怒，而后能发现他人可以"幸存于灾难"——既不报复又不退缩——这个儿童才有机会学习到，事实上，他人是另一个独立的主体，而不是一个客体。这就是对于这个悖论的解决方案：当他人被当做客体来对待时，你会发现他人是个主体。当儿童把自己的意愿强加于人的尝试失败了，而且这个尝试在他人那里行之无效，通过这个过程，儿童发现差异并不一定是分享体验的障碍，而对话可以免除一个人必须主导、另一个人必须服从的要求。这个发现使儿童能更加充分地拥有自己的主体性，意识到关系可以有潜力为两个人都留有空间——容纳两种意愿、两种对现实的看法、两个主体。

要注意到，相互认识和心智化是两个概念上的同类近亲。

Fonagy 在并没有参考 Benjamin 关于主体和客体的论述下，对此加以区别，和她的说法相对应，Fonagy 认为，当我们心智化时，我们对他人的反应不是将他人当做**客体**，而是当做人。

作为心理治疗理论的互为主体性

Benjamin 称赞了 Robert Stolorow 和他的同事，因为他们将"互为主体性"这一术语引入了临床理论中。他们认为自己的工作是以拓展精神分析性的自体心理学为特点，他们把分析情境中的互为主体性描述为"由两个主体——一个来自患者，一个来自分析师——的交汇而构成的特定心理领域"（Stolorow，Brandschaft，和 Atwood，1987，P.1）。类似地，在《临床互为主体性初阶》（*A Primer of Clinic Intersubjectivity*）中，Natterson 和 Friedman（1995）声明，"互为主体性是一个总体的名词，指在处于关系之中的两个人，在意识和无意识主体性上的交互影响"（P.1）。

尽管这些作者是在有关一种具体的治疗取向方面使用了"互为主体性"一词，我却认为它具有更广泛的意义，它像一个最好的统称，将过去20年中逐渐形成的、有价值的临床研究囊括在内，这些研究既验证又延展了依恋理论和婴儿－父母研究在临床上丰富的洞察。使用"互为主体性理论"、"关系取向精神分析"以及"社会建构主义"等词，对这些源于咨询室的发现进行各种各样的描述，这带来了临床领域的范式转变，它赋予我们新的工具，针对那些"不能言语的"体验而工作，而依恋研究认为这种体验是最重要的。这个范式转变的核心，是摈弃了治疗师作为客观观察者的匿名性这一理想境界。在这个范式中，我们认识到自己无法避免地要参与到活现中，这些活现反映出患者和治疗师之间相互锁定（interlocking）的脆弱性——以及将这些潜在的障碍转变为治疗机会的挑战。

治疗关系中的依恋和互为主体性

Bowlby 如同种子般的开创性见解，以及 Ainsworth，Main 和 Fonagy 等人的研究，都指出：在塑造我们人格的熔炉中，依恋关系具有绝对中心的地位。这意味着依恋关系也可以是一种情境——无论是在爱还是心理治疗中——在这个情境中，我们早年受到的情绪伤害最有可能得到治愈。因此，治疗师可以是一个新的依恋对象，在与治疗师的关系中，患者能发展出新的依恋模式。

Fonagy 尝试在依恋研究和临床实践之间搭建起桥梁，他强调指出，要使患者能够在治疗师的心智里找到自己的形象，发现自己是一个正在思考和正在感受的人，这一点很重要。根据这个观点，心理治疗是通过产生一个安全依恋的关系而"起作用"的，患者在这样的关系中能够发展出心智化和情感调节的能力。对于 Fonagy 来说，这样的关系必然是一种互为主体的关系，在这个关系中，患者能从他人了解自己的过程里逐渐了解自己。

Fonagy 不是唯一一个想在依恋、互为主体性和心理治疗之间搭建桥梁的临床工作者（研究者）。除他以外，Beebe（2004）、Beebe 和 Lanchmann（2002）、Beebe 等人（2003）、Fosha（2000，2003）、Holmes(1996,2001)、Seligman(2000,2003)、和 Slade(1999，2000)，都对我们理解互为主体的依恋关系在发展中的角色做出了杰出贡献。可能特别值得一提的是 Daniel Stern 在1995年开展的合作性研究中做出的贡献。

在那个时候，Stern 把一群发展心理学研究者和精神分析师（其中最著名的人物包括 Karlen Lyons-Ruth，Louis Sander 和 Edward Tronick）组织起来，形成了现在的变化过程研究小组

58

（Change Process Study Group，CPSG）（Stern 等，1998；Lyons-Ruth 和 波士顿变化过程研究小组，2001；波士顿变化过程研究小组，1998，2002，2005）。这个研究小组依照 Stern 的结论，即人类的互为主体性是"与生俱来的"（"hard-wired"），他们强调，在儿童时期和心理治疗中，注意互动的细微之处并用来理解发展，这一点很重要。他们特别关注共同创造的、内隐的、通常是非言语的过程，通过这样的过程，在婴儿－父母的关系中以及患者－治疗师的关系中，改变都会发生。从他们的观点看，主要的治疗干预是**鲜活的**治疗关系，而不仅是关系被分析而已。Stern 自己，或许是重新回到他早些年关注的主题，将情感调谐作为一种互为主体的共融，最近他又给出理由说明，对意义的追求可以是深化体验的捷径——尤其是患者和治疗师双方相遇的互为主体的体验，这个体验的过程以及这个体验本身，有时能够产生最重要的治疗性变化。这一点上，虽然 Stern 没有直接提及觉察，但他强调聚焦当下时刻具有绝对的中心地位（Stern，2004）。

对这一系列贡献的回顾，勾勒出一种整合式治疗取向的轮廓，它在很大程度上填补了依恋理论在临床应用维度上的空白。这种取向把新的依恋关系放在治疗性工作的核心位置，对此后续章节将加以详细的描述。在这种共同创造的互为主体的关系的情境中，内隐的和非言语的沟通发挥了重要作用，使我们能够去认识患者，同时允许患者重新造访自己未完成的发展性任务。同样重要的是，我们能够构建出治疗性的关系，让这个关系发挥保温箱的功能，去孵化患者那些或多或少未能发展出来的能力，这种能力让他们可以自由地感受、思考，以及自由地去爱。Winnicott（1965）写道："成熟过程的特点是被驱力推向**整合**"（239页）。当我们能够让患者身上的驱力重新参与进来，新的依恋关系就开始发挥转化作用了。

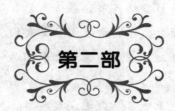

第二部

依恋关系和自我的发展

　　或好或坏，儿童的第一个关系如同熔炉，从最开始就塑造了自我。由于这些形成时期关系的不足之处，患者偏离了健康的发展，对他们而言，心理治疗可以重新建立一个相互作用的依恋母体（matrix），使自我在治疗中有可能被治愈。依照能够给予敏感反应的父母和能够进行共情性调谐的治疗师二者重叠的部分，我们能在多大程度上理解童年时期经历的变化过程，就可以在多大程度上巩固我们作为临床治疗者的工作。

　　这样的理解需要某种程度上详细描述自我的各个方面——既包括神经生物方面也包括心理方面——这些方面出现在发展的过程中，又创造了生命体验之后会沿袭的基础。我们即将看到，后续的发展轨迹，从根本上是通过儿童最初习得（或者没有习得）调节困难情绪的方式塑造而成的。依恋关系是情绪学习最早发生的学校。通过识别互动性情感调节的早期模式——既有安全的模式也有不安全的模式，依恋研究加强了我们作为治疗师与患者建立以下关系的能力，这种关系具有发展上的促进作用，从这种关系建立伊始，我们就开始修正旧有的体验，并建立新的体验。

第五章描述了自我在最初建立时的多重维度，以及之后在依恋的情境中被重新塑造的可能。第六章总结了从婴儿到成人的各种依恋体验的研究文献，这些文献为我们提供了一个独特并可以反复品味的基础，在这个基础上我们从依恋的角度去理解四种原始的心智状态各自的起源、意义和影响。第七章着手搭建从依恋理论研究到临床实践之间的桥梁，侧重点在于情感调节、共同创建的依恋关系，以及在儿童时期和心理治疗中都同样最有效地促成安全感的相互沟通的品质。

第 五 章

自我的多元维度

对于我们每一个人，由身体本身、大脑和心理互动产生的相对稳定的内在参照点被称为**自我**。这是人类**体验**生命的那个部分——也塑造着生命——既是潜意识的也是意识的。自我也可以按照一组或多或少的、持续性的模式来描述，这特定的模式组群决定了我们对这些体验特有的反应特质。自我在当下的特质是依据我们过去的历史和现在的情境变化的。当然，在这方面通常是最有影响力的历史，即依恋关系的历史形成了自我。

61

自我－体验的领域

依恋关系的影响留存在躯体、情绪和表征世界中，各个领域相互连接甚至互相重叠，塑造着每一个领域内自我对于体验的姿态。自我的这些领域或维度彼此连接并互相影响，以至于将它们彼此区分会十分困难：躯体感觉是情绪一个组成部分，情绪形成了表征，表征又相应地影响到之后出现的感觉、情绪及表征。然而，尽管这是一个回路或者互相重叠，识别不同领域的自我仍然有相当重要的临床价值，因为某种程度上它有助于说明患者个体（和临床工作者）带入治疗关系中的整合（或缺乏整合）的性质。

62

依恋历史的独特性很大程度上决定了自我的不同维度以及

自我可以被自由获取和整合的程度。患者在什么程度上可以体验他们的躯体感觉？感受他们的情绪？思考他们的想法？他们能够多大程度上有效整合这些领域——例如，把与感受有关的想法带进来？回答这些问题有助于了解在我们努力提供的新的依恋关系中，患者可能最需要什么。

躯体自我

……最初和最重要的自我（ego），是躯体自我（ego）。

——西格蒙·弗洛伊德（1923/1962，第20页）

婴儿最初的体验当然会被记录并表现在身体上：比如吃饱后让人满意的充实感、在妈妈的臂弯中沉入睡梦前那安适的困意、在冰冷房间换尿片时让人泪流的刺骨寒意。Daniel Stern（1985）在《婴儿的人际世界》（*The Interpersonal World of the Infant*）写到，"核心自我"（core self）源自幼儿早期对于自我的不变因素（self-invariants）的体验，这些因素的核心是幼儿自己的身体以及身体的边界。神经生物学家 Antonio Damasio（1999）也认为"身体构造和运作的显著恒定性"（第135页）是稳定感的来源，是自我体验中非常关键的部分。

Bowlby 将依恋理论根植于进化生物学的土壤，他自然地认为婴儿之所以寻求与照看者亲近，是因为他需要获得身体上的保护。后续研究发现与依恋对象保持亲近确实能帮助婴儿调控身体的内部功能，而且还证明了依恋关系的性质——安全或不安全——会影响婴儿如何用发展中的生理机能去塑造身体自我对体验的反应。比如，由敏感反应的母亲养育的安全型婴儿，与那些由冷漠型、迷恋型、未解决型母亲养育的婴儿相比，这些婴儿对生理应激的激活反应阈值要高（Polan & Hofer，1999；Lyons-Ruth，1999）。

因此，自我的最初感受源自于躯体体验，这些体验的性质主要由早期依恋关系的品质决定。这些体验在生命的最初几个月和几年中塑造着自我，而且通常有持续的影响。这些躯体体验可以在人的一生中，不断地落实、提示并丰富自我。反过来说，躯体体验也可以被否认、被解离、被扭曲——即为了达成不同的心理目的，身体本身受到剥削或攻击。因为患者身体的体验是构成自我的基础，也因为这种体验是在关系的情境中成形的，所以依恋取向的治疗必须纳入对躯体自我的关注。如何将身体整合到"谈话治疗"中，在对心理发展和心理治疗中非言语体验的作用进行探索时，我会再谈及这个问题。

情绪自我

或是痛苦，或是欢愉，或是介于两者间的种种，这些感受，均是滋长心灵的基石。

——ANTONIO DAMASIO（2003，第3页）

当 Sroufe 和 Waters（1977a）将"感到安全"等同于"亲近"，并将此定义为依恋的目的时，他们明确点出了情绪在依恋中的核心地位。确实，**安全的感受**是最基本的，它甚至比"亲近"更为基本——因为婴儿可能在身体上靠近依恋对象，但感受不到安全。即使过了婴儿期，我们如何清晰地**感受**，对于我们感觉到"自己是**谁**"仍然非常重要。

Bowlby（1988）描述过，在生命的头几年，"我们所拥有的唯一的交流方式"是交流情感，他就此强调了情绪的首要地位（第157页）1。Daniel Stern（1985）赞同 Bowlby 的说法，但他进一步提出"生命早期，情感不仅是交流的首要媒介，而且是交流的首要主题"（132-133页）。Allan Schore（1994）就此议题进行了简要总结："自我的核心倚赖于情感调节的模式"（第33页）。

情绪反应对于发展自我感非常重要，原因有三个：首先，正如 Bowlby（1969/1982）在其《依恋》三部曲中的开篇所说，"情绪是……个体的**直觉判断**，或是个体对他自身的机体状态……或是对自己身处其中的一连串环境条件的直觉判断"。

其次，从情绪的词源（源自拉丁语，motore，指运动）看，情绪会驱使行动——有的时候会触发各种先天的行为系统开始运作，包括依恋系统。按照 Bowlby 的说法，情绪判断具有生存价值，因为它们有助于达成即时判断——比如，决定是战斗还是逃跑。经由进化的内置设计，特定的情绪会自动引起特定的行为取向：生气引发对抗或抑制，害怕引发战斗或身体麻痹，无助引发崩溃，等等（van der Kolk，2006；Damasio，1999）。

最后，情绪总是联系着身体。身体感觉是情绪的最初表现形式，而且情绪通常是通过身体来表达的。当我们感受情绪时，我们也在感觉（或想象）自己身体里发生的变化（Damasio，2003）。William James（1884）就极为盅惑地说过，我们的身体逃离危险，并非是因为我们害怕——相反地，我们害怕是因为我们的身体在逃跑。源于身体的各种情绪，弥漫于身体之中，而且常常控制着我们的主观体验。当感觉强烈的时候，情绪通常会击败或排斥合理性的分析和决策。

总而言之，情绪是我们**源自内脏的**（viscerally）的、对我们所面对的体验是好还是坏进行判断的过程——正是根据这些判断，我们（有意识地或无意识地）决定下一步如何行动。宽泛一些说，我们可以把情绪看成是一个内部评价系统，它能够在我们整个生命过程中，对我们的体验赋予意义，让我们对下一步的行动做出选择（Siegel，1999）。

Fonagy 等人（2002）、Schore（2003），以及其他学者提出，情绪调节是自我发展的基础，依恋关系是首要的心理环境；在依恋关系中，我们学会调节自己的情感——即获取、调整和使用自己的情绪。从根本上，概括了我们最初依恋特征的关系模式，是我们之后用于情感调节的模式，它在很大程度上决定了我们对体验具有自己独特反应的性质——也就是说，决定了自我的性质。相应地，在治疗师尝试促成的新的依恋关系中，患者的情绪位于中心，而且这些情绪的有效调节——即允许情绪被感受、被调整、被交流、被理解——通常是治疗过程中的核心，从而使患者有可能治愈，有可能成长。

表征性自我

……大脑里有一个模型的设想是指这个模型等同于一个玩具，又是一种工具，它是一个模仿的世界，让我们可以用最适合自己的方式去操控，从而找到如何操控真实世界的方法，这个真实世界是它应当能够表征的。

——J. Z. Young

（1964，引述自 Bowlby，1969/1982，第80页）

Bowlby 认为，拥有一个能绘制出真实世界地图的表征世界是进化的需要：为了有效地运作，我们从前需要（而且现在仍然需要）了解有关世界和自己的知识，而这知识一定是便于携带的。我们从对过去体验的记忆中取得这些知识，利用这些知识来对现在和未来的体验作出预测，因此形成内部工作模型。可是，正如人们所说的，地图不是领土。

我们依恋关系的工作模型是有选择性的，或多或少是对生活中关系体验的表征性取样，在 Daniel Stern（1985）的构架里，它们是由"已经被概括的互动的表征"所组成。在我们一生中，它们持续地为我们的体验提供根本的方向或反应的品质。

假如我们的早期关系是安全的话，其结果会形成一种良好的

65

给予反应的能力 ——也就是，去思考、去感觉、去感受，以及去行动——并且具开放性与灵活性。这样，我们便能根据新的体验修改旧有的表征。这种具有可塑性的表征，可以和我们的感受一起，用来指导我们适应性地做出意识层面的选择。另一方面，如果我们形成的关系中留有回避、矛盾或混乱的印记，那么与这种可变的表征相关的我们"反应灵活性"的能力（Siegel，1999）将会受损。

尤为重要的是，早期的依恋在多大程度上给我们提供了（或没有提供）安全基地的关系体验，由此而来，就在多大程度上为**被内化**的安全基地的心理表征提供了基础。时不时地，通过与强化安全的依恋对象**象征性地**联系，这个内在的表征能够让我们恢复情绪上的平衡，而并不需要向他们寻求真实的亲近（Mikulincer 和 Shaver，2003；Holmes，2001）。当我们能够（有意识地或无意识地）转向这个可靠的内部对象，我们便会获得某种程度的心理复原力——以及因此而产生的信心，用于探索我们自己和这个世界——当我们缺乏内化的安全基地时，这种心理复原力便会缺失或减少。

正如客体关系理论所阐明的，发展出有效的心理表征需要两个基本的过程：分化与整合（differentiation and intergration）（Kernberg，1984）。**分化**创造了心理的界线，尤其是自我与他人之间、内在世界与外部现实之间。一个分化良好的自我表征让我们自主地运作，而不会感到自己是被他人对我们的感受所定义的。从有问题的角度来看，缺乏内在与外在、心理世界与物质世界的分化能力，恰恰是使很多不安全依恋患者受损的心理等同模式的标志。**整合**涉及到综合与联接，对自己和对他人整合了的表征能让我们把情感上的矛盾体验放在一起——例如，我们能在对某人生气的时候仍然爱他。整合促进平衡和对体验的细微差异及复杂性的觉知。没有整合的表征，我们很容易以极端和简单的词语来体验自己和他人：不是所有都好，就是所有都坏；不是英雄，就是坏蛋。

正如**情绪自我**是植根于身体体验一样，**表征性自我**基本上是奠基于情绪体验，且往往具有反应激烈的特点。如 Bowlby（1969/1982）提及，依恋的体验和（或）其瓦解容易唤起最强烈的感受。因此，我们对自己、他人和关系的表征不仅仅含有强大的情绪部分，在大多数情况下，它们实际上是由支撑它们的情绪所**主导**，并且处于觉知之外。

很大程度上，是内在表征中**潜意识的**情绪维度使它们抗拒改变。例如，如果我们从形成的互动中学习到接近他人是有风险的，防御就会被设立起来，使我们察觉不到自己有亲密的需求；我们就不会有动机去争取亲密，否则在成功之后，旧有的依恋（回避）模型便会被更新为更安全的模型。同样地，因为情绪涉及对他人和自己的身体信号，所以当我们预感主动示好会被拒绝，就会产生恐惧或愤怒的感受，其潜意识的身体表达就会激起别人的拒绝，而这结果正是工作模型引导我们去预期的。如 Bowlby 和 Main 强调的，工作模型有——特别是不安全的工作模型——倾向于自圆其说的特性。在前语言期的早期依恋关系环境中形成的这些内在表征，不可避免地对发展中的自我的本质施加了强大的并且主要是潜意识的影响。

至关重要的是，治疗师要察觉到这种表征存在于多元的、相互作用的领域。如 Main 所提示的，内部工作模型对体验的记录或编码，不仅仅是通过可视的形象或可以言说的信念——即象征的方式——还会记录或编码成为"规则"，以决定我们是否能够去注意到自己的想法、感受、欲望和记忆（Main 等，1985；Main，1991）。其他依恋研究者继而关注被 Karlen Lyons-Ruth（1999）称为的**活现性的表征**（enactive representations），这些对

66

体验的前象征性表征，只能在行动或互动中获得表达——即通过
"程序"或存在的方式，特别是与他人在一起的方式。例如，虽然
我们记不起自己婴儿时期的事情，但我们作为父母面对自己的
婴儿时，很可能会把这些方面活现出来。最后，一些在依恋领域
之外的研究创伤的人员（例如 van der Kolk，1996）和神经科学
家（例如 LeDoux，1996）都曾经讨论到，**躯体的**和**情绪的**记忆会
以身体感觉和情感反应的形式对体验进行编码。

　　了解这些不同的表征形式——身体的、情绪的、活现的以
及象征的——具有重要的临床价值。在治疗中，把那些曾经栖身
于暗处、无影无痕的过去的表征带到明处，就能给患者带来更多
自由，让他们在当下自由地去感受、思考和行动。我会在有关非
言语体验的章节中深入探讨这些部分。现在可以这么说，为了让
这些内隐的表征变成外显的——并使它们因此有可能接受意识
层面反思的影响而进行整合——治疗师一定要对患者在身体上、
情绪上、活现中以及语言中的各种沟通进行调谐。

　　当然，这一点上对患者来说是如此，对治疗师而言也同样正
确：只有当我们的体验的表征能被觉知所阐明，我们才能质疑它
们。如果理解不到觉知会令这件事成为可能的话，我们的脆弱就
跟患者不相上下，在任何特定的时刻——尤其是当情绪的潮水汹
涌澎湃的时候——我们会对任何所想到的或感受到的都信以为
真。在这种无法反思的心理状态中，我们便简单地嵌入或浸没在
主观的体验里，我们因此无法看到更广阔的视野，无法理解心理
体验在本质上是**表征性的**，因而就会继续成为（我们以为就是）
现实的囚徒。

反思性自我和觉察性自我

　　自我在躯体、情绪和表征性的维度上是人类与生俱来的，因

而是每个人几乎都可以自然而然获取的，但是，反思性自我和觉察性自我的领域仅仅是"**有可能**"到达的，然而这些可能性却至关重要。通过不同的方式，心智化和觉察都同样与内化的安全基地相结合，从而使心理复原和探索成为可能。此外，二者都能培养领悟和共情，促进情感调节和个人的执行力，提升内在的自由和能力，从而适应性地灵活应对生活带给我们的复杂而又常常是困难的处境。因此，心智化和觉察是心理上得以解放的途径。

　　如前所述，反思性自我或者心智化自我通常是在我们把依恋对象体验为安全基地的关系中形成，借由这个安全基地我们可以安全地去探索世界，包括内在的世界。如同 Diana Fosha（2003）所提出的，"被理解和拥有在另一个人的心智和心灵里存在的感觉，这个人心存关爱，调谐一致且从容自若"（228页），这种感觉使我们有机会作为一个人被认识，而非一个物体——也就是说，一个人行为的意义是源自于行为背后潜在的感受、意图和信念。另一个人可以把我们的心智保有在他自己的心智里面，在这样的伴随下成长，我们就掌握了"心理执行力"（Fonagy 和 Target，待发表），使我们有目的地去考虑并弄清主观体验的意义，从而可以与它同在，而不是感到完全被淹没，或者全然将它切断。由于童年时期的关系缺乏对这种心理执行者的支持，很多患者或者完全淹没在他们的内在体验中，或者远离自己的内在体验。作为治疗师，在很大程度上，我们自己的心智化能力使我们可以提供给这些患者这样一种关系———个新的依恋关系——在这个关系里，他们自己的觉察性自我的能力可以得到滋养。

　　通过不同的途径，觉察（如同心智化）能够让我们和自己的体验同在，而非被淹没或从中解离。如果说通过使我们能够作为心理执行者而行动，心智化提升我们内在的自由；那么通过让我们作为"注意的执行者"而行动，觉察则滋养我们的自由。

68

对自己此时此刻的体验，不加评判地去注意，并有意识地持续练习，会改变这个体验——会即刻使之深化和"轻松"：使之深化是因为我们可以全然临在当下，接纳并察觉。轻松是因为以当下为中心的觉知，能够减轻因过去和将来带来的重负，能够减弱因羞耻和恐惧而产生的负累。这样的觉知使我们在很多方面受益。它有助于调节困难的情绪。它还可以去除那些自动化的习惯性反应模式，（Engler，2003；Martin，1997；Safran 和 Muran，2000），使我们可以"醒过来"重新体验这个世界——如同我们有了一个"新生的心智"（Suzuki，1970）。此外，我在第一章中提到过，觉察的自我会倾向于越来越多地认同觉知本身，而不是我们察觉到的那些想法、情绪和感知觉。这种与觉知的认同——最终产生的忘我的体验大大减少了保卫（个人的）自我的需求——可以加固我们内化了的安全基地。觉察使我们的精神终于得以安宁。调低心理噪音的音量，相应提高了我们对来自于自我各个领域信号的接受能力。所以，对觉察性自我的体验不仅仅是已经整合好的，也是正在整合过程中的：这些体验促进自我在不同方面之间以及自我与他人之间的适应性联接。

从这个方面理解，觉察可以被视为至关重要的治疗性资源——和心智化一样——都既加强了我们努力促成的新的依恋关系，又被这个新的依恋关系而强化。如何培养患者和我们自己的这种互补的能力，我将在随后谈及自我对于体验的姿态的相关章节中予以描述。

依恋的神经生物学

……人类的依恋关系在进化中的作用远远超出了只是为婴儿提供身体上的保护。依恋确保个体能够适当地组织大脑加工过程，这种加工过程最终会发展出社会认知，并为个体在将来发展出与他人的合作关系做好准备，这就是大脑"设计"的精妙之处。

——Peter Fonagy 和 Mary Target（2006）

因为心理模式同时也是神经系统的组织模式，而且因为大脑和心智是在依恋关系的熔炉中得到发展的，所以了解当代神经科学的一些基础，能够让我们对自我的多重维度有更丰富的理解。二十世纪的最后十年又被称作"脑的十年"，在这十年中神经科学得到蓬勃发展。神经影像学的创新技术极大促进了我们对于大脑结构及功能的理解，这些研究成果让弗洛伊德（1895/1966）在《科学心理学纲要》中提出的梦想有了实现的可能——那就是他关于人类心灵的理论也许有朝一日能够落实在神经生理学的事实基础上。

依恋、体验和大脑

Allan Schore（1994，2002，2003）和 Daniel Seigel（1999，2001，2006）在大脑和心智之间——以及在神经科学和心理治疗之间——已经做成最有力的概念性的连接。重要的是，他们每人都把自己对于心理和大脑二者发育的理解落实到依恋理论研究的基础上。Schore（2002）明确认为，儿童早期**神经的**以及心理的健康发育依赖于依恋对象的调谐的反应性："婴儿的大脑不仅仅被这些互动所影响；婴儿大脑的发育还需要脑与脑之间的真正互动，并且是在母婴之间关系良好的情境中发生的互动"（第62页）。当婴儿在母亲的子宫中成形时，他的大脑——由数十亿个被称为神经元的细胞构成——和身体其他器官比较，是分化程度最低的。大脑后续的发育主要取决于"由基因规划的神经系统的成熟过程"如何受到人际间体验的影响（Siegel 1999，第2页）。那么，无论从神经生理学还是心理学的角度，最重要、最具影响力的体验，无论这体验是好是坏，都发生在依恋关系的情境之中。

Siegel 解释说，记录在心智与身体里的"体验"，都在神经元水平与大脑细胞的放电或者称之为激活所形成的模式相对应。这些神经元的放电模式建立了脑内的突触联接，从而决定了大脑的结构和功能的本质。作为对神经解剖学家 Donald Hebb 所持观点的解释，Siegel（1999）写道："一起放电的神经元会捆在一起"（第26页）。大脑的建构具有关联性：当外来刺激（母亲的温柔触摸、柔和的声音、平静的面容）激发了婴儿的大脑活动，同步放电的脑神经元相互建立起"神经网络"，将这些母性的刺激和一种安全的感觉联系在一起。通过这种方法，体验——特别是重复的体验——塑造了大脑的"环路"。较年幼的大脑天生是被设计为向较年长的大脑学习的，而这种学习大部分是发生在依恋关系的环境中。由此，关系的联接变成了神经的联接，进而影响自我对于新体验的反应性。相反，关系联接的缺乏——比如，在冷漠的父母和痛苦的婴儿之间——可能会阻碍神经联接的发育，从而限制了婴儿感受自身情绪的能力。Schore 和 Siegel 提供了一个极具说服力的说法——也与我的临床经验相符——那就是，了解基础神经科学以及早期关系对大脑的影响，能够帮助治疗师更有效地治疗患者。

大脑的结构

让我们从一些基础知识开始，粗略做一个类比，大脑可以看作是三层的、肩并肩的复式公寓，从中间分成两半（右脑 / 左脑），三层分别代表脑干、边缘系统和新皮层，这三层结构是从下往上层层建造的。

脑干

无论从个体发育还是进化的角度来看，大脑的"地基"，也就是脑干，都是最先出现的。脑干在胎儿期就已经活跃，出生时已经可以全速工作了。脑干和其他大脑部位相比，与体验和学习的关联性最小。脑干位于脊髓上端，它的功能主要是调节基本的身体机能（例如心率、呼吸、消化等）以及激活反射活动，其中包括启动依恋过程的反射活动："新生儿朝向妈妈的气味传来的方向；吮吸乳头；凝视母亲的双眸，抓住母亲的头发……以及婴儿的眼睛追随妈妈的眼睛和面孔。婴儿的第一次微笑也是一种由脑干控制的反射活动来吸引照看者的注意"（Cozolino，2002，第75页）。

作为躯体自我的神经基础，脑干具有重要的临床意义，因为它调整唤起水平，调节自主神经系统（ANS），后者被 Schore（2003）称为"心智的生理学基础"（第28页）。自主神经系统的交感神经兴奋使个体处于高唤醒水平，出现呼吸、心率加快，使血液流向四肢，为战斗或逃跑做准备。自主神经系统的副交感神经兴奋则导致个体处于低唤醒状态，在极端情况下，个体会出现紧张性运动迟缓甚至"僵住"。

在我们体验到安全、危险或危及生命的状态中，源自脑干的一条被称为迷走神经的颅神经，塑造了我们独特的反应。迷走神经像树杈一样分出两支，当我们感觉安全时，其中更成熟的一支，称为**髓腹迷走神经**（myelinated ventral vaugus），会启动"迷走神经刹车"，向下调整交感神经系统兴奋（使身体安静，心率减缓），从而使社交参与成为可能。当我们感觉到危险时，就松开"迷走神经刹车"，解除了对交感神经系统的抑制，动员自己战斗或逃跑。当我们在生死攸关之际，更为原始的**无髓背迷走神经**（unmyelinated dorsal vagus）会引发副交感神经关闭或者失活。

71

在遭受灭顶打击的创伤时，我们会"假死"。解离症状通常就是这种躯体反应的心理表现（Porges，2006；Schore，2006）。

重要的是，腹侧迷走神经不仅控制着重要的内脏器官如心脏，同时也控制着头部和面部的肌肉组织，没有这些肌肉群的参与，则不可能进行有效的社交沟通（目光交流、说话发声时抑扬顿挫的语调、随机应变的面部表情）。当腹侧迷走神经在危险或生命威胁打击下脱节，导致交感神经兴奋而副交感神经受抑制，使我们的反应更具有适应性。但是，当过去的创伤已经侵蚀了脑干的迷走神经刹车的有效性，其结果会使我们战斗、逃跑或者僵住的倾向几乎总是处于适应不良的状态。我们在治疗中见到的创伤事件幸存者，往往都有一触即发的反应和（或）茫然的面部表情，以及声音语调没有任何起伏等表现（van der Kolk，2006；Porges，2006）。

在此对临床的一点启发是，在治疗中必须考虑到患者以脑干为基础的反应模式是否唤醒过度或不足。成功的治疗，特别是对于经历过创伤的患者，往往取决于我们准确解读并有效调整他们生理唤醒水平的能力，还有准确解读并有效调整他们参与关系的需求（和对此的恐惧）的能力。要做到这一点，就需要我们把焦点放在患者的身体、非言语体验以及治疗互动中的细微之处上。

边缘系统

如果说脑干相当于 Paul Maclean（1990）提出的"三位一体的脑"（triune brain）模型中的爬行类脑，那么边缘系统就相当于该模型中的远古哺乳类脑，为人类和其他哺乳类动物所共有。由于边缘系统主管对感受的加工处理，有时又被称作"情绪脑"。这个加工过程至关重要，因为情绪不仅给我们提供了一个基本方式，从自己五脏六腑的内部反应去评估体验，也提供了非言语语言，使有效的社交互动成为可能。边缘系统对于记忆、学习和动机也同样重要——包括与依恋有关的动机。

就像楼房的底商毗邻街道，边缘系统也是内在世界和外部世界的交汇之所。这里，我们是在情绪的水平上，处理自我和身体之外紧迫的现实之间的关系。我们基于生活体验学会了预期。就是婴儿和母亲的第一次接触，让我们开始决定是否能安全地转向母亲寻求安慰。我们的哭闹是否能唤起并确保母亲可以出现，我们的痛苦是否激起母亲的焦躁不安或者漠不关心，这些体验记录在情绪性记忆中，并指导我们在以后与依恋相关的情境中，确保对安全或者危险的评估。很显然，边缘系统是情绪自我的神经基础，它包括以下两个重要结构。

杏仁核（amygdala）在出生时就已经发育成熟，可以被视为通向边缘系统感觉的大门。它和脑干的迷走神经一起，将我们内在世界五脏六腑的感觉（心脏、肺以及肠道）带入到觉知中，杏仁核负责我们对体验的"本能反应"（Shore，2003），决定了我们"通过眼睛解读对方心理"的能力，它指导着我们优先注意面部线索，并且让我们对他人产生直觉的"感觉"（Baron-Cohen，1999）。杏仁核也被称为"生存中枢"（Rothschild，2000），因为它对引发战斗或逃跑反应起到重要作用。在不到一秒之内，杏仁核就可以完成对输入的感觉的评估（愤怒的表情、狗的咆哮），特别是当这些输入的感觉关乎到安全或威胁时。

通过给脑干发信号来激活交感神经系统，杏仁核将瞬间完成的对危险的评估转换为躯体反应，这种反应启动身体进行战斗或逃跑。其中某些评估是建立在生物普遍性之上的（例如，人对于蛇具有本能的恐惧），而另外一些评估则是由特定的个人经历所决定。

同时作为评估又作为负责记忆的脑区，杏仁核通过无意识的前象征"情绪记忆"的方式将体验记录下来（LeDoux，1996）。这些无法以语言触及的记忆之痕（特别是创伤的过去）完全在我们的觉知之外，它会让我们对当前体验的评估出现偏差。因此，一个深受战争创伤之苦的老兵，有可能被城里大街上汽车逆火放炮的声音惊出一身冷汗，反射性地趴在地上。同样，一个具有创伤性依恋经历的患者，可能自动倾向于将一些模糊的、不具威胁性甚至是积极的社交线索解读为危险的信号。

海马（hippocampus）对杏仁核那些不加区别的、失去控制的、一触即发的反应偏好进行调整。它特别能根据后果和情境来组织信息，使我们在面对蜷缩在小路上的响尾蛇和蜷缩在动物园玻璃后的响尾蛇时，能够具有不同的反应。杏仁核并没有对此做出区分的能力，它是启动交感神经系统的加速器，海马则是刹车，当我们将紧急情况评估为虚假警报时，海马通过副交感神经系统的参与，让我们能够冷静下来（呼吸和心律都得到减缓）（Siegel，1999）。

海马只是在生命的第二年到第三年间才开始发挥功能，认识到这一点有重要的临床意义，其结果是，在生命的第一年，体验和习得以无意识的情绪记忆记录在杏仁核中，会倾向于以全面、过度泛化的，因此也是不合比例的方式产生影响。在治疗中，这种记忆或许只有通过患者的感觉、感受和冲动才能被触及到，转而反映出早年体验在躯体上、情绪上或者活现中的表征。

相反，在海马的协助下记录下来的记忆则是外显的，具有语言上的提取能力，并且能够根据时间、地点及人物将之情境化。海马和更高级的中枢皮层相连，而这些高级皮层直到青春后期仍然继续成熟。安全的关系让儿童的海马得以发育，来平衡杏仁核的反应，急性的以及关系性的创伤能够使海马暂时丧失功能，或者抑制它的发育，或多或少地影响到对杏仁核过度警觉的反应进行调节。

转述 LeDoux（1996）的观点，也许杏仁核的情绪记忆是永恒的，而恐惧反应则是条件性的，是联想性学习的结果。过去的依恋创伤使得亲密和危险之间建立了联系（神经元一起激活并绑定在一起）。但是在心理治疗中重新经历既往创伤的患者，置身新的依恋关系的情境中，可以打造出大脑和心智之间新的联系。在安全的情境中回忆和重新体验童年时的恐惧和伤害，可以逐渐转化患者的记忆中的过去，并且在这个过程中减缓长期处于激活状态的杏仁核的自动反应。

新皮层

解剖和功能

在脑干和边缘系统之上是大脑皮层，是"三位一体"大脑的顶层。和我们的类人猿近亲一样，"新哺乳类脑"将我们的体验赋予意义，并组织起我们和世界间的互动。这是大脑最晚出现的部分，无论从进化的角度还是个人发育的角度都是这样，只是在经验的积累和新的学习中逐渐成熟起来的，而且它几乎贯穿了整个生命周期。新皮层后部主要是通过五种感觉和身体来知觉这个物质的世界，而前面的区域则是专门对其他脑区的信息进行加工，并且指导着行为。

额叶可以看作是"执行脑"（executive brain）（Cozolino，2002），它使有意识的想法、计划、记忆、蓄意的行动、有指向的注意力和抽象推理都成为可能。它是语言的"基座"，也是能够进入觉知层面的想法和心理表征的"基座"，在这里，这些想法和表征可以被考虑和操控。也可以把额叶看作是在象征性／表征性、反思性和觉察性等维度上，为自我提供了神经基础。

前额叶是皮层中进化程度最高的脑区，和心理治疗的关系尤为密切。这个脑区主要分为两个部分。第一部分是背外侧区，专司认知智力，与海马和主要负责语言的左侧脑相连构成网络。第二部分 Siegel（2006）称之为"前额叶中回"（middle prefrontal cortex），专司情感智力，和杏仁核以及主要负责情感的右侧脑紧密联接。

背外侧区被描述为"理性心智"（van der Kolk，2006），是"意志脑"（Libet，Freeman 和 Sutherland，1999）的关键所在。这个区域让我们能够对既往的体验进行**有意识**的思考，刻意地把注意力指向知觉、记忆和（或）想法，根据需要提取过去、现在以及将来的心理表征。这个脑区似乎是工作记忆的神经基础，是"供心智使用的黑板"（Siegel，1999），在这里，我们利用头脑解决问题，有目的地做决定，并通常试图理解事物。

前额叶中回是个整合性的脑区，连接身体本身、脑干、边缘系统和皮层。Schore（1994，2002）和 Siegel（1999，2006）都强调了这个脑区作为依恋行为、情感调节、社会交流和心智化的调节器的中心地位。他们强调说，实际上，眼睛后面正对着的皮层区——**前额叶眶回**（orbitofrontal cortex，Ofc）——可能是"边缘系统的延续而成为皮层的一部分"（Cozolino，2002，180页）。

这一脑区负责对情绪信号进行解码，这种能力使得我们能够"解读"出非言语的线索，例如，表情、姿势及说话的声调。前额叶眶回是"情绪脑进行思考的部分"（Goleman，1995），它在情感调节中起着重要作用；而情感调节被认为既是安全依恋关系的目的，也是安全依恋关系的结果。这种调节中的一部分，就是发生在前额叶眶回调整杏仁核对威胁知觉的快速反应。当前额叶眶回对威胁性面部表情做出反应时（就同杏仁核那样），它同时对威胁环境进行判断并确定威胁的程度（杏仁核并没有这种功能）。这种辨别力既促进了自我调节，也促进了社会联系。相反，眶回受损或功能低下，会导致一个人在情绪管理、判断对他人的影响以及对他人的社交信号和心理状态进行适当反应时产生困难。前额叶眶回的独特之处，在于它和所有其他脑区都有紧密的联系，所以，它被看作是一个汇集区域，是将通过躯体、情绪及认知等各种渠道传递出的信息流进行合成，并加以整合的功能器官。这种合成能力十分重要，它能够让我们更新自己的内部模型，并且能和他人更为有效地同步交往——当儿童身处困难的发展环境中时，如果想要让孩子安全地依恋我们，并且也有能力给与孩子安全感，这两方面可能都至关重要，当然，对于旨在为患者提供安全感的治疗师来说，这种能力也同样重要。

　　前额叶眶回被称作"社交－情绪脑的高级执行官"（Schore，2002，第42页），在眶回的后上方，还有一个脑区——**前扣带回**，在依恋、情感调节以及心智化过程中也起着重要作用。前扣带回为母性行为、内隐及外显的自我感、情绪在意识层面的体验提供了神经基础。它可能也是我们以最为整合的观点看待身体状态的来源。最后，前扣带回还负责注意力在每一刻的指向性以及由情绪指导的运动反应（Damasio，1999；Cozolino，2002；Allen & Fonagy，2002）。

　　除了前额叶眶回和前扣带回，前额叶中回还包括第三个脑区——**脑岛**——这个脑区对于心理治疗来说具有特殊意义。脑岛是产生"内感受"（interoception）的重要脑区。内感受指我们对自己躯体状态特别是内脏状态的注意和觉知。由于躯体感觉是情绪的基础，内感受中"脑岛较其他结构有着更重要的参与性"（Damasio，2003，105页），所以内感受也许是让我们了解自身的感受最首要的方式。而且，脑岛也许是我们感受**他人**情绪的能力方面的关键所在，因为它把我们对**他们**情感行为的感觉运动印象——看见的景象、声音和"感觉"，从皮层下传递到杏仁核。这正是共情的领域，也是我们下面要简短谈到的**镜像神经**

元的地盘。

如何工作

Hawkins（2005）曾经提出一个具有重要临床启发意义的皮层功能模型。在这个模型里，新皮层主要是进行记忆和预测的脑区。体验通过感觉和身体被接收，皮层以记忆的方式记录下重复的体验性模式，这种记忆塑造了我们对眼下和遥远未来的预测。这种皮层记忆以神经元突触间联接的模式储存下来，具有三种定义性特征：它们是**自动联系的**（autoassociative），涉及**恒定性表征**（invariant representations），而且存在**分级结构**（hierarchical structure）。

视觉记忆提供了最清晰的例子。在玩捉迷藏游戏中，我看见我女儿的脚从帘子下露出头，我马上就看到了她的全身。皮层记忆是"自动联系的"，这就意味着从局部引出整体。当我们看到一个视觉片段时，记忆会完成整个影像。另外一个例子，在一个光线昏暗的剧院里，我注意到几排前的一个模糊的侧影，过了一会，我突然意识到这个似曾熟悉的侧影是我的一个朋友——不由自主地——这个朋友的清晰形象一下子跳到我脑海里了。这种从部分转化到全部的过程是如何发生的呢？

Hawkins（2005）所称的"恒定性表征"是皮层中的神经元类型，它们以**独立于细节的变化的形式**存储体验（第69页）。当这些恒定记忆形式被碎片式的（或者歪曲的）视觉输入信息激活时，它们预测——而且，以这样的方式，实际上在很大程度上决定了——我们将会看到什么。因此，根据 Hawkins（2005）的观点，"大部分你所知觉到的，并非来自于你的感觉系统，而是由你内在的记忆模型所产生的"（202页）。没有恒定性表征，我们所体验的世界仍然像婴儿眼中的世界那样："眼花缭乱，充满困惑"（James，1890/1950，488页）。

皮层的所有区域都有六层神经元。在"皮层的级层"中，Hawkins 描述道，通过把来自"下面"三层的此时此刻的感觉输入，和来自"上面"三层的基于记忆的预测结合起来，这六层结构产生了主观体验。记忆对于知觉的影响被认知科学家称作"自上而下"的加工过程，由感觉输入而形成的知觉则被称为"自下而上"的加工过程（LeDoux，1996）。这种结构的优势在于，它让我们能够自动地运用既往体验的知识来处理当前的境况——例如，我们依然能够认出大胡子朋友的脸（恒定性表征），即便是第一次看到他的脸刮得干干净净的（实时性视觉输入）。而在这种结构里，"观察到的模式在层级中是逆流而上，预测是顺流而下"（LeDoux，1996，159 页），其弊端是由记忆驱动的预测总是战胜新的体验——其结果会是，比如，我们的朋友出乎意料地刮了胡子，但却没有被注意到。常常我们期待看到的，就是我们**唯一**看到的。

有关视觉皮层功能的真相可以推论至全部——不仅仅是其他的感觉形态，而且是所有我们用来接受和加工体验的途径。这里的含义是，所谓的知觉常常（或多或少）是解读，当然，这种解读根植于过去。正如 Hawkins（2005）写道："心理学的很多方面是基于早期生活体验、依恋以及养育的后果，因为这时是大脑刚开始建立有关这个世界的模型的时候"。

镜像神经系统

……源于古代的彼此不分你我的群居性，已经被深深地编织进了灵长类的大脑中。

——LESLIE BROTHERS（1997，78 页）

在 20 世纪 90 年代中期，意大利神经科学家 Rizzolati 得出了一个重要的发现。他发现恒河猴的运动前区皮层不仅在进行自发运动时放电，而且当它观察到其他恒河猴做相应动作的时候也会放电。随后的研究证实了这种情况也发生在人类中。与我们的类人猿祖先一样，我们也拥有"镜像神经元"系统，可以在自己的大脑中对别人的动作进行复制或模仿。

但是需要注意：只有那些**有意图的**行动才会引发镜像神经元放电。很明显，这并不是对动作本身的知觉，而是大脑知觉到隐藏在这些动作背后的意图，激发了共鸣的反应。看上去，好像潜在的心理状态和它导致的动作所引发镜像神经元放电的程度是一样的。强调这一点的研究表明，不仅是知觉到他人的意图状态，还有知觉到他人的情绪和躯体感受，都能够令镜像神经元放电——例如，当我们观察到他人表达感受，或者见到他们被针刺痛的时候。正如前面提到的，有理论认为（Iocoboni，2005）正是脑岛将从我们皮层接收到的对他人情感的印象，再传递到杏仁核，继而引起了躯体感受。

因此，镜像神经元似乎是在我们自己身上，去模仿观察到的行为和推断出来的他人的心理状态（例如感受）。由此，镜像神经元系统可以看作是共情、情感调谐、心智化以及互为主体性的神经基础。甚至，镜像神经元系统也可能是我们感觉自己作为人类"一员"这种体验的神经基础（Allen 和 Fonagy，2002；Gallese，2001；Siegel，Siegel，和 Amiel，2006）。

偏侧性：双脑合一

大脑的每个半球在以不同方式加工和表征体验时都具有特殊性。**右**脑半球，Ornstein（1997）称之为"右侧心智（right mind）"，专司情绪、整体性、非言语性、直觉性、关系性和感受性的反应。它和边缘系统和身体有着紧密的神经联接——特别是与杏仁核和交感神经系统——所以它也可以对内脏体验产生反应，可以这么说，它是自内而外的。据说右侧半脑对信息进行"相似类推"的加工——将体验作为一个整合的整体进行接收和表征。右脑缺乏对信息样本的"数字化"分析和对现实的解构，因而无法据此来赋予意义，右脑直接对"这是什么"进行反应——完形（gestalt）、总体情境、部分与部分之间的关系而不是把某个部分孤立起来进行反应。因为右脑可以察觉到体验的情境以及体验的不同面向，而且也因为它可以进行调谐来解码非言语性沟通，所以，右脑可以看作是反思性自我或心智化自我的神经基础。右脑又被认为是潜意识以及弗洛伊德所说的初级过程（primary process）的所在之地。

左脑的构造则是通过完全不同的方式进行反应。它是意识层面思维的源泉——即弗洛伊德提出的次级过程（secondary process）——根据线性的逻辑，用语言来表征体验。它的基本信息单元就是字词。如果我们考察自己的意识层面的思维过程，通常会发现它本质上是由字词的流动构成的，尽管右脑提供了内心独白的内容，而独白的言语表达则是由左脑完成的。如果我们仅仅依靠左脑，它让我们只能关注于细节，那便是只见树木而不见森林了。

两个半脑对情绪的分工也不一样。温和及正性情绪体验激活左脑，右脑则由非常强烈的和（或）负性的情绪激活。与此对应地，左脑似乎是在调节趋向行为，而右脑则调节退缩行为。

实现两个脑半球的协作对灵活性十分重要，灵活性使有效的适应成为可能。由此，"两个总比一个强"，除非两个脑半球之间的联络出现问题。所幸，大脑建立了两半球之间紧密的联络：**胼胝体**，联接两半球的神经纤维束，使得我们能够使用它们各自的特长，并获得和谐整合的好处——例如，将右脑的情绪反应和左脑的分析能力整合起来（Schore，2003；Siegel，1999；Cozolino，2002）。

78

整合和大脑

健康的依恋关系对于左右脑功能的发展和整合，以及边缘系统和皮层功能的发展和整合是必需的，特别是在生命的第一年。这种整合保证了大脑各种各样的能力——感觉、运动、情绪、分析，等等——可以相互联系在一起，确保最大程度上对大脑潜在资源进行合作性和适应性的利用。

我们必须记住，大脑整合（左／右，以及上／下）的多样性是心理整合体现在神经系统的必然结果，而这种心理整合不仅是安全依恋关系的回馈，同时也是心理治疗的目标。这种心理整合——联接了不同的心理状态，同时也联接了心理和身体、想法和感受、自我定义和关系——确保我们能够拓展整体体验的深度与广度。这样的整合能够让我们发展各个维度的自我，并使它们和谐统一，而不需要否认或摒弃自我中的某些部分。

作为临床工作者，一些研究结果能让我们倍受鼓舞，这些研究发现成人的大脑，如同孩童发育中的大脑一样，可以被当前的体验重塑，从而不仅能够建立起新的神经元联接，而且还能够改变大脑的真实物质性结构。这些关于**神经可塑性**的研究结果表明，如果我们想要有效地促进治疗性的变化，能够重建一个依恋母体就至关重要，这种依恋母体是身体、大脑和心理最初的发育之地。

合而为一：
依恋、具身的心智和觉察性的身体

……大脑是被身体囚禁起来的观众。

——ANTONIO DAMASIO（1994，第158页）

在《笛卡尔的错误》（*Descartes' Error*）一书中，Damasio（1994）列举了一些神经生物学证据来支持心身不可分离的观点，肯定了感受本质上是心灵对于身体状态的解读，而理智——真正的理性——则必须锚定在来自躯体的情绪信号中。即使许多科学家和哲学家已经承认"具身的心智"（embodied mind）（Varela，Thompson，和 Rosch，1992；Lakoff 和 Johnson，1999）是人类状态的一个事实，但"具身的心智"这个现实对我们当中一些人来说，都并不是"必然"——对患者和治疗师都一样——我们往往好像活在一个脱离身体的心智或一个没有心智的身体里。

整合自我的各个维度（躯体的、情绪的、表征的、反思的、觉察的）和在大脑分别独立的区域（左脑和右脑、皮质和皮质下）之间建立相互的联接性，是一个硬币的两面。作为安全依恋历史的结果和依恋取向心理治疗的目标，这种整合既可以促进具身心智的主观体验，也可以促进觉察性身体的主观体验。

具身的心智让我们感到踏实，让我们的行动受着内部的指导。我们拥有一个有益的、心理上丰富的途径来接近我们的躯体感受和情绪。在此我们感受到的感觉是：我们思考和感受的途径是"通过鲜活的身体生发、形成并赋予意义"（Lakoff 和Johnson，1999，6页）。

被描述为回避型或者冷漠型依恋患者通常被描述为（或多或少）是"脱离身体的"。正如一个患者所说："我在自己体验的上空盘旋，而非着陆在自己的身体里"。身体如何发挥功能，或者从外面看上去身体是怎样的，对于这些患者来说可能是重要的，但是身体内部有什么感受和感觉，则永远不重要。由于偏向于左脑运作，他们似乎在没有接收到情绪导向的右脑信息下生活。他们被强大的、皮层下的"反射"所控制，这种反射限制了他们的行动，并将他们的注意力从感受和感觉中引开。对于这些患者，治疗就是要帮助他们重获感受性，使感觉性的身体成为自我内在的、本质的部分。

80

　　和看上去居住在脱离身体的心智里的患者截然相反的，是那些居住在"没有心智"的身体里的人——他们的身体统治着自我，因为身体的表达不能受到心智的质疑。这些患者，通常是迷恋型的，或者是与创伤有关的未解决型，他们感觉到身体似乎背叛他们而成为了独裁者。他们常常成为"躯体化者"，他们的情绪和记忆主要通过以身体为语言的方式表达出来。当这些情绪或记忆变得不可忍受时，隔离这些情感和记忆的躯体在心理上被抛弃了：离开身体——解离——提供了"无处可逃时的逃离"（Putnam，1992，104页）。这样的患者无法获得"觉察性"身体的资源——这个"觉察性"身体充满着觉知，所以它不仅可以被感觉和被了解，同时也可以去感觉，去了解。

　　正如 Siegel（2005，2006）指出的那样，心脏和肠道（由那些和大脑相似的细胞结构所围绕）不仅分别作为体内循环和消化的器官，也可以是感知的器官——所以，常有这样使用文字表面意义的表达："衷心的感受"以及"直肠子"。当我们能够"察觉身体"（Damasio，1994）时，便拥有渠道获得一定深度的自我觉知**并且**可以觉知到他人，否则便无法实现。最重要的是，也许，有一个让心智安住进来的身体，以及有一个能接收身体的信息从而变得富有活力的心智，能帮助我们更加全然地临在当下——

这个重要方面我稍后会再来讨论。

作为治疗师，我们能够促进患者的整合，很像有效能的父母促进自己安全依恋的孩子去整合一样——也就是说，对来自他们的全方位的沟通交流，包括内隐的和外显的，无论是他们通过身体、情绪还是言语传递过来的，我们都加以识别，并通过调谐的方式给予反应。这种"全方位"的接收和反应，可以帮助患者发展出他们的能力和整合的体验——最广义上而言，是关于身体和心灵的能力和体验——这是他们在最初的依恋中没能有足够的空间去发展的。

回归大脑

进一步探索患者的心智和躯体的整合：想法和感受、觉知和体验的整合——我们需要重视近年来一些神经科学研究的成果在临床上的启发，其中一些我们在上文已经谈到过。

首先，这些研究发现（Damasio，2003；Siegel 等，2006）提示我们：无论从进化的进程，还是个人发育的角度，大脑的"高级"结构（皮层或左半球）都是建立在"低级"结构（皮层下或右半球）之上，并通常受这些低级结构支配。与这种模式的影响出于一致，相比自上而下的流量而言，神经元自下而上的"交通流量"更为"繁忙"——例如从杏仁核（恐惧反应）到皮层（恐惧管理）的方向（LeDoux 1996）。这些事实支持了心理治疗中一些相对应的自下而上的方法，就是始终将临床工作落实在支撑着行为和想法的身体感觉和情绪的基础上。这些研究结果也支持治疗要聚焦于治疗关系中那些非言语的、主要由右脑支配的维度，这些维度是通过所感觉的、所感受的、所体验的以及所作所为表达出来的，而非通过言语表达（van der Kolk，2006；Ogden，Pain，Minton，和 Fisher，2005；Schore，2005）。

81

　　其次，确实从皮层发出至杏仁核的神经作用，主要是由皮层的**前额叶中回**，而不是**背外侧前额叶**发出的。如果你还记得，我们在前面说起过，前者是将大脑输入信息进行情感调节的整合器，而后者（是"理性心智"）专门处理意识层面的问题，主要涉及言语信息的加工。背外侧前额叶与边缘系统之间缺乏联系的事实（很大程度上），其临床的启发在于，仅仅和患者一起思考那些难以面对的情绪并诉诸言语——特别是创伤的患者——也许是有用的（随后详述），但又是不够的。

　　除此之外，我们需要通过帮助患者注意自己的内在体验，来激活他们的前额叶中回，尤其是身体的体验，其中可能特别是呼吸。让这些患者把心智的注意力引向躯体，也许和他们的意愿背道而驰，但是这种关注是提升他们情感调节和自我调节能力的有效资源（van der Kolk，2006）。这种**内感受注意**是觉察的一种形式，这种觉察能够帮助患者落实在此时此刻，进而有可能对痛苦进行调整，这些痛苦与他们创伤性的过去和令其恐惧的未来有关。请患者列出他们自己身体上的感受，能够让皮层用于加工那些皮层下（即躯体的／情感的）痛苦体验的能力参与进来。这一过程是把患者邀请进来，去**观察**这些体验，而非简单地与这些体验认同，被它们压倒而感到不知所措。在身体层面觉知的提升，以及越来越感觉到感受可以是痛苦的，但不是不能忍受的，便为先前解离的体验在意识层面得到加工和整合创造了有利条件（Ogden，2006）。

　　再次，回想一下皮质的分层化功能理论：下面的三层加工当前来自感官和身体的输入信息，而上面的三层则基于以"恒定表征"方式储存的记忆，对即将而来的体验进行预测，这些表征可能会错误地表征当前的现实（Hawkins，2005）。这里的一个临床启发就是，为了让患者松开这些恒定的**错误**表征（例如，过时的内部工作模型）的掌控，我们就需要培养患者对此时此地的体验进行觉察性的注意。通过帮助他们就是"回到自身的感觉"（Kabat-Zinn，2005），从而减少了这种可能：在大脑各层级中逆流而上的有关当前体验的信息，被顺流而下的记忆和预测淹没了。

最后，一些神经科学的发现直接涉及到心智化和觉察。对于前者，研究发现表明，心智化不仅激活了前额叶皮层，同时也激活了杏仁核（Allen 和 Fonagy，2002；Liberman 待发表）。其中的意义在于，为了让患者真正练习心智化的能力，就需要**他们在感觉那些痛苦感受的过程中**，同时去处理那些痛苦感受——否则，只能带来"假性心智化（pseudo-mentalizing）"（Fonagy，私人通信，2006）。进一步的研究发现，对有关的痛苦体验进行言语化——是外显心智化的重要特征——能够降低这些痛苦体验对于神经系统的影响：当被试看着令人悲伤的画面形象，同时接到指示对这些画面进行描述时，他们杏仁核的激活程度远低于那些仅仅看到悲伤画面而没有接到言语描述指示的被试（Hariri, Bookheimer，和 Mazziotta，2000；Hariri, Mattay, Tessitore, Fera, 和 Weinberger，2003）。同样，也有研究证实，对困难的情绪体验进行"重新评价"和"重构"，可以调节杏仁核的反应（Ochsner 和 Gross，2005）。这些研究都支持整合——自上而下或者自下而上——的治疗取向：看上去，当左脑/皮层资源（语言、解释）被动用起来，参与对右脑/皮层下的体验（基于躯体的感受）进行实时加工时，情绪调节的能力确实随之得以加强。

大脑研究还显示，通过觉察性关注呼吸过程中的身体，情绪调节的能力也可能得到提高。Austin（1999）注意到，对呼吸的冥想式关注能够产生延长的呼气，并引述研究说明，**呼气降低了杏仁核的放电**，从而"使大脑安静下来"（94页），并且也让身体平静下来。Lazar 等人（2005）观察到，那些聚焦于呼吸的冥想练

82

习者，他们的大脑皮层在增厚，特别是脑岛，脑岛连接着皮层和边缘系统，整合想法和基于躯体的感受。一项先前的研究也被拿来作为参考，在那项研究中发现，学习杂要的人，他们的视觉运动皮层要更厚一些，作者参考这项研究，认为关注呼吸以及其他内在的感觉，是对内感受的练习，可以预测，这个练习会"逐步增强"脑岛——或许，这个过程中，也促使我们拥有感知自身情绪的途径，以及对他人进行共情的途径。

广而言之，将意识层面的觉知引导到自身体验的某个特定方面，能够引发和这些特定体验相关的脑区放电。当觉知**反复聚焦**于这样的体验时，就能够建立起新的突触联接，其结果最终实现"皮层的重建"（Lazar 等，2005，1895 页）。这一点的临床启发在于，通过反复地聚焦和**连接起来**患者体验的不同方面——躯体的、情绪的、表征的，等等——我们能够帮助在患者的大脑中建立起新的联接。这种联接性就是心理整合在神经系统内的体现，我们希望通过与患者建立治疗关系来促进这一整合过程，这种治疗关系要比当初塑造患者的关系更具包纳性和合作性。

要帮助患者尽最大可能使用我们一直试图提供的新的依恋关系，那么理解早期依恋关系的多种模式是非常重要的，包括那些安全的以及不安全的依恋关系。理解照看者如何使安全的依恋关系成为可能，能够帮助我们调整自己对患者的反应方式，以促进患者的整合和安全感。理解不安全依恋关系的多样性，能够帮助我们识别出患者那些在最早的依恋关系中没有空间可以容纳的体验——并对这些体验提供我们的反应，能让他们最终的整合变得有可能。

注　释

1. 注意有些作者会交替使用这些名词："情绪（emotion）"、"情感（affect）"、"感受（feeling）"；我倾向于用"情绪"作为总体分类，来表示生理心理的唤起，以及对体验的反应；用"情感"来形容从身体之外看到的情绪的样子；用"感受"来形容在身体内部对情绪的感觉（参见 Rothschild，2000；Nathanson，1992；Siegel，1999；Damasio，2003）。

2. 在这一点上，Bucci（2003）讨论了内在表征或者内部工作模型的"情感核心"，Bucci 更愿意称之为"情绪图式"（emotion schemas），来说明情绪驱动着它们。

第 六 章

依恋体验的多样性

我们的第一个依恋关系为心智提供了最初的蓝图，在这些
依恋关系中形成的人际沟通模式，被内化为结构性模式的集合，
也就是所谓的自我。在内隐的行动表征水平上——也就是指内
部工作模型——这种媒介手段本身就是信息。我们与那些自己
生存所依赖的人之间发展性对话的结构，变成了我们内在世界
的最初结构（Lyons-Ruth，1999；Main 和 Goldwyn，1984-1998；
Van IJzendoorn，1995）。

在最简单的层面上，可以这样来说，在婴儿的非言语沟通
中，无论是什么引发了父母的调谐性反应，都会被婴儿纳入到
"规则"之中；同样，无论是什么会激起父母的厌恶性反应（或
者并没有被注意到的），都会被婴儿排除在"规则"之外。正如
Main 的研究所揭示的那样，婴儿从这些早期的交流互换中所推
论出来的"规则"，不仅决定了他们如何表现，也决定了他们允许
自己如何感受、期望、思考和记忆的内容。这些规则在儿童的
内部工作模式中得以编码，内部工作模式保存了儿童依恋发展
的历史资料，而且塑造了他们此刻与将来和他人及自己的关系
（Main 等，1985）。

可是，婴儿的依恋模式究竟有多稳定呢？Fonagy 回顾了一
些主要的纵向研究结果，他指出，对12个月大的婴儿根据陌生

情景分类，和成人后根据 AAI 分类出的安全或不安全依恋模式，二者的符合率在68% ～ 75% 之间："在婴儿期观察到的行为表现和成人后的结果，并不完全一致"（Fonagy 等，2002，第40页）。Mary Main 的原创性研究在当前的结果则表明，从婴儿期至19岁时的依恋模式符合率高达80% 以上——但只有在分析中剔除了这期间受到创伤的被试后，才能获得如此高的符合率。创伤（对于这些被试，并没有受到虐待的创伤，只是其他形式的创伤，例如父母一方亡故等）可以明显地改变一切，而且通常不会向更好的方向发展（Main 等，2005）。另一方面，有一些成人，他们的历史预测出不安全的依恋，而 AAI 的一致性叙述却表明他们获得了所谓的"挣来的安全"（"earned secure"）依恋。这些证据，以及另一项研究显示，婚姻能够让成人从不安全依恋转化为安全依恋，表明个体依恋关系特点的改变，能够对个体的依恋工作模型产生有利的影响，这些都使心理治疗前途光明。（Hesse，1999；Crowell，Treboux 和 Waters，2002）。

　　对于不安全依恋的患者，为了整合最初关系中没有能够提供的体验，和治疗师建立一段新的依恋关系，对他们也许至关重要。儿童期的依恋关系形成了自我最初的结构，患者对治疗师的依恋则在之后**重新**构建自我的结构，把不安全的工作模型转变为"挣来的"安全模型。在心理治疗中，要产生这样的转变，就必须同时既为患者解离的过去留出空间，也为患者当前的关系提供一个新的模型。重要的是，整合旧的体验和创造新的体验可以是同一枚硬币的两面（Lyons-Ruth，1999；Amini 等，1996）。

　　作为临床工作者，当我们尝试通过提供新的依恋关系来促进转变，那么对各种依恋体验方面的认识——安全的和不安全的——能够帮助我们识别出在患者早期关系中，那些被否认的感受、想法以及与他人的相处之道，并最终在治疗关系中为这些体验提供容身之所。这种认识也能够提高我们的能力，去想象、理解以及共情性地对患者的主观体验进行共鸣，包括他们的童年经历。此外，它也能为我们提供线索，从而调整自己特定的治疗姿态，并最大可能地与患者特殊的发展性需求保持同步。

婴儿期及以后的依恋模式

Mary Main 具有开创性的纵向研究始于20世纪70年代，这些研究追踪了一组家庭中孩子的发展，从婴儿期、儿童期、青春期，直到成人早期。婴儿接受了两次陌生情境评估，分别是和父亲或母亲在一起。五年后，Main 用拍摄两小时录像的方式对家庭进行评估，该评估的结构如同陌生情境实验本身，是围绕着分离和重聚的主题。

为了发展出除了陌生情境实验之外的研究依恋的方法，Main 不仅关注婴儿期之后的依恋行为，而且更加引人注目的是，她试图说明心理表征——内部工作模型——在整个生命期中是如何塑造依恋行为的。如同考古学家收集出土文物来勾勒出已经逝去的文明一样，Main 收集被试的"表征的人为加工物"（例如父母的 AAI 访谈文本和儿童的家庭绘画）来再现他们隐形的内在世界。

Main（Main 等，1985）通过对婴儿、6岁的儿童以及成人有关依恋的体验和表征的研究，令人信服而又详尽地阐明了依恋方面四种初级心理状态的发展、特征以及对未来的影响。认识到依恋模型／规则**普遍性**的影响，下文将对这四种心理状态进行总结，旨在说明出现在婴儿期的表征模式的结构化连续性，随着时间而进化，表现为多种多样的形态（包括非言语行为、语言、想象等）。这个贯穿在自我的各种维度上的连续性，使得患者的

（和我们自己的）依恋模式如此重要，我们必须去认识和理解。

安全／自主型依恋：自由地联接、探索和反思

在陌生情境实验中，被评定为安全依恋的婴儿，能够在接近母亲寻求安慰和单独探索充满玩具的房间之间保持平衡：似乎母亲并不要求或者期望她必须成为婴儿注意的客体。

现在，请注意这种连续性：这个安全型依恋的儿童长到6岁时，通常表现出情绪的开放性。当他看到容易激起情绪的描述分离的照片时，他能够自如地讨论照片中孩子的感受，并想象这种感受的来源。而且，他能够为图片中孩子的危机去构建一个建设性的解决方案——这和安全型依恋的婴儿处理分离"危机"之后的行为是一致的：快乐地跑向母亲，在母亲的怀抱中寻到温暖，然后重新继续探索和玩耍。同样的，父母也能够及时热情地乐于接受他在重聚时的行为表现，他与父母的言语交流被认为很"流畅"——是顺畅的，而不是生硬的，能够在发起谈话和回应之间保持平衡，以及注意力明显地不受限制。这个安全的6岁儿童所画的家庭图画也具有典型的现实性：他们通常会把父母和孩子画成彼此近距离站着，每个人的手臂都向外伸开，仿佛张开臂膀去接触对方。在接过一张评估之初拍的自己家庭的宝丽来快照时，这个6岁的儿童看上去很愉快，面带微笑，还时不时评价几句，然后把这个快照相片还给评估者。Main 的同事，Nancy Kaplan 把这样的儿童描述为"安全—足智多谋"（secure-resourceful）的儿童（Main 等，1985；Main，1995，2000）。

那么在这个研究中，安全型儿童的父母有什么特点？首先，他们的 AAI 访谈文本被典型地评定为"安全—自主"类型。这些文本的内容和形式显示父母能够自由地评价和客观地反思他们的依恋关系。Main 描述这些父母的"话语模式"是一致而且

具有合作性的，他们的注意力能够自如地在访谈者的问题和探查，以及他们自己的记忆、感受、想法之间切换。重新回顾容易激起情绪反应的以往的依恋情境时，这些父母看上去能够全然"临在当下"，可以深思熟虑，能够对自己的情绪保持开放，而不是被它们左右。甚至当他们回忆起和父母那些让人纠结的体验时，他们似乎有能力保持一种平衡的视角，反映出他们努力去理解自己的父母，并且有时候可以原谅。

在这一点上，Main 后来辨别出一种安全型父母的亚型——命名为"挣来的安全"——他们描述了有问题和痛苦的童年经历，这种经历通常会造成不安全依恋，但他们对童年经历的描述前后一致并且富有合作性（Main 和 Goldwyn，1984-1998）。这对于心理治疗来说非常鼓舞人心，这些拥有"挣来的安全"的成人，通常能够跟亲密的朋友、爱人和（或）治疗师发展出情绪层面非常重要的关系（Siegel，1999）。

安全依恋儿童的父母，同样能够在这个回忆的过程中审视以及重新思考他们的依恋体验。这一重要的能力不仅包括**拥有**这样的体验，同时也包括能够加以**反思**——既能身处自己的体验之中，**又**能置身自己的体验之外——这就是 Main 所说的"**元认知监测**"。安全型父母有能力察觉到并整合依恋相关的广泛的记忆、感受和想法。与此同时，还可以把他们的元认知监测能力，视为依恋方面安全的内部工作模型或者心理状态的一种反映。

Main 认为这种工作模型或者心理状态——正是因为它们是开放的、灵活的以及自我监测的，而并非受某种特定的注意规则所限制——使得安全型父母有可能作出敏感的反应，以养育出安全型的孩子。这些父母很少或几乎不需要审查或编辑自己有关依恋的内在"消息"，因而能够"接收"到孩子全方位的人际沟通和信号。在此，这种发展性对话上的包纳性为心理整合提供了关系

的基础——依恋和探索之间的平衡，联系性（relatedness）和自我
定义（self-definition）之间的平衡——这也许是儿童安全依恋历
史赠予的可喜的遗产。

正如我们下面要谈的，不安全型父母的孩子看起来就没那么
幸运了。

回避／冷漠型依恋：不太显眼的隔离

回避型婴儿的典型表现是缺乏安全型婴儿的灵活性和足智
多谋。在陌生情境实验中，他能够探索周围，但始终排斥依恋行
为。在12个月大时，能够看到他开始主动回避母亲，这可能是
由于更早年时，母亲持续拒绝孩子对于躯体以及情绪接触的要
求——或者由于母亲过于侵入、控制，以及养育中的过度唤起，
如其他研究者所提出的那样（Sroufe，1996）。仿佛回避型婴儿
的整首歌都只有一个单一的调子，他呈现出来的情绪只限定在
他感兴趣的物体上。尽管回避型婴儿在与母亲分离期间，看上去
并没有担忧的表现，而且在重聚时表现出对母亲的忽视，但是他
们在**生理上的**反应方式却使他们实际的痛苦不容置疑（Sroufe 和
Waters，1977b）。他们已经学会了压抑在分离和依恋方面相关
情绪的自动表达——但这并不代表他们感受不到这些情绪。

再一次，请注意这种连续性：婴儿时表现出对于获得母亲
的安慰似乎不抱希望，这个儿童到了6岁的时候，在看到有关分
离的照片时，能够说出照片中孩子们的忧伤，但无法就照片中
的各种分离危机想出解决方案。正如婴儿在陌生情境实验的重
聚中对母亲予以忽视一样，现在这个孩子6岁时仍然会忽视母
亲，只是方式更加委婉。他们在重聚时的互动被描述为"受限制
的"：回避型儿童把主动发起的权利都留给父母，而自己只是做
出最低限度的反应；谈话总是断断续续的，话题也是非个人性

的。研究者形容回避型儿童的家庭图画是"不安全－刀枪不入"
（insecure-invulnerable）的——典型的状况是，所画的是未经分化
的人物形象，每个人都带着刻板的"笑脸"，彼此保持距离，而且
常常飘荡在空中，通常都没有手臂。（此时，Main 让我们回忆冷
漠型母亲是如何回避和自己孩子间的肢体接触的）。当给这个孩
子呈现他自己的家庭照片时，6 岁的回避型儿童往往转过头去，
拒绝看照片，并随意地把它扔在地上（Main 1995，2000）。

　　几乎毫无例外地，回避型儿童的父母都被评定为"冷漠
型"——其中一部分原因，是由于他们通常会贬低依恋关系的重
要性和影响力。在 AAI 访谈文本中，这些父母的话语模式前后
不一致，并且也缺乏合作性，他们有两个密切相关的标志特征：
他们会坚持说对童年的体验缺乏记忆，在他们声称拥有的理想
化关系和实际生活中看上去问题颇多的关系之间自相矛盾[1]。

89

　　最引人注意的是，冷漠型父母在 AAI 访谈文本中出现的差
异性：他们大部分在开始时会选择溢美之词来形容与父母的关
系——最差是"正常"一词，大部分都介于"很好"或"极好"之
间——但后来让他们对自己的选词做出解释时，他们回忆出的事
情却不那么乐观。那些被理想化或正常化的描述或者没有得到
后续的支持（"我不记得了"），或者在后来的访谈中发现这些描
述是与事实有出入的。

　　Main 举了前后描述的不一致的例子加以说明，这位父母将
自己的母亲形容为"关怀的、有爱心的……支持性的"，以下则
是她后来的描述：

　　有一次，我在后院玩，弄伤了自己的胳膊。这种事儿总是会
惹恼我妈，她不喜欢这样。我痛了很久也没告诉她，结果她从邻
居那里知道了，肯定是邻居看见我托着胳膊的样子……她不喜
欢哭鼻子的孩子。我总是忍住不哭，因为她是一个很坚强的人。

（Main，2000，第1084 - 1085页）

Main 举例中的这位父母，作为孩子时，很明显已经学会了抑制住自己与依恋相关的感受、冲动和行为。作为一个成年人，她通过理想化自己"关怀的、有爱心的……支持性的"母亲，来回避这些感受和冲动。当痛苦的回忆威胁到这种理想化时，她则通过将母亲的缺点重构解释为力量，来支持理想化："我总是忍住不哭，因为她是一个很坚强的人。"通过这种方式，冷漠型的成人经常"合理化"他们童年时情绪的隔离，把父母对自己的拒绝、疏忽或者愤怒，解释为艰苦的锻炼——但是是良好的励志锻炼——因为可以磨砺独立性和决心。

在 Main 的研究中，回避型儿童的父母表现出无意识地主动保持情绪的隔离。他们通过对过去依恋相关体验的理想化（或者贬低）、选择性不注意、坚持回忆缺失等方式，使这些体验潜在的扰动降到最低。在此时此刻的会谈关系中，他们依然通过以下姿态保持着情绪的距离，这种姿态既带有自己拒绝性的父母的痕迹，也带有自己回避型的孩子的痕迹。与真正地合作相比，这些成人表现出对结束会谈更有兴趣，他们好像能够巧妙地（或者不那么巧妙地）拒绝访谈者："我妈？她就一普通人。没有什么关系。下一个问题？"（Hesse，1999，403页）。如同他们自己的婴儿一样，他们自己尽可能去体验没有什么痛苦、脆弱或者愤怒——如若不然他们会感到自己无法表达。然而，相继采用生理方法来对痛苦进行测量的研究显示：冷漠型的成人和回避型的婴儿一样，他们表现出来的情感缺乏只是表面现象而已（Dozier 和 Kobak，1992）[2]。

回避型的儿童和冷漠型的父母拥有共同的体验模式，在这个模式中，对于依恋相关事务的注意力是极端受限制的。这两个群体似乎都被一个表象的世界所占据，在这个世界的主导规则是：

从总体上把对感受的觉知，特别是与依恋有关的感受的觉知，降到最低。在这个情绪上很平淡的世界里，无论是内在记录在案的，还是公开地"广播"出去的，所有"消息"都倾向于是好的——好像反映出他们在感受到（或者是看起来感受到）坚强、自给自足以及独立方面有专门的需求。然而 Main 的研究也指出这种心灵内在景象的特点，可以这么说，是被阴影所遮盖。我们可以在临床看到一些证据，冷漠型患者身上这种阴影之下的、难以接近的体验，而他们似乎将自己否认掉的需求、脆弱和愤怒都投射到（或者投射进）别人身上。

有目的地不去注意这些依恋方面的体验，极大地限制了这些冷漠型的父母和他们回避型的孩子。他们将自己的注意从依恋体验中**调离**，使得他们和他人以及自身最深切的渴望保持距离。在这一个过程中，他们不仅阻碍了对自身体验（内在的和人际间的）的反思能力，而且也阻碍了对自己婴孩所传递的信号作出敏感反应的能力。冷漠型的父母为了保持自己处于冷漠的心理状态，从而使他们自己情绪上的存活成为可能，他们不得不忽视或者压抑自己的婴儿在依恋上的需求。作为回应，回避型婴儿——他们的需求被阻断了——学会了好像自己生活在无人之境。

Main 从理论上指出，这种"双方合作"可以解释冷漠型父母的模型和规则，是如何被他们回避型的子女沿用下来的（Main等，1985），这为后来关于依恋关系"共同建构"的本质的研究做了铺垫。重要的是，Main 在说明，在和父母的关系中活现出来的模型会被儿童内化。冷漠型父母引发的发展性对话完全排斥了对身体和情绪接触的需求进行表达。结果，他们的孩子内化了这种对话，形成一种未经整合的工作模型，这种模型没有为这种满足自己需求的欲望留下空间，更不用说要努力满足这些需求了。

在我们的进化设计中，面对威胁和痛苦时，必然有对舒适和联接的需求。我们不可能消除这种需求，但有可能对此进行防御。这就是回避／冷漠的策略的目的，把对依恋方面内部或外部的线索的觉知最小化，这样就使依恋行为系统的活性降低了（Main，1995）。

这些"最小化"或者"降低活性"的策略通过矛盾的工作模型交织在一起——在意识层面或无意识层面——塑造了回避型／冷漠型个体的内在和人际体验。第一种模型是意识层面的，信奉并涉及到一种感觉，即自我是好的、强大的、完善的，而其他人是不可信的、依赖人的、不足的。第二种模型是无意识层面和恐惧的，伴有令人不安的感觉，即自我是有缺陷的、依赖的、无助的，而他人对自己的反应有可能是拒绝的、控制的、惩罚性的。"降低活性"策略支持第一个模型，而防御着第二个模型（Mikulincer 和 Shaver，2003）。更为特殊的是，这些策略推动的是保持距离、控制和自我依赖（这是意识模型的中心要素），同时抑制那些有可能激活依恋系统的情绪体验（被沮丧地表征在无意识模型中）。

作为治疗师，我们在临床中经常看到，这两个矛盾的模型出现在冷漠型患者身上，他们似乎将自己的脆弱和需求"重新放置"在他人身上，而他们把这个人体验为一个懦弱的、麻烦的、令人讨厌的角色。更普遍的是，这些患者膨胀的自尊，只有在自己所依赖和爱的人身上找出缺陷，并为此付出相当大的代价时，才会感到安全，否则，他们无法依赖和去爱。

矛盾型／迷恋型依恋：没有为自己的心智留出空间

与在回避型婴儿中发现的降低活性策略相反，Main 发现矛盾型婴儿中存在"过度激活"策略。回避型婴儿的标志是对情感

91

的过度调节，而矛盾型婴儿则涉及到调节不足。因此，在陌生情境实验中，回避型婴儿特别专注于玩具，矛盾型婴儿却只能关注自己的母亲。

矛盾型婴儿一方面会在黏人和愤怒地反抗之间交替摆荡，另一方面又会陷入到无助的被动状态，这使他们非常难以接受安慰。对于母亲身在何处的慢性焦虑淹没了他们，以至于他们不能去探索。这种放大情感的模式——表现为矛盾和（或）无助——可以看做是婴儿的可以预测的反应，用来应对那个反应无法预测的母亲。婴儿的这种反应能在多大程度上获得母亲游离的注意，同时抑制了母亲并不鼓励的自主性探索，它就能在多大程度上视为一种必要的适应性的妥协。

现在，请想一想 Main 的研究中那个典型矛盾型的 6 岁儿童——他简直就是矛盾型婴儿的翻版——交替表达着强烈的需求和愤怒。例如，在看到表现分离主题的照片时，他会说照片里的孩子会去为父母买花，但后来又把父母的衣服藏起来。同样，矛盾型的重聚以行为上传递出混杂的信息为特征：儿童乖乖地坐在母亲的腿上，然后又蠢蠢欲动要离开，一会夸张地表达对父母的感情，一会又突然地中断联系。矛盾型儿童描绘的家庭图画——被形容为"脆弱"——其中的人物要么很大，要么很小，彼此靠得很近，经常明显地突出脆弱或者私密的身体部分。当给这个 6 岁的矛盾型儿童自己家庭的宝丽来快照时，他表现出焦躁不宁：不安地凝视着照片，然后用指甲划着自己的皮肤。他不像典型的安全型儿童那样能够欣赏照片，也不像回避型儿童那样转过脸去，这个矛盾型的儿童似乎异乎寻常地沉浸在照片里依恋的形象中——但同时又受其困扰（Main 1995，2000）。

92

矛盾型儿童的父母也深陷于他们自己有关依恋的困扰中。他们的孩子在陌生情境实验中总是在担心母亲在哪里，妨碍了自己的探索，和他们的孩子一样，这些父母看上去自己也身处重负之下，即"与依恋对象之间过度的、令人困惑的、或愤怒或被动的迷恋"（Main 1995，441页），这影响了这些父母对自己的依恋关系历史进行探讨。这样的父母倾向于打击孩子的自主性，他们被抛弃的恐惧以及由无助所引发的焦虑可以解释这一现象。在 AAI 中，他们被评定为"迷恋型"或者编码为"E"［被"卷入（enmeshed）"或者"纠缠（entangled）"］，这些父母在 AAI 访谈中的反应，就好像是过去的情感淹没了他们在当下进行一致性回忆和反思的能力。

　　例如，在 Main 的研究中，当问到早期的记忆时，"迷恋型"父母会愤怒地描述一个很久前与父亲相关的情境，痛苦地抱怨对父亲不满，他的委屈好像就是刚刚发生过一样——在叙述中出现失误，"没有标记"地引用父亲的话（"那你为什么从来都不听你妈的话？"），或者直接对父亲说话，如同他就在眼前一样（"不要**再**用那样的方式跟我说话！"）。过去令人困扰不堪的影响也可以体现在儿童式的语言中（"妈咪生我的气就是因为狗狗咬了我"）；或模糊的用词（"爸爸坐我在他的腿上，而且……"）；或者没有意义的词语（"嗯嗯嗯嗯……"）；也体现在语法混乱、冗长不加停顿的句子中；以及（或者）不完整的句子（Main，1995；Hesse，1999）。

　　这种被过去以及现在的依恋所唤起的强烈愤怒、恐惧或者被动性，使迷恋型父母不仅失去了前后一致性，同时也失去了合作性的话语能力。这些父母以混乱和让人迷惑的方式进行沟通，引起的叙述很难跟从，内容冗长又让人摸不着头脑，抓不住重点。在和访谈者的关系中，他们容易被情绪淹没，无法根据一般的谈话线索做出调整，不鼓励自主性——就是这种养育特点被认为可能导致矛盾型婴儿的"过度激活"策略。为了获取父母的不可靠的关注，这些婴儿已经学会了放大对痛苦的表达。同样，对于自己似乎无法（或者不愿意）调整的痛苦感受，迷恋型父母易看上去也很脆弱（Main，1995，2000）。

可以把这些父母和他们矛盾型的儿童看作是生活在一个由多重、未整合的工作模型所塑造的表征世界中。这些模型被认为是与不能预测的依恋对象之间矛盾性体验的结果。这些依恋对象可能在前一刻相对还能对孩子有所反应，但下一刻这种反应又变得具有侵入性，或者干脆没有反应。这样的依恋对象会在孩子身上激起持久的迷恋观念：一方面，亲密是有希望的，但另一方面，这种亲密随时都会失去。可以推测，亲密感与良好的体验有关，会产生一个模型，即痛苦的自我和有时候有反应的他人互动——而同时，被抛弃感则与不好的体验有关，导致另一个模型，即自主的自我与无反应的他人互动（Mikulincer & Shaver，2003）。

由这种冲突的模型所导致的情绪发展停滞，损害了这些父母准确地感知婴儿的信号以及始终如一地对他们的需求加以反应的能力。并且，这也会影响父母自由而有效地反思自己体验的元认知能力，因为这种源于矛盾型婴儿的行为策略的依恋规则——放大痛苦，抑制自主性，会继续阻碍能胜任的和独立探索的能力，以及自我探索的能力。

Main 得出结论，这种依恋的规则同时可以解释父母在 AAI 访谈中令人困惑、被情绪所淹没的反应，也解释了这些父母对孩子非言语信息的敏感度不一致的原因。这些父母太容易对过去和现在的冲突感到痛苦，以至于他们不能有效地加工与依恋相关的信息，无论这些信息是来自于内部（记忆）还是外部（他们的婴儿的信号）。Main 的研究——还有临床的经验——都表明，这种痛苦与婴儿期形成的"**虚假**但**感到**的安全"如此牢固地

"焊接"在一起，即便在成年后也背此重负，难以卸载（Main 等，2005）。结果，这些迷恋型父母的过度激活策略（和冷漠型父母的降低活性策略一样），会跟孩子一起活现出来——也由此被孩子所沿用。

混乱 / 未解决的依恋：丧失和创伤的伤痕

混乱 / 迷失型婴儿在陌生情境实验中对母亲的行为，偶尔表现出让人难以理解、奇怪、明显地前后矛盾，甚至是解离的。婴儿的这些行为被认为是受到父母的惊吓后的反应——或者，是父母受了惊吓或解离的反应激起了婴儿的恐惧——可以把这些行为理解为，它们反映出当婴儿感觉处于危险中，他面对无法解决的两难困境，生物学上注定的安全港同时又是惊恐的来源，这时他有组织的依恋策略崩溃了。

在这里，Main 再一次发现了连续性：最初被界定为混乱型婴儿的行为特点，到了儿童 6 岁时，成为其"表征的人为加工物"的特征，表现为"无法解释的恐惧以及对其无能为力"（Kaplan，1987）。例如，当这些儿童看到分离的照片时，他们往往沉默不语，过于焦躁不安以至于无法做出反应，或者想象出灾难性的结果，或者表现出言语或行为的紊乱。同样的，他们的家庭图画也表现出让人不安和（或）怪异的成分（比如被肢解的身体部分、骷髅、或者胡乱涂画的人像）。当给这些 6 岁的儿童看自己的家庭快照时，这些孩子变得沉默、不合情理，或者表情痛苦（其中一个孩子，本来还挺高兴，后来的整个 12 秒钟却一言不发，很不高兴地弯曲着身体盯着照片）（Main 等，1985；Main，1995）。

然而，让人吃惊的是，这些在婴儿期被评估分类为混乱型的儿童，在重聚中似乎使用了一种全新的行为策略。之前他们在陌生情景实验中的反应显示了策略的崩溃，他们在 5 年后的行为，反映出为了**控制**父母，他们做出系统的努力，或者通过与父母颠倒角色，反过来照顾他们［"妈妈，你累了吗？你想坐一会儿吗？我给你倒杯（假装）茶"］，或者表现出直接的攻击性和惩罚性（"坐下！闭嘴！把眼睛闭上，我说了，把眼睛闭上！"）（Hesse和 Main，2002，1107页）。无论如何，孩子就是通过承担父母的角色和父母保持亲近，同时处理来自父母的威胁。这种控制／角色颠倒的策略在重聚时的话语中非常明显，那时，完全由6岁的孩子来主导"不流畅"的对话（以结结巴巴或者错误的开头为特征），他表现出对父母惩罚性地予以忽略，或者热切地为了和父母沟通"搭起脚手架"（Main 等，1985；Main，1995）。

　　Main 的研究显示：混乱型儿童的父母体验到自己没有解决的创伤和（或）丧失。重要的是，这里起决定作用的并不是这些创伤性体验本身，而是这些体验是如何被（或未被）整合和理解的。也就是说，父母创伤或丧失的经历和孩子的依恋模式并没有统计学上的联系，但是父母对这些经历**缺乏解决方案**则可以预测他们子女的混乱型依恋模式（也见 Ainsworth 和 Eichberg，1991）。在 AAI 文本中，这些父母回忆和反思可能的创伤性事件，例如：亲人的去世，性或者躯体虐待等情境，从他们回忆和反思能力的受损可以看出这些创伤尚未解决。如果在试图探讨这些创伤性事件时，这些父母表现出"在推理或话语方面的监测失误"，他们会被分类为未解决／混乱型[3]。

　　父母的说法与某些现实并不相符（例如，认为某人既活着又死了），或者在因果关系以及时空关系上背离常识（例如，断定某人死于某个想法），这些都表现出对**推理**的监测失误。当邀请他们讨论丧失或者虐待时，未解决型父母好像一时间被侵入性的创伤相关记忆或信念淹没了，这些记忆或信念通常被禁锢在一种隔离的、解离的心理状态中，现在却成为主导的心理状态。

95

对**话语**的监测失误可以从被访谈者突然切换"话语的语域"上注意到，例如，从对创伤体验平铺直叙的描述，突然转入对繁琐细节的纠结中；从重点描述突然转入长时间的沉默，回忆不起来自己之前说过的内容；或者从一种"叙述声音"改变为另一种声音（例如，从一个丧亲者的语气变为发表葬礼演说者的语气）。Main 认为在这种切换过程中，被访问者的意识状态发生改变，可以这样说，在这种意识状态中，被访问者被某种创伤体验所占据，而这种创伤体验从未进行过有意识的加工。

这种在推理和话语方面的监测失误通常是短暂的——时不时打断与未解决型父母的会谈过程，就如同混乱型婴儿在陌生情景实验中，也会出现无法理解的、矛盾的行为，短暂地打乱了他们通常的互动模式。Main 认为，正是创伤性记忆的侵入造成了 AAI 文本中被访问者的失误，这种记忆的侵入也在家里造成了未解决型父母一些吓人的行为，导致了他们婴儿的混乱型依恋模式（Main，1995，2000；Hesse 和 Main，2000）。

父母对过去的创伤或丧失缺乏解决方案，导致了心理状态明显的不连贯，使得对过去困扰的体验做出僵化的否认成为必要。当 AAI 访谈中的问题具有情绪上的唤起作用，或者抚养孩子的情境类似过去的创伤性体验时，就会打断他们既往对创伤体验的否认，未解决型成人会发现自己突然"掉进"了淹没性的、混乱的或者恍惚的心理状态中。

未解决型父母被上述心理状态所控制——例如，当婴儿难以安慰或者生气时，其哭声或者脾气会引发出这种状态——会很容易表现出吓坏自己孩子的行为方式。而父母的暴怒引发的躯体或情绪上的虐待具有双重破坏作用，因为这样会导致孩子对恐惧的生物学反应驱力的混乱，孩子既不能趋向也不能逃开其依恋对象，这样的依恋对象同时被视为危险来源，又是唯一的安全港。因此，混乱型婴儿的反常行为正反映出"好像没有什么其他解决办法，只能抑制行为或表现出矛盾行为，或者僵在那里"（Ainsworth & Eichberg，1991；Main，1995；Hesse & Main，2000）。

重要的是，并不只是父母淹没性的情感和令人害怕的粗暴才会诱发混乱型依恋。未解决的创伤也会让父母表现出恐惧——例如，表现为躯体上退缩回避婴儿，或者出现解离——这些表现令人恐慌，因为此时，父母这个安全基地，在婴儿眼中，就一点也不安全了。由于婴儿尚没有能力去理解父母行为背后的动机，他们很容易相信：父母的恐惧、退缩或者解离都应怪罪自己。

这种被依恋对象威胁，或者威胁到对方的体验，对于需要依赖对方生存的婴儿而言，实在是无从抵挡，以至于难以被整合。因此，混乱型的婴儿把这种体验压抑下来，就像未解决型的父母自己所做的那样。但是，这些被自己否认的体验依然会或多或少以困扰的方式存在，潜伏在意识的觉知的外围，并周期性地爆发，回到中心舞台上。

临床工作者知道，这些未解决型患者以异乎寻常的代价来"驱逐"过去的创伤或丧失。这些患者不断地感到从内在和外部而来的威胁，深受持续的解离、淹没性情绪、危险的外部世界之苦，外部世界的危险正是源于不能忍受之内部体验向外的投射。而且，他们的元认知监测能力大大受限——因为如果他们深入地体察自己或他人，那就要面对自己为了情绪需要而深埋于内心的东西。最后，正如 Main 的解释所证实的那样，未解决型父母解离或危险的工作模型——以及相应地关闭了的自我反思——使得他们的孩子处于危险境地，那就是发展出混乱型依恋模式，以及常常与之相连的各种精神病理现象。

附加说明和术语注解

　　尽管我发现根据患者在依恋方面的主要心理状态这个角度去考虑，对理解患者极有帮助，事实上，不可能通过一种简单的分类描述——安全型、冷漠型、迷恋型或者未解决型——就能充分地把握他们作为一个完整的人的复杂性。正是基于这个原因，对于这些依恋类型分类的争论依然在进行中（见 Brennan，Clark 和 Shaver，1998）。

　　实际上，社会心理学家认为，把依恋模式作为一个二维空间中的区域去思考，比起分类或"类型"更有意义，这个二维空间中的一个维度是（对亲密和依赖的）**回避**，另一个维度则是（被抛弃的）**焦虑**。需要指出，"焦虑"一词在这里对应着 Ainsworth 的"矛盾"和 Main 的"迷恋"[4]。在这个构架中，个体的依恋模式通过相对的回避和焦虑的特点来定义（Mikulincer & Shaver，2003）。

97

　　更多的时候，随着时间推移，患者会表现出多种多样的心理状态，这些心理状态在一定程度上是与情境相关的——意味着某些情境会比其他情境更容易触发某种心理状态。例如，在觉得被拒绝的情境下，我的一个平常处于冷漠心理状态的患者会转入迷恋的心理状态。大部分人都具有多重的，或者是"多层"的心理状态，这可以部分解释，随着心理治疗过程的推进，我们以为比较了解患者时，反倒经常觉得不清楚患者是谁这样的矛盾现象——或者，无论如何，不能将患者简化为某个单一的类型。

　　再者，虽然患者的依恋类型具有重要的临床意义，患者的生活和历史的**详情**才是最能说明问题的。例如，一个表面上是冷漠型的患者所否认的联接的渴望，总是和他与特定依恋对象在具体事情上的体验息息相关。

尽管有这些提请注意的附加说明，每当我回顾和新患者工作的头一两次会谈的记录时，我依然会惊讶于第一印象。尤其是在治疗最初的几个会谈时段，通常可以看到患者表现出在依恋方面的**主导**心理状态，这方面的理解对治疗会有所帮助。

最后是一个关于语言的注解。从 Main 开始，使用 AAI 的研究者所用的词是"在依恋方面的心理状态"——作为反映成人对依恋体验描述的一致性，以及预测其子女的依恋行为的评估。同时，社会心理学家喜欢在研究中用"依恋风格"（attachment style）来描述被研究的成人——这种评估通过自我报告来讨论他们在浪漫或其他亲密关系中的体验。尽管存在这些差异，"依恋心理状态"和"依恋风格"二者都与内部工作模型、依恋策略以及产生它们的历史有关。基于这个原因，我在以下章节中会交替使用这些术语。

注　释

1. 冷漠型还有相对少见的亚类——Ds2——主要特征不是对依恋对象的理想化，而是对其的贬抑（Hesse，1999）。

2. 冷漠型的成人在 AAI 访谈中，当涉及到诸如分离、拒绝以及感到被父母威胁等体验时，他们的皮肤电反应会出现相应的棘波（Dozier 和 Koback，1992）。

3. 近些年，第五种 AAI 分类——"无法分类"型——同样可以预测婴儿的混乱依恋。Hesse（1996）认为未解决型成人表现出"短暂的、有限度发作样的言语或者逻辑紊乱"。而这些无法被分类的则表现出："在会谈中的话语策略呈现全面的紊乱，或者丧失了一致性或连贯性"（Main 等，2005，285 页）。研究表明这些无法分类的类型，与精神疾病、暴力以及性虐待的成人生活有关（Hesse，1999）。

4. 左上象限代表安全依恋，具有安全依恋的个体既没有回避行为也没有被抛弃的焦虑。右上象限代表矛盾/迷恋依恋，这类型的个体充满被抛弃的焦虑，但会寻求而非回避亲密。左下象限代表回避/冷漠型依恋，此依恋类型的成人没有被抛弃的焦虑，但行为上是回避的。最后，右下象限则是社会心理学家认为的恐惧－回避型依恋：与 Main 提出的混乱型和未解决型重叠，恐惧性回避包括回避行为以及对被抛弃的焦虑。

第 七 章

依恋关系如何塑造自我

> ……一个人与他人的关系的体验成为他与自己关系的特点。
>
> ——Peter Hobson（2002，第180页）

人类婴儿是极具脆弱性和依赖性的生物。婴儿还没有"配备"高级的神经系统，去应对出生之后来自身体的、情绪的以及来自子宫之外环境的各种挑战。为了生存，他们需要 Bowlby (1998) 所说的"强壮而（或）智慧的"他人的保护（121 页）。除了身体上的存活，婴儿还需要依恋对象来帮助他们形成并保持有关自我的稳定的参照点。

婴儿的绝对依赖意味着要适应依恋对象——他们有特异的力量和脆弱性——除此别无他法。因为他们**必须**适应，也**必将**适应。（当然，足够好的依恋对象会将心比心，反过来也去适应婴儿：因此，实证发现指出，依恋关系是共同创建的。）Ainsworth 的研究，本质上就是记录了婴儿发展出来的各种适应策略，用来获得依恋对象的保护，这种保护正是从与依恋对象的亲近中产生的。

婴儿对依恋对象的自动适应无疑是生存所必需的，也是本能的。（想想新生儿一出生就具有脑干控制的各种反射，这些反射启动了依恋过程。）然而，依恋更多的则是被安全感的需求所驱动的。由于婴儿还没有能力产生自己的安全感，他需要依恋对象的帮助来应对自己困难的情绪。

这种情绪的管理被称为**情感调节**。婴儿的心理命运（按照依恋术语，就是安全感或安全感的缺乏）很大程度上依赖于婴儿最初的关系是否能够成功地调节他的情感。从这个角度，适应性的依恋策略可以看作是情感调节的策略，并以基本而普遍的方式塑造着自我。

处于发展中的儿童的自我，它的出现是作为这些适应性策略的一种功能，以及作为特定的感受、想法及行为的一种功能，而儿童最初的依恋关系可以为它们有效地留出空间。儿童对自我的表达中，那些能唤起依恋对象调谐性反应的表达会被整合，而那些唤起冷漠的、不可预测的以及吓人的反应（或者根本就没有反应）的表达，则会被防御性地排斥或者扭曲。其中被整合的部分，就会享有一个健康成熟的发展轨道，而未能整合的则会停留在未发展的状态中。

依恋关系对于这种整合过程至关重要[1]。把患者带到治疗中的那些困难，通常都涉及他们在感受、思考以及用"有效"的方式与他人联接（还有和自己的联接）等方面未整合和未发展的能力。考虑到这一点，Bowlby（1985）这样定义心理治疗师的任务："我们的角色就是准许患者去思考那些父母曾经妨碍、禁止他们去思考的想法，去体验父母曾经妨碍、禁止他们去体验的感受，去考虑那些父母曾经禁止他们审思的行为"。简而言之，临床工作者的角色就是促进整合，以这样的方式帮助患者重新恢复健康的发展，而这通常是从情绪的发展开始的。

情感调节和依恋策略

照看者对婴儿情感的反应的品质，非常重要地决定了婴儿将采用哪一种性质的依恋策略作为主导策略——安全或不安全的。

在安全型的依恋中，照看者的反应既能够缓解婴儿的痛苦感，同时可以放大他的积极情绪。于是，婴儿在这种依恋关系中体验到，这是一个自己的情绪在其中可以得到有效调节的环境。而后婴儿记录到内部的将会是一种本能的内脏感觉，那就是与他人的联接可以是放松、舒适和愉悦感的来源。同时被婴儿记录下来的还有关于自我的感觉——在全方位表达出自己的躯体和情绪体验以及需求时——自我是好的，是被爱的、被接纳的，是有能力的。

在这里，情感调节的过程是指婴儿通过一种"社交生物反馈"（social biofeedback）的方式，逐渐将最初自己不随意的情绪表达与照看者的反应联系在一起的过程。也就是，婴儿开始"知道"自己的情感能够唤起照看者的情感镜映反应。因此，在最理想的情境中，婴儿学到了许多很有用的事情：（1）表达自己的感受可以带来积极的结果——也就是生成了有关自我和他人的积极感受；（2）自己可以影响到他人——这样就萌生了执行力或自我主动性（self-initiative）的初步感觉；（3）逐步地，**特定的**情感引出特定的反应——这帮助婴儿开始分辨并最终命名自己的各种感受（Fonagy 等，2002）。因此，安全依恋关系就像一所学校，在这个关系里我们学习有效地调节情感，这种学习不仅仅存在于儿童早期，而且贯穿我们的一生。

我刚才简单描述的安全依恋模式就是 Main 所称的"**原发依恋策略**"。这种策略是进化的结果，是生物学上预定的程序。它使得婴儿寻求与依恋对象的亲近，后者的情感调谐能够使婴儿在惊慌时，将依恋对象体验为安全港，同时也能够体验为安全基地，从而使婴儿的自主探索成为可能。但是，当婴儿的情绪信号唤起了照看者调谐失误的反应，这种反应会打击婴儿寻求接近的天性以及自主性，那么原发依恋策略就失效了。更准确地说，此时婴儿会调整

101

他的依恋策略，来适应（不安全的）照看者特定的脆弱：这样婴儿会发展出**继发依恋策略**，表现为依恋行为系统的**降低活性**或者**过度激活**。我们也可以把婴儿期的这种策略看作是心理防御的开端，它源于婴儿必然的努力，即便这种策略有时不管用，也要努力试图在最坏的情境中获得最好的结果——也就是去适应依恋对象，后者自身的防御已经损害了他们互动地调节婴儿情感的能力（Main，1990，1995；Mikulincer & Shaver，2003）。

降低活性的策略可见于被分类为回避型的婴儿，也可以从心理状态被描述为冷漠型的成人身上看到。相反，过度激活则是矛盾型婴儿的适应性策略，处于迷恋型心理状态的成人也是如此。混乱型婴儿和未解决型成人则在过度激活和降低活性策略之间摆荡。

一般来说，当父母对孩子与依恋相关的情感的反应是厌恶性的，那么占主导地位的降低活性策略便会出现。这时，孩子发出痛苦的信号以及寻求亲近的努力所唤起的是父母拒绝的和（或）控制的反应。由于拒绝了孩子寻求亲近的努力，父母无法帮助孩子恢复情绪的平衡，或者父母的侵入性使得孩子感受到情绪的过度唤起（Sroufe，1996）。这两种情况下，孩子都无法在处理自己困难的感受上得到帮助——反而难上加难。为了在这些环境下尽可能保持最好的依恋关系，孩子学会了过度调节他们的感受及对感受的表达，并且跟自己想要与依恋对象联接的冲动保持距离。

你可以想想那些强迫的、自恋的以及精神分裂样的患者，他们的情绪范围狭窄，对别人的情感信号或多或少会视而不见，而且他们平淡的反应让他们看起来缺乏生命活力——有一点儿像是在玩装死的游戏。Seigel（1999）认为在成人中，这种回避、降低活性的策略反映出左脑加工偏向以及副交感神经系统的激活[2]。采用这种策略的患者，他们与亲密关系相关的情绪、欲望及满足都处于未整合的状态。毫无疑问，对亲密的回避，限制了他们在深层感受、性的表达、健康的依赖以及信任等方面能力的发展。

相反，矛盾型婴儿的过度激活策略是围绕着寻求亲密来组织的。为了适应父母对婴儿的情绪无法预期的、以及（或者）调谐失误的反应，孩子学会放大他们的情感来提高获取父母关注的可能性。但是这种关注的品质和数量通常都无法和孩子的需求相匹配。孩子不仅得知她寻求支持的努力往往无法得到想要的结果，而且也知道为了得到安慰，他们也许不得不始终维持对痛苦的高水平表达。简而言之，他们学会了将依恋行为系统长期保持在激活状态。

从采取过度激活策略的患者身上，我们可能看到的歇斯底里的或边缘的人格特点，也许很好地反映出他们的先占观念，即他们知觉到（既往的和当前的）依恋对象无法获得，依恋对象的帮助只能通过自己最大程度地表现痛苦才能得到。对于这些患者来说，不幸的是，他们需要将依恋系统保持在长期激活状态，这样就使自己处于高警觉状态中，而且更易于夸大现存的威胁——特别是被抛弃的危险。这一点上和降低活性策略一样，得到保护则要付出高昂的代价。过度激活策略强化了个体的无助感，妨碍了将关于自我或他人的积极感受加以整合，至少有以下两点原因。首先，这些积极感受可能带来**降低**依恋系统活性的风险，而这是他们情绪上赖以生存的系统。其次，过度依赖损害了他们的自尊，反而容易激发起他们原本无意识中千方百计要避免的被抛弃感。过度激活的防御也损害了关系中相互性的发展，损害了思考或行为上的自主性，当然也妨碍了情感调节。相关地，习惯性采取过度激活的策略，可能会降低交感神经系统的激活阈值，

103

降低个体对情绪反应的皮层控制能力。这一点的意义在于，迷恋型的患者可能需要我们来帮助他们调节情绪反应，并提升他们通过理解进而来管理自己情绪的能力。混乱型依恋总体上反映了一个受惊吓的婴儿本能地趋向吓人的父母寻求亲近这一适应性策略的失败。Main（1995）也提出相继或者同时表现出的矛盾的行为模式，作为混乱型依恋的证据：

在一个受虐待婴儿中观察到的一个例子，便是他表现出强烈的依恋行为（哭着张开手臂跑向父母），但随后又表现出莫名其妙的回避行为（婴儿突然站住，转身背对父母，一言不发）。（第423页）

相应的，未解决型成人学会了使用降低活性和过度激活两种策略，这些成人往往有与依恋对象相关的创伤经历，既唤起了他们对亲密的回避，同时又唤起了被抛弃的恐惧（Mikulincer 和 Shaver，2003）。这样的患者受到矛盾冲动的折磨（害怕被攻击而回避他人，但又因为害怕孤独而绝望地转向他人），他们经常会体验到自己那些过于强大而且混乱的感受。作为治疗师，认识到这一点是很有帮助的：这类患者明显的自我破坏行为，代表了他们过去和现在都试图尽可能自我保护，以对抗矛盾的冲动和淹没性的感受。我们在这里所说的要促进的整合具有多重维度，包括（但不限于）整合创伤性体验和解离的情感，以及修复这些患者在自我和他人形象中的分裂。成功的整合有赖于我们创造日益深厚的安全依恋——安全港和安全基地——的能力，这种安全依恋自身就成为患者的力量之源，去容忍、调整以及沟通以前难以承受的感受。

总结依恋对象对其子女心理发育的影响（推而远之，也就是治疗师对患者发展的影响），回忆一下 Fonagy 和 Main 的观点是很有帮助的。根据 Fonagy 的说法，父母的影响在于情感镜映的品质，在于通过传递共情性理解的反应来"容纳"孩子痛苦的能力；在于应对的能力；在于对孩子正在形成有意图的姿态有觉知。安全型父母提供的镜映既是随机应变的，也是做出标识的。非随机应变的镜映可能和回避型依恋以及体验的"假装"模式相关；无标识的镜映则与迷恋型依恋以及心理等同模式相关。总之，安全促生出安全，而同时，父母采用的防御性策略也会趋向于传递给自己的子女。

　　从 Main 的观点来看，安全感的发展在于父母对子女需要的情感表达的敏感反应，包括亲近的需求和自主性探索的需求。冷漠型父母不鼓励孩子的依恋行为，或者迷恋型父母打击孩子的自主性，都导致不安全的依恋。按照 Main 的说法，这种养育方式情感上的逻辑在于，不安全的父母潜意识层面需要保持现存的心理状态，这种心理状态与他们童年时和父母在一起的体验有关。（这种需求可以部分解释这样的矛盾，尽管我们中的许多人对于自己父母的养育方式颇有微词，但我们往往复制了父母养育方式的方方面面，虽然我们并非有意为之）。例如，婴儿眼泪汪汪地恳求与父母的接触和联接时，冷漠型的父母可能会予以忽视、拒绝，或者试图压制，因为这会激发出他们让焦虑唤起的联想，联想到自己小时候父母对自己反应不足的痛苦，虽然这发生在他们的觉知之外。

　　父母和治疗师一样，都有潜力在情感调节和依恋之间，培养出相互强化、协同增效的关系。父母能够在多大程度上对孩子的情绪信号进行调谐，就有多大可能对孩子的情绪需求进行有效反应（或者通过缓解孩子的痛苦，或者让孩子看到父母也享受他的愉悦）。这样做时，父母就加固了依恋纽带。随之而来的，是孩子越来越把父母体验为安全港和安全基地，父母也变得越来越能够帮助孩子，去获取、调节、分辨和使用自己的情绪体验。

而在治疗中，治疗师与患者的关系也正是如此。

依恋对象帮助他们的"发展上受挫"的同伴（孩子、患者）逐步形成情感调节的模式，这些模式既塑造关系模式，也被关系模式所塑造。如果一个孩子能从表达感受中得到帮助，那么对于他而言，了解和表达出自己的感觉就会是舒服的，他会变得更善于了解和表达所感受的——相应的，这又是懂得如何拥有安全关系中的主要组成部分。Schore（2003）这样定义依恋：一种"情绪的双向调节"，强调健康的发展取决于关系是否为孩子的情绪体验留出空间，并且帮助孩子明白这些情绪体验的意义——或者，在心理治疗中，则是指患者的情绪体验。

关系进程和发展的迫切所需

"迫切需求之物（desideratum）"这个词指的是"渴望的重要之物"（韦氏词典，2003）。依恋理论研究的重要贡献在于——对于父母养育和治疗都一样——它确认了发展出安全、整合的自我所迫切需求的关系元素。这里潜在的假设是：在生命早期，富有生命力的互动模式以及情感调节模式，在内部作为各种表征记录在案，塑造着我们未来对体验的反应，而反应的方式往往是始终一致的。接下来，我们将探讨这些模式是如何内化的，并尝试辨认出那些能够最有效地促进健康发展的体验类型。

Bowlby 希望他的工作，可以帮助父母提供一种能让孩子变得安全以及具有复原力的关系。最初，他强调在孩子需要时就可以"获得"父母的重要性。后来，他受到 Ainsworth 研究的启发，后者的研究发现，父母对孩子非言语信号敏感地做出反应具有中心地位。Bowlby 提出父母不仅要"出现"，同时要对孩子做出反应。问题是，父母或者治疗师怎么做才算是"敏感地反应"呢?

Ainsworth 的研究提供了有关婴儿的重要信息。在前 3 个月中,假如婴儿的哭叫能从父母那里引发出最及时和最频繁的抚慰反应,到了 12 个月大时,这些孩子会哭得最少,而且是感觉最安全的。(也许,让我们的宝宝哭是那么的重要。)Ainsworth 也强调"依恋 / 探索"的平衡与"安全基地"行为,这是那些对孩子亲近和自主的需求同样都很自在的父母成功地促进的结果(Ainsworth,1978)。

对于婴儿期之后的情况,依恋研究者 Karlen Lyons － Ruth 梳理了文献,对实证研究结果进行提炼后,提出了"合作性沟通"这一框架。这种沟通能够使儿童发展出依恋的安全感、灵活性以及一致性的依恋内部工作模型。该框架包括以下四项内容。

第一,照看者应当接纳孩子的全部体验(而不只是对孩子表达痛苦做出反应),而且尽可能去了解孩子的感受、要求和信念。很显然,这种开放性或包纳性能够促进整合,这是依恋理论对于健康发展的核心理念。第二,当照看者和孩子的关系出现问题时,照看者应当主动去修复。这样做能够让孩子心生期望:通过和他人互动,自己情绪上失去的平衡有可能得以恢复。第三,照看者应当主动充当"脚手架",来支持孩子正在形成的沟通能力——例如,最初,对于前语言期儿童还不能用言语表达的内容,照看者用言语加以表达,等孩子大一些后,鼓励孩子用"自己的语言"表达。第四,在孩子对自我和他人的感觉尚处于发展变动的时期,照看者必须愿意主动参与进来,对孩子设置一些规矩,同时允许孩子抗议。这种努力的意愿创造了可能性,让孩子即使在感觉到和照看者彼此是分开的个体时,仍然能够和他保持联接。

合作性沟通依赖于"了解他人的心理状态"(Lyons-Ruth,

1999），这一事实让我们想起 Fonagy 的观察：与孩子建立安全依恋的父母不仅能够对孩子的痛苦进行共情和处理，而且能够识别孩子的"有意图的姿态"。这就是指，父母能够对孩子行为背后的感受、信念和欲望做出反应。甚至当孩子的行为看上去和父母自己的愿望不太一致，表现得怪异时，父母能够做出反应，就像他们察觉孩子这么做的**情境**，因而孩子的行为在他们眼里也变得有意义。（注意，这些父母通常都能够行动起来，自己发展良好的反思性自我或心智化自我。）

很多作者都强调"随机应变的沟通"在发展性关系中的重要性——也就是指，照看者能够以契合、适配或者共鸣孩子的情绪体验的方式来反应。根据 Trevarthen、Fonagy 以及其他人的观点，如果不是更早就注定了，那么至少人类出生时就已经像一个"应变探测器"，最初对刺激—反应的应变是要求完美的，大约在第三个月的时候这个偏好发生了变化：

婴儿最初聚焦于完美的应变，这样能够让他们在物质世界中发现躯体性自我，而随后聚焦于高度的、但不那么完美的社交应变反应，这能够让他们发现社交世界中的心理自我。（Allen & Fonagy，2002，第9页）

主观上讲，当照看者真正**分享**到孩子的体验时，这种随机应变的沟通让孩子"感到被感受到了，"这是 Siegel（1999）动人的用语。Stern 则用**情感调谐**来表示这一重要的部分，能让孩子感觉到自己的主观状态是正当的，而且是可以被分享的，这是父母对孩子的情绪体验产生共鸣的反应，但是——更重要的——是以一种不同的感知方式来反应。这种跨通道的反应（孩子高兴地大声喊叫，母亲则以晃动身体来进行反应）让孩子感到自己被感受到了——如果没有这一点，她或许感到母亲不过是在模仿自己而已。

　　这样的沟通具有合作性、随机应变性、情感调谐性，这也是那些能够给孩子提供安全基地体验的父母们方法中的核心。无须赘言，在父母养育中促进这种沟通品质的努力，其重要性在心理治疗中也毫不逊色。正如 Bowlby（1988）所写："除非治疗师能够让患者感觉到一定程度的安全感，否则治疗就不能开始。因此，我们作为治疗师的角色始于可以提供……一个安全基地"。

　　父母或者治疗师的情感调谐反应，能够帮助孩子或患者感到自己被感受到了，这种反应能力依赖于 Schore（2003）所谓的"右脑对右脑的沟通"（P50）。Schore 认为，我们对于他人的情感信号进行接收和反应的能力，取决于我们右脑（大部分通过前额叶眶部）加工非言语表达的情绪的能力——也就是说，通过表情、音调、姿势、动作等进行表达的方式。我的一个患者这样说："当我说了什么的时候，你脸上的表情让我**知道**你知道了我感受到的东西。"

　　我相信 Schore 的观点是正确的，他提出如果父母或治疗师想要能够进行这种右脑沟通，那么就需要一个特别的心智结构。在这一点上，他既提到弗洛伊德的建议，即分析师要以"均衡悬浮注意"的姿态来发挥作用，也提到比昂的观点，即有效能的临床工作者必须有能力进入自己的"遐想"（"reverie"）。这一点当然也符合我自己和患者及儿童工作的临床经验，那就是我的情绪调谐能力取决于我全然存在的能力——开放和临在当下——而不是先入为主或者保持距离。我把父母或治疗师的这种心理的接收状态，称为"觉察"（mindful）——似乎是一种从当时的需要中自然萌发出来的反应，特别是包括对于孩子或患者的情感需要。

　　这种情感调谐反应的重复体验产生了积极的预期，而这种预期加强了安全的内部工作模型。换句话说，这些体验教会我们如

107

何拥有一个舒服而有效的关系——与自己和自己的情绪的关系，以及与他人的关系。

需要强调的是，作为父母或者治疗师并不需要始终做出完美的调谐：在这一点上，足够好就行了。如同 Stern（2002）注意到的，虽然可笑但颇具教益性，有实证研究发现，即便是最好的母亲也会平均每19秒就会对婴儿做出一件错事。Stern 的"变化过程研究小组"（Change Process Study Group）（2005）、Beebe 和 Lachmann（2002），以及一些自体心理学家都一致认为：破裂是关系不可避免的特质，与避免关系出现破裂相比，更重要的是，容忍并修复关系中的破裂。事实上，关系的破裂与修复，调谐失误与重新调谐，这样一系列的变化顺序都是十分重要的互动，而对这些互动的内化则让我们产生信心，那就是相信我们能冰释前嫌——更广义上说，就是相信终会"雨过天晴"，因为痛苦是可以解脱的。

共同创造、整合和互为主体性

至此，我们已经看到了研究告知我们的，关于有助于发展出安全与整合的自我的各种反应。明显地，这里有一些关于姿态和行为方面很有价值的洞见，在父母与孩子关系中——以及治疗师与患者的关系中——都可以有意地尝试着去采用。它们包括：随机应变的、情感性调谐的沟通（Siegel，1999；Stern，1985）；传递共情的方式、应对的能力、了解孩子的"意图"（Fonagy 等，1995）；一种反应的框架，其中涵盖了与孩子主观体验的广度有关的**包纳性**；给孩子新出现的能力**搭脚手架**；当关系出现破裂时，**准备好即刻发起修复**；当有需要的时候，具备和孩子一起**去努力的意愿**（Lyons-Ruth，1999）。

但是，注意到这一点很重要——如 Lyons－Ruth 所提出的合作性沟通框架中的"合作性"那部分所指出的——发展取向的关系从来都不是任何一方单方面创造出来的。因此，婴儿—父母关系被描述为一个互相调节、共同创造的关系。Jaffe、Beeber，Feldstein、Crown 和 Jasnow（2001）、Tronick（1989），Sander（2002）以及其他人的研究都得出共同的结论：婴儿与母亲构成一个动力系统，在其中，一方的行为既影响着对方的行为，同时也被对方的行为所影响。这一结论与具有"关系的／互为主体的"研究传统的临床"研究者"所得出的结论相符（Mitchell，1995；Stolorow 等，1987；Aron，1996），其实并非巧合，他们认为，"彼此交互的影响"是患者与治疗师互动中的一个普遍特征。

当然，在一个发展性关系中，通常认为父母发挥作用的程度要大过孩子。例如，研究发现，3 个月大的、被评估为气质上"难养"的婴儿（难以安抚下来或者难以激发起来），在父母敏感反应方式的养育下，在 1 岁大的时候，则被评估为"好养"的儿童。同样，当养育方式有问题时，则可能使"好养"的孩子成为"难养"的（Belsky，Fish & Isabella，1991）。父母除了对孩子有更大的影响之外，在有益地帮助塑造与孩子的关系中，他们也当然负有更大的责任，而且更为理想的是，在这样做的过程中要有更大的灵活性。

虽然存在这些差异，双方关系中的每一方对彼此的影响仍然是交互往复的，在双方的互动中，建立起合作的、相互调节的沟通模式。父母与孩子"追踪"着彼此，或引导或跟随对方、双方轮流、并镜映对方（或者无法做到），每一对搭档的关系都具有其独特的模式。这种模式反映了搭档之间的情感调谐，也反映了他们之间能够随机应变地反应的品质——也就是说，彼此能够对对方发起的沟通随机应变地反应的程度，或者与对方发起的沟通彼此契合匹配的程度。

　　研究清楚记录了当母婴游戏时，他们面对面的沟通中形成了这种共同构建的模式。关系双方的配合、配合不当以及修复，这一系列顺序过程都是在不到一秒的瞬间协调中发生的。在研究中，使用分屏视频（婴儿的脸和身体呈现在屏幕一侧，母亲的则在另一侧）的方法，发现母亲和婴儿的声音和表情具有微妙的同步性，以至于在十二分之一秒的时间内，在互动中任何一方的行为，都可以通过另一方的行为预测出来。用录像带记录婴儿在4个月时和12个月时和母亲互动的过程，使用陌生情境实验的方案进行评估，最有意思的发现就是，能够把促进安全型依恋的关系从无法促进安全依恋的关系中区分出来的，正是这种二元关系中双向协调的**程度**。

　　如果母婴彼此的"追踪"是适度的——这种协调性是"自然浮现的而不是被迫出现的"——就可以预测出一岁时孩子的安全依恋（Beebe 和 Lachmann，2002，104页）。同样，如果这种"追踪"处于非高即低的水平，则可以预测不安全依恋的出现。过高的协调性可能体现出双方过度警觉地监测彼此，而低水平的协调性则似乎体现出彼此的退缩、抑制，或者是双方不能适配。换句话说，在婴儿和父母的沟通中，最佳的状态下，随机应变的反应是接近完美但并非完美的。这一点对父母养育和心理治疗都很有启发。

　　Beebe 和 Lachmann 通过讨论**互动性调节**（interactive regulation）和**自我调节**（self-regulation）之间的平衡这一主题，帮助我们澄清了这些研究的意义。在互动性调节中，其中一方集中关注并"使用"对方的反应，来处理自己内在的情绪状态或被激起的状态。（例如，婴儿想要寻求解除自己的痛苦，就将自己的声调调整到和母亲安慰的声音一致的声调起伏上。）相反，在自我调节中，其中一方通过转而**离开**对方、转向自身**内部**，来处理自己的情绪状态或被激起的状态（例如，我们看到婴儿转移视线、侧过身体、用口唇部位进行自我安慰，或者摇晃身体）。互动性调节和自我调节之间的平衡反映在双方适度的"追踪"中，这一点也可以预测安全型依恋。过度的双向追踪体现了双方偏倚于互动性调节（与对方过度卷入），而且能预测矛盾型或者混乱型依恋。同时，低水平的追踪则体现了双方偏向于自我调节（和对方的参与过少），可以预测回避型依恋。

从这些在互动性调节和自我调节方面的发现去思考，有助于我们获得对患者的理解，并有助于患者更好地使用我们。在治疗里，那些强烈地倾向于互动性调节而非自我调节的患者，会警觉地搜寻治疗师的每一个反应，并且（或者）看上去完全依赖于我们的帮助去管理他们自己困难的感受。这些患者通常被描述为迷恋型，迷恋于自己依恋对象的可获得性（或者，更精确地讲，是他们对无法获得的恐惧）。他们的行为表现出无望，既无法靠自己来使痛苦缓解，又无法不借助于让自己的痛苦以淹没性的方式呈现给别人，以寻求他们帮助的可能性。对这些患者（以及他们的治疗师）而言，他们的问题并非在于依赖性本身，相反，问题在于对他人小心而机警的需求完全占据了他们自己的注意力，以至于他们没有什么机会来了解和使用自己的资源和欲望。对于这些患者而言，他们需要重新整合的是活在自身**之内**的能力，而不是感觉生活的重心位于自身**之外**，是在他人的心智和反应中。

110

当然，我们工作中见到的很多患者，他们过度发展的自我调节能力中埋藏着脆弱。通常可以看到他们在依恋方面以"冷漠的心理状态"来行事，他们倾向于大张旗鼓地自我满足。他们这种被 Bowlby 称为的"强迫性的自我依赖"，经常让他们的治疗

师（和配偶）感到，在患者所需要或者所重视的方面，自己给予
不了什么。他们降低活性的依恋策略让他们与自己的觉知保持
距离，即觉知任何可能让他们靠近自己与他人联接的需求的感
受和冲动，而这种需求正是他们所否认的。通常，在对这样的患
者进行心理治疗时，需要被整合的恰恰是他们与依恋相关的感
受、冲动和需求。

　　面对面母婴研究的结果与 Ainsworth 的陌生情境实验研究的
结果很契合。适度的追踪对于发展来说是最佳的状态，这一结论
与 Ainsworth 对安全依恋的理解一致：她认为安全依恋反映了在
寻求亲近与探索之间、联接与自主性之间、联系性和自我定义
之间的平衡。从录制下来的面对面交流的录像中，我们必然会得
出结论：安全依恋的结果与母婴之间随机应变的反应的品质相
关，这个反应是接近完美但又不是完美的。这样的反应使婴儿了
解到自己的内在状态是"可以分享的"，同时又是与他人的内在
状态有所不同的。[3]

　　我认为，适度追踪在发展上的有利性——以及它所反映
出的自我调节和互动调节之间的动态平衡——说明了在关系
中为**双方**的主体性留出空间的重要性，这在父母养育和心理
治疗方面是一样的。"原始母性预设的专注（primary maternal
preoccupation）"（Winnicott，1975）鼓励在一段时间内，母亲在
很大程度上让婴儿的主体性优先于她自己的主体性。当然，从助
人或者伦理责任上而言，治疗师也都应当更聚焦于患者的主体
性，而非自己的主体性。然而，能够完全悬置或者不考虑自己的
主体性，成为完美调谐的父母（或者治疗师），可能既不是一个实
际可行的典范，也不能完全这样去期待。

　　首先，我们中的大部分人都无法把自己的需求和局限性放置
在婴儿房和咨询室的空间之外。因为当我们极尽所能试图那样

去做的时候，其随后的结果通常都会是始料未及和不受欢迎的。其次，我们的孩子或患者并不仅仅是在"适配"的体验中成长，他们也在分离和差异的体验中成长。如 Benjiamin（1990/1999）所澄清的，这种相互认识的能力——即有能力识别出另外一个他人（或者被他人识别出）是独立的主体，而非一个客体——开始于发现他人，以及发现关系本身，是可以在愤怒和冲突中活下来的。换句话讲，关系中的破裂和随后的修复这一系列的情境，对于学习在自我定义的需求和联系性的需求之间保持平衡是非常重要的。

如果没有两个不同的主体之间平等地取舍交换，儿童或者患者会习得"这个地方只能容下一个人"：一个声音、一个意愿、始终只是一个人的需求处于主导地位，一个人控制着互动。当一个人处于回避—疏离的心理状态时，他感到似乎——出于必要——心里只能容下自我。而对那些处于焦虑—迷恋的心理状态中的人而言，或许感觉就像是只能容得下他人。而安全的依恋则为彼此都留出空间。

两个不同的互为主体的互动——在其中，每一方都能从心理上参与对方的体验——这是互为主体性的本质。Stern（2004）曾经说过，我们都具备了互为主体性的"本能"。（他指出，人脑的结构方式所引发的一个真正问题是，为何我们没有总是被他人的体验所完全左右。）Stern 参考了镜像神经元的发现，他认为很明显，这种"交互体验（interexperience）"的基本机制是人类与生俱来的神经系统的特征。在这一点上，让我们回忆一下 Meltzoff（1985，1990）的研究发现，早至出生后42分钟，婴儿就能模仿成人的面部动作。当婴儿观察到成人伸舌头时，他也会试图做同样的事情。早在婴儿更熟悉自己和他人之前，或者懂得伸舌头之前，婴儿显然已经能够把他们从别人的脸上所**看到**的和在自己脸上所**感受**到的建立起联接。这种跨通道的匹配，似乎说明了自我和他人相互联系的令人惊异的早期发展能力。

这种初步的联系性的能力———一种更为进化的互为主体性的初期形式——可能是基于脑干的反射功能积聚而成的自然产物，它为依恋和照看系统做好准备，把我们最初的亲密关系变成重要的发展性熔炉。我们和所依赖的亲密他人之间的互动，不仅在婴儿期，而且贯穿整个一生，都在为我们的心理成长和改变提供关键的环境。Tronick（1998）认为，婴儿与父母或患者与治疗师之间的关系，都会通过产生"双向拓展的意识状态"使得发展成为可能。这种观点的另一个说法———是互为主体性的临床理论家（Bollas，Mitchell，Stolorow）和依恋研究者（Fonagy，Lyons-Ruth）双方所共同持有的观点——即，我们需要另一个人的心智，用来了解并"成长"出我们自己的心智。

112

通过这种共同创造的、相互调节的、互为主体的互动，安全或者不安全的依恋开始形成，儿童由此学会了如何拥有一段关系，也学会了如何调节自己的情绪。同样，正是在这种典型的互为主体的治疗性互动的设置中，患者有可能学会如何拥有与他人之间更好的关系，同时也学会与自己的感受更好地相处。在这两种情况下，对发展性的结果而言其关键在于关系中情感沟通的品质。

这种沟通要到什么程度，才能够让对方同步反应，以便能体验到相互认识和"合适"的感觉？对孩子（或者患者）所表现出来的哪些情感信号，父母（或治疗师）能以一种调谐性和合作性的方式予以反应？而且，哪些情感信号被忽视、被误读或者被打压了呢？更广义上讲，关系能够为情感沟通和体验提供多大的容器呢？回到 Bowlby，Main 和 Stern 的看法上：依恋关系可以容纳的部分，就是个体有可能进行整合的部分。

注　释

1. 在整合的过程中，联系、感受和想法的发展经验紧密联系在一起，并相互影响。例如，"如果一个人没有在整合强烈的感受方面得到过帮助，那么行动就有可能会代替思考"（Hobson，2002，P.175）。

2. 这一点上 Siegel 的概念很有用，因为它既强调说明了以回避 / 冷漠型为主导的患者的"缺陷"，也强调了如果他们需重新整合的话，一些未发展的能力需要治疗性的关注。从神经科学的角度，这些患者也许需要治疗师采用一种方法，帮助他们得以获取情绪信号的输入，这些信息源于右脑——而右脑好像是被切断似的。

3. 有意思的是，若干研究表明，回避型的结果与母亲对婴儿的追踪过度相关，婴儿的反应似乎是要从母亲的关注中逃离：这种互动模式被描述为"追逐和躲避"（Beebe 和 Lachmann，2002，111 页）。有证据表明，婴儿——就像我们大多数人一样——需要一些空间。因此，敏感的反应显然涉及到调谐儿童的需求，除了调谐它本身所能促进的互动性调节和联接的需求之外，同样也包括调谐儿童自我调节和拥有"开放空间"的需求（Sander，1980）。

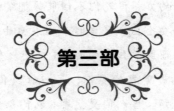

第三部

从依恋理论到临床实践

正如我们所知，依恋关系是发展的原始情境。在依恋情境 中，非言语的情感体验构成自我最初的核心。正是这个同样的情境也塑造着自我对于体验的姿态，而这种姿态反过来又对发展产生决定性的影响，特别是当发展面临恶劣环境的时候。在依恋理论研究的深刻见解中，以上这些对心理治疗而言具有最重要的启发意义。

由于我们在第一个关系中的体验主要发生在语言维度之外，所以我们对早期关系的关键性内化，是以表征、规则和模式等无法用语言提取的形式记录进来的。要让这些难以触及的表征在以后得以修改——让旧的工作模型得以更新——就一定要使它们能够被触及，即体验性地参与。在治疗中，患者的这些表征常常只有在通过言语以外的渠道沟通时才能获取，因此把焦点放在前语言、非言语和类言语经验的领域是必不可少的——既用以理解在患者的第一个关系中发生的最初的习得，也用以促进与治疗师新的关系中可能发生的再学习过程。这是第八章的主题。

114

Bowlby 强调早期依恋体验的真实状况对发展中的自我影响巨大，而 Main 和 Fonagy 则指出，自我对于过去与现在的体验的姿态最终会更有影响力。当我们不但能够拥有体验，而且能对它进行反思，我们的安全感、灵活性和内在自由将大大得到提高。反思的姿态让我们理解觉知到的内容（感受、想法，诸如此类），而超越反思姿态的是觉察的姿态，可以让我们产生一种平和而宽阔的对觉知的觉知。当我们更觉察，我们便更能活在当下，更能聚焦于自我的中心而生活，更少被那些围绕着"我是谁"而变换不定的感受和想法所困扰。第九章将探讨在心理治疗和日常生活中，让自我对于体验的姿态转向更具反思性和觉察性方向的力量。

要获取患者的非言语体验，加强其反思和觉察的能力，我们需要在依恋领域以外寻找资源，因为依恋理论并不是一套详细明确的临床理论。这些资源的中心部分，是在互为主体性和关系理论的旗下展开的临床研究——这种治疗取向在实现依恋理论的临床前景方面走过了漫长的道路，对此我将会在第十章予以阐释。

第 八 章

非言语体验和"未经思考的已知"：
进入自我的情绪核心

在 Bowlby 有关依恋的最后一本著作中，他引述弗洛伊德描述患者察觉到一些"被遗忘"之事时的典型反应："其实我一直都**已然知道**它，只是我从来不曾**思考过**它"（Bowlby，1988，第 101 页）。也许当 Christopher Bollas（1987）创造出"未经思考的已知"（the unthought known）这一引发共鸣的词语时，也在阅读弗洛伊德的这一段描述。

那些我们"知道"但没有（或不能）思考的，也是我们无法进行讲述的。由于非言语（或言语不能表达）的知识是记录存储在意识的觉知之外，因此它具有重大的影响力，在心理治疗和童年时期都发挥着关键的作用。

即便是众所周知，治疗性的谈话常常不只是由言语构成，但仍然需要强调对非言语领域加以注意——首先，因为其临床重要性并非被世人公认或完全理解；其次，因为说出来的话具有催眠作用。在言语的背后，是为言语赋予潜在情境的一系列重要的体验，当我们没有提醒自己注意这一点时，我们就处于听任注意力被治疗中交流的言语所垄断的危险之中。这些体验在一开始时是无法被言语描述的，基本上是属于情绪和关系层面的，它们常常为治疗性的改变提供了最大的杠杆作用。

　　确定了非言语潜在含义的重要性之后，我将会讨论如何理解它。最终，我会开始探讨有关的研究和理论，它们为我们提供临床的工具，让我们能针对体验的非言语维度工作——特别是早期体验——这些都是依恋研究者认为最重要的。

聚焦于非言语体验的研究概要

　　在依恋研究中，至少有两个研究结果提出，甚至明确指出，要关注患者不愿意或不能够用言语表达的体验。首先，多项依恋的观察和纵向研究（见 Main 等，2005）证明，当我们长到 12 个月大时，在与他人的关系中，我们已经学到很多有关"我是谁"的最重要、最持久的课程——或者甚至更早，假如对母亲与 4 个月大的婴儿进行分屏研究的结果同样能说明问题的话（Jaffe 等，2001；Beebe 等，2000）。实证证据清楚地表明，内部工作模型的基础——以及在这些模型里被编码的习惯性依恋和情绪－调节策略——是在获得语言之前早已奠定下来的[1]。这些研究数据从基础上构筑了 Schore（2003）的结论，即"自我的核心是……非言语的和无意识的，在情感调节的模式中呈现"（第 46 页）。因为前语言体验构成了发展中自我的基础，在心理治疗中留出空间，让这种体验得以回溯和详细讲述是至关重要的。

　　其次，能够最成功地培养出安全依恋的亲子关系是**包纳性**的（Lyons-Ruth，1999；Bowlby，1988），意指父母尽可能给孩子创造出更多空间，让他体验到全方位的主观体验。要产生同样具有包纳性的治疗关系——也就是尽我们所能为患者的体验留出空间——我们不仅必须要关注患者用言语讲诉给我们的，而且还要关注他们用其他方法展示给我们的。Bowlby 的理论表明，儿童只能对其依恋关系能够容纳的内容进行整合，这意味着儿童会把危害到依恋关系的想法、感受和行为排除在觉知之外，其结果造成这些想法、感受和行为不仅无法得到继续发展和整合，而且常常无法用言语表述。因此，如果我们想让患者的那些在原来的依恋中被排除在外的体验参与进来，就需要"聆听"非言语沟通的部分。要对患者已经防御性解离或排除的体验进行整合，我们需要触及到患者没有讲述的、未经思考的以及也许是没能感觉到的体验。

神经科学研究同时肯定和扩展了依恋研究的结论，患者可能缺乏言语来形容重要的体验，其原因若不是**发展性的**（体验发生在获得语言之前），便是**防御性的**（体验不能被思考、感受或讲述，否则会危害重要的关系）。很显然，妨碍从语言上获取这些已形成的（而且特别是创伤的）体验（Fonagy，2001），既有神经生物方面的障碍，也有心理动力方面的障碍。神经发展的研究已经表明，调节语言（左脑皮层，布洛卡区）和自传体记忆（尤其是海马）的大脑中心，在婴儿18至36个月之前，并未有效地"在线"运转——因此，"婴儿期遗忘"几乎是普遍可见的。此外，由创伤而唤起的、淹没性的感受抑制了这些相同大脑结构的功能。有证据证明，对于塑造我们有深远影响的很多体验，我们缺乏以言语进入的通道，或者是因为在我们拥有可以用语言编码的神经装置之前，这些体验已经发生，或者是因为淹没性的强烈痛苦情绪使得神经装置暂时不能发挥作用。

创伤后应激障碍（PTSD）的患者——被让人困扰的情绪、躯体感受、影像和冲动加起来的混乱所淹没——缺乏对破碎的、多元感受的体验赋予意义或情境的语言[2]。创伤使布洛卡区和海马完全关闭，可以将其理解为既是"情绪劫持"的原因，也是结果（Goleman，1995），与情感导向的右脑相连接的杏仁核，压倒了海马以及与之有关的编码、提取和使创伤记忆情境化的能力[3]。

117

创伤的影响以它记录下来的方式出现，这一事实对我们跟绝大多数患者的工作而言都富有启发意义。van der Kolk（1996）认为创伤的痕迹是躯体的和感官的，他提倡使用身体感觉来获取患者缺乏言语来清楚表述的体验。尽管这个非常有用的建议只是向那些针对创伤后应激障碍工作的治疗师提出的，在认识到创伤患者只代表一个狭隘的类别后，我则希望能扩展这个建议的应用范围。

婴儿对依恋对象的完全依赖，意味着来自照看者一方长期的调谐错误、抑郁和愤怒，所有这些都会被婴儿体验为创伤性的。在这一点上，Schore（2002）曾经指出，来自于混乱依恋体验的"关系的创伤"，最终可能导致边缘性和精神病性的障碍。我将给出进一步的提议，很多患者（以及我们中的很多人）都经受着精神分析师 Phillip Bromberg（1998a）曾经形容的创伤"岛屿"的痛苦——以及解离——其影响和意义在起初是无法诉诸言语的。假如要缓和创伤体验的破坏性影响，治疗师一定要寻找方法让这些体验参与进来。

与依恋、神经生物学和创伤研究并行的，还有认知科学的研究成果，它们有助于澄清治疗师聚焦于非言语体验的必要性。认知科学家已经发现，记忆并非单一的，他们识别出记忆的两类截然不同的系统——外显的和内隐的。在此简述如下：外显的记忆大致符合一般意义上对"记忆"一词的理解。就其本身而言，它能被有意识地提取和反思，它能被言语化和象征化，而且其内容为信息和形象。相反，内隐的记忆是非言语的、非象征性的和无意识的，即不能在意识层面进行反思。它的内容包括情绪反应、行为模式和技巧。内隐的记忆产生的是"知道怎么做"，而非"知道是什么"。

内隐记忆，原来被称为程序记忆（包括不能用语言传递的程序，例如如何跳舞，或骑自行车，或在关系里相处），有时候它被称为早期记忆，是我们在子宫里[4]便拥有的记忆。内隐记忆的主观特征是**熟悉**，而不是**回忆**。（常常说你一旦学会了骑自行车，就永远不会忘记，事实是你永远都不用实际去"记住"：因为是那么熟悉的技能，你自然就做了；骑自行车的"知识"是内隐记忆的一个例子）。最重要的内隐记忆是关于与他人在一起相处和与自己相处的程序。结合在一起的话，这些记忆中的程序就构成了所谓的**内隐关系知识**（Lyons-Ruth，1998；Stern et al，1998）。

内隐知识更多不是通过我们说了什么来表达，而是通过我们的行为及感受如何、姿态怎样和对关系有什么样的期待来表达。这种知识往往存在于反思性的觉知之外——不是因为知道了会让我们受不了，而是因为我们以内隐的方式把所知道的记录进来，难以用语言来提取[5]。

内隐的或程序的知识构成了内部工作模型的基础。依恋研究者的记录已经证明了，这些知识在生命的早期出现，影响到我们第一个关系的品质，而且持续到成人阶段（暂不考虑这些关系中的改变）。例如，一个婴儿内隐地知道，他痛苦的哭声会很快让母亲赶过来安慰自己，而这最初的知识会让他持久地预测，当有需要的时候，支持性的他人便会出现。但是，对于很多患者而言，早期的互动是有问题的，并被内隐地记录进来，成为他们对自我和对他人的一种刻骨铭心、令人沮丧的认识。这种认识无法用语言进行表达，但又无法停止用行动进行表达，其结果往往是对自己很不利的。

也许自相矛盾的是，当这些同样自我挫败的活现发生在心理治疗中时，却可以成为有价值的资源，因为它能让我们参与进来，对那些把患者禁锢在过去的、没有言语的内在表征加以转化。但是要在非言语水平触及到患者，治疗师需要有一些能力，

119

能把握住治疗性对话中非言语的潜台词。

了解非言语的语言

可以说，在心理治疗中交流的言语，漂浮在患者和治疗师之间的非言语沟通的河流之上，口头对话的流动——说了什么，什么没有说，有多深——在很大程度上取决于治疗性互动表面之下流动的情绪和关系。这些暗流塑造了患者与治疗师的体验，正如婴儿和照看者的体验是被他们（必然如此）非言语沟通的品质所塑造的一样。

在婴儿时期互动中的非言语行为，与在成人互动中观察到的非言语行为，有着非比寻常的一致性（Beebe & Lachmann，2002）。有关最早期非言语沟通模式和相应的后期交流模式的研究显示，在互动中一些我们影响别人和被人影响的方式是无法逃避的，且往往是在意识的觉知之外。正是这种非言语互动品质，无论在童年时期还是在心理治疗过程中，都在相当大的程度上决定了依恋关系对发展中自我的影响。

面部表情和音调、姿势和手势、讲话和行为举止的节奏与模样——这些就是组成身体对身体的主要沟通媒介的元素。在婴儿时期，这种沟通可以被视为婴儿的躯体／情绪自我和照看者的躯体／情绪自我之间的对话——或者，从神经科学的视角来看，是双方"边缘系统之间的对话"（Buck，1944，被 Schore 引述，2003，第49页）。这种对话的主题主要是婴儿的内在状态——特别是情绪和意图。通过身体来表达内在状态，随着对话以这样的方式展开，婴儿会对自己与他人有所了解：自己的情绪和意图是什么？他人是否能识别自己的状态并进行调谐呢？假如自己或独立或通过他人的帮助，主动尝试去影响自己的内在状态，能行吗？

　　让我们来看看以下对一个互动的录像记录的描述（Sander，2002），这是一个8天大的婴儿，婴儿在妈妈的手臂里有些骚动不安，刚刚又被转交到爸爸的手上：

　　　　我们看到爸爸时不时往下看看婴儿的脸。奇怪的是，在同一帧画面内，婴儿往上看着爸爸的脸。然后，婴儿的左手臂本来是在爸爸的左手臂上方垂下来的，现在开始往上移动。神奇的是，在同一帧画面内，爸爸的右手臂本来是悬在身体旁边的，现在开始往上移动。一帧接一帧画面，婴儿的手和爸爸的手同时往上移动。最后，当他们的手在婴儿的肚子上方碰触到时，婴儿的左手抓住了爸爸右手的小拇指。在那个时刻，婴儿已经闭上眼睛入睡了，而此时爸爸继续说话，显然完全没有注意到在他怀里发生的小小奇迹，在时间、地点和动作发生了如此神奇的配合。

　　在这个面部表达和身体动作的"行动对话"里——伴随着爸爸说话的"摇篮曲"——我们能看到一个精巧细腻的关系舞蹈。婴儿需要抚慰和睡觉的非言语沟通，唤起爸爸一连串的无意识地协调的和调谐的反应。我们也许可以推论，这样的调谐体验，会作为细小但具塑造性的影响被记录进来，成为这个新生儿有关与他人关系中的自我的启蒙性内隐知识。

　　在心理治疗中，同样有类似的非言语舞蹈影响患者的体验，并且塑造着患者与他人关系中不断发展的自我感，理想状态下会是更好的塑造。例如，在不久之前，当我与一位已经见了几个月的患者谈话时——我称他为Eliot——我注意到自己的声音比平时大，而且语速也加快了。我意识到我是在刺激自己，以抵御自己刚刚开始注意到的困倦，我悄悄在内心问自己可能发生了什么（在我眼皮沉重的心理状态下，自我询问肯定不会流畅），我决定邀请Eliot参与进来。

　　当我跟他分享我的体验，发现原来他也感到很困——但是，更甚的是，他在情绪上已经"离开"了，已经退缩、远离我，（如他所说），已经"解离"。他说这是他感到焦虑、愤怒或者沮丧时熟悉的反应，同时他透露感到自己已经被我挤出去了——我的椅子太接近他，让他不舒服，我的坐姿太前倾，我说话太多。要注意，只有通过聚焦于我的非言语（或者说是类语言）行为和体验，这些让人困扰的关注点才浮现出来，而同步平行发生的是，Eliot最初与我有关的、没有表露出来的痛苦，就植根于我们关系中身体性的事实里。

　　关注非言语的潜台词会有治疗性的收益，这关系到较早之前讨论过的几项发展的目标。在包纳性方面，我们能够在关系中容纳进来 Eliot 在之前不得不忽略的：也就是，在与我的（和与他的）关系中，有关界线、亲密、安全和自我定义方面的令人困扰的感受——更不用提他那自我保护性的解离了。在调谐方面，两个人一起理解了 Eliot 是多么容易感到被我挤出去和被侵入，引导我往后退一退和降低音调，进而让他感到安全、更接近我，并让他对自己的治疗更有掌控感。整体而言，我们原来的互动和后来产生的调整给我的患者带来一次修复破裂的体验——"结盟破裂与重新结盟"（Schore，2003）——我们两个人都发觉这很令人感动。

　　这似乎可以推论出，像婴儿与爸爸的那个片段一样，我们的这次体验可能会被记录到内在。虽然跟婴儿有所不同，Eliot 和我在努力同步时有语言上的优势，但我怀疑对我的患者起作用的，更多是关系的过程，而更少跟言语交流的内容有关。在这个过程中，通过在开始时聚焦于我的声音和身体，我找到一个方法，能进入和有意义地反应 Eliot 在之前不能表达的情绪。植根于非言语的潜台词，我们共同的体验——一种更包纳的、更合作的和更能对患者的需求调谐的体验，这个体验是他过去无法预测的——可能会很好地促进他"内隐关系知识"上的改变。

正如我曾解释过的，这种内隐知识常常有巨大的影响，也常常非常难以用语言表达。当然，这种内隐知识的前语言或创伤性的根源是无法用语言提取的。但是，我们不能清晰地回忆的——和不能用言语表达的——几乎毫无例外地会以其他方式表达出来。

就此，我会简单总结如下：**对我们不能用言语表达的，我们倾向于和他人一起活现出来**（enact），**在他人身上唤起**（evoke），**以及（或者）去具身**（embody）。在进行更详细的讨论前，让我先短暂地回到我与 Eliot 的体验中来，以说明我心中的想法。

Eliot 与我一起活现出来对他来说最熟悉不过的、但又无法识别或反对的一幕，因为它正在上演。在这个共同创造出来的活现中，我发觉自己的谈话声音又快又大，好像想要盖过滞留在我们之间空气中那令人昏昏欲睡的沉默。只是当我把困倦表露出来时，我才明白我影响他的尝试未能取得成功，是如何让我感到沮丧。在 Eliot 那一边，开始时他主要是察觉到我笨拙地侵入到他的身体与心理空间。然而，在我们的谈话中，当 Eliot 认识到我接近他的尝试让他感到没有被调谐，没有充分地尊重他的脆弱，更多是有关我需要感到自己工作有效，而不只是有关他需要感到被理解，这时他开始跟自己内疚的愤怒感有所联接。他情绪上的反射作用使他退缩、远离我，就好像他曾经（或尝试）远离他那具有侵入性的诱惑的母亲一样。

Eliot 在我身上唤起了好几种不同的体验，我猜想它们既与他用非言语的方式跟我沟通密切相关，也与我的接受性（或易感性）足以让我的内在受到影响有关。回想起来，我对自己困倦的理解，并不只是在身体上响应他（你打呵欠，全世界其他人也跟着打呵欠），而且也是我防御性的反应，防御自己感到挫败和可能会感到愤怒——好像我快要被告知我所提供的不但没有效，而且还有伤害。毫不奇怪，这些与 Eliot 的体验息息相关的我自己的体验，让我能以一个直接的情绪上的方式去理解他——通过认同的方式，而不是通过他的言语所传达的信息。就好像与其说我在倾听 Eliot 感受到什么，不如说我直接感受到它。成功地唤起这种主观反应的患者，使他们的治疗师有机会"从内到外"来认识他们（Bromberg，1998a）。

患者对于自己不能或不愿意用言语沟通的，也可能会使之具身，或诱导治疗师对此具身。Eliot 不能亲口告诉我他需要"离开"——需要解离，或者说，实际离开他的身体，我没能发现 Eliot 开始变得有距离和已经打瞌睡了，但是我的身体显然"知道"我心理上不知道的[6]。与 Eliot 在一起，我的自主神经系统中不活跃的副交感神经分支被激活，因此我变得昏昏欲睡——作为对**他的**活性降低的反应，以及（或者）防御我们的互动在我身上唤起的感受。

活现、唤起和具身化是患者主要的沟通途径，用以沟通他们知道的但是未曾思考过的——因而不能谈论的内容。所以，这些传递未经思考的已知的渠道，对于治疗师了解患者是绝对重要的。非言语体验在发展上的中心地位已经被 Bowlby 的继承人的实证记录证明了，现在必需转向当代的**临床**理论——尤其是互为主体性和关系理论——以全面而充分地利用依恋研究在这方面的发现。在后面的章节中，我会详细探讨治疗师如何利用这些了解与被了解的途径工作，而这些途径大多是未经语言调解的。以下所述应该是初次传递一些心理治疗的重要理念，以后我们还会对此详细讨论。

针对活现的未经思考的已知而工作

Lyons-Ruth（1999）以"活现的表征"一词来形容对早期体验的前象征性内化，这些早期体验提供了内部工作模型的基础。看来这个词是恰当的，因为互为主体性和关系的理论家都竭力把焦点放在**活现**上。以我跟 Eliot 的工作为例，活现是共同创造的场景，反映了患者和治疗师最初属于无意识的、重叠的脆弱性和需求。

我们可以把心理治疗中的活现看作是内隐关系知识在此时此地的行为表现，这种内隐关系知识最早的（但不是唯一）根源来自于我们——患者**以及**治疗师——如何跟我们在婴儿时期的依恋对象一起"活现"的。例如，最早的时候当父母常常能乐于接受我们寻求安慰的表示，我们就有可能学到痛苦时向他人寻求安慰是有好处的；当这种早期寻求安慰的表示唤起的是拒绝的话，我们有可能学会要尽可能对他人隐藏自己的痛苦。这些有关自我和他人的原始的经验教训在行动化中被习得了——被记得、被表征、被内化。之后，这些经验教训不是以某种回忆的感觉被识别出来（"啊哈！**现在**我想起来曾经发生什么了！"）的，而主要是在它们被活现出来的时候，这些难以言语的、具有塑造性体验的表征才能被识别出来——假如可能的话，通常是被第三者识别出来（"难道你看不见你对待我们孩子的方法，完全就是你抱怨的妈妈对待你的方式？"）。不过，内隐知识往往会继续保持内隐。我们无法通过有意识地反思而了解它们，它们只是自动化地、反射性地活现出来。

弗洛伊德（1958）对此有深刻见解，他指出："患者无法**记得**任何他已忘记和压抑的，但能够用**行动**把它表达出来。他不是以

123

记忆的方式，而是以行动的方式把它再现"。弗洛伊德发现患者
是在**重复**而不是回忆过去的相关论点，是他在移情概念上的基
石。从互为主体性的视角而言，弗洛伊德忽略了这个事实，即治
疗师从来都不只是患者用来投射过去经历的空白屏幕而已。相
反，患者的移情来自于他选择性地感知到治疗师性格和行为的
实际现状。从这个角度，在治疗关系中活现出来的，常常反映出
漩涡一样彼此交互的影响，而其中治疗师的贡献并不亚于患者。

　　如我稍后详述的，当代的互为主体性和关系理论向临床工作
者提供了最强大的工具，可以有效地针对移情－反移情的活现
开展工作。这些理论要求我们考虑以下的问题：此时此刻与患者
的直接互动中，什么是情绪上最刻不容缓的？现在是什么样的
人际关系模式被上演出来了——特别是我们参与其中的性质是
什么？如何了解共同创造的活现？这类问题通常只能在与患者
的对话中得到答案。这种对话有时需要治疗师"先行一步"：要
让潜伏的活现呈现出来，可能需要我们用言语表达自己在互动
中的体验。

　　例如，不久之前，在一个新开始的治疗场景中，一个最近分
居的女性患者不愉快地数说她跟丈夫之间的困难，我尝试着把
我的共情传递给她。当我感到自己以很能调谐的方式"追踪"她
时，她似乎认为我那些小心翼翼选择的理解她的表达始终无用。

　　患者（"Carol"）没有好气地回应着我，用听起来完全合理的
语言来反驳我大部分的话，却让我感到挫败、不耐烦和越来越沮
丧。终于，我告诉她我开始感到自己被激怒了，又补充说通常我
都会感到我们俩是在同一战壕里的，我猜她也有同感，但是今天
的对话不知怎么的，看起来变得势不两立。我这番话引起了她的
注意。

　　我发觉在我跟她谈话时，为了符合自己的心理构造，我太长

时间一直忽略她那内隐而富有挑衅的贬低，以至于当我感到恼怒时，我的体验和表达过于激烈。事情常常是这样发生的，治疗师无意间的参与看似一件坏事，其结果反倒是件好事。

很快，Carol 便参与到这个颇为困扰的思考中，想到我们的互动反映出她与丈夫互动中相似的地方，她总是感到无法抗拒地要找茬儿跟他吵架。听到这些，我分享了我的想法，上次会谈结束时她告诉我治疗终于开始有所帮助了，她今天的好争辩可能与这一点有关。现在我们开始去探讨——而且不断探讨——她对感受的恐惧、自我满足的策略，以及对依赖和拒绝的害怕。这次会谈中充满情绪的互动成为我们治疗转折点的标志。我相信这个例子说明了要有效地利用活现，除了解释之外，也跟治疗师真诚的反应性和有意的自我表露（self-disclosure）有密切关系。

心理治疗中的活现是共同创造的，研究表明早期依恋关系是共同建构的，这两者在理解上是完全一致的。正如我早前提到的，在连接婴儿期关系和心理治疗关系最重要的理论桥梁中，包括了 Daniel Stern，Karlen Lyons-Ruth 和变化过程研究小组（CPSG）所提出的观点。虽然 Stern 等人对活现的定义可能会比我的更为狭隘，他们始终强调主要是**活现性的**，而不是言语性的过程有可能带来最重要的心理上的发展——以及治疗性的改变。他们探讨了患者和治疗师之间"共享的内隐关系"的改变所产生的治疗性影响，他们独特的方法为临床做出了非常宝贵的贡献（Stern 等，1998；Lyons-Ruth，1999；Lyons-Ruth 和波士顿变化过程研究小组，2001）。

共享的内隐关系反映出相对稳定却又不断演变的感觉，即在每一方的心中对方是谁、在对方心中自己是谁、两人在一起时又是谁。这是患者与治疗师之间真实而持续的个人参与的结果，同时也必然受到每一方的内隐关系知识——你可以把它视为内部工作模型——的影响。我猜想正是这种自我与他人、内在与人际、预期经验与鲜活体验的互为主体的相遇，让共同拥有的内隐关系成为潜在改变的支点。

1998 年，CPSG 发表了一篇里程碑性的文章，名为"一些超越了解释的东西"（"*The 'Something More' than Interpretation*"），暗示治疗中的非言语体验会引起改变。具体而言，他们观察到，内隐关系知识的改变主要和患者与治疗师在**互为主体领域**中活现出来的部分密切相关。当他们的关系发生改变时，也改变了患者认为治疗师是谁、对于治疗师来说自己是谁，以及他们对对方来说又是谁的感觉。

Stern 和他的同事们注意到，治疗通过一连串的**当下时刻**展开（如同戏剧里的"小节"），每一小段都包含了有关"我们之间现在发生了什么"的独特的主观感受。有时候这些当下时刻会充满了强烈的感受，患者和治疗师无法抗拒地被拉入此时此地刻不容缓的情绪热潮中：CPSG 称这种时刻为**现在时刻**。

当一个现在时刻激起治疗师与患者深深的共鸣，并做出一个真实的个人反应时，这对治疗搭档就会体验到一次难忘的**相遇时刻**，进而转化了共享的内隐关系。一次相遇时刻会让患者有机会看见新的存在方式，这种方式超越了先前存在的移情倾向或者内隐关系知识的限制。这样的矫正性关系体验能够打开突然间发生戏剧性改变的大门。

在初步强调这些具有转化性的相遇之后，CPSG 转而聚焦于持续的治疗关系——更大背景中具有高度影响力的相遇时刻。正如之前提到的，在治疗中的发展——就像在童年时期一样——是由一种关系所促进的，这种关系涉及到合作的、调谐的和随机应变的沟通。这种沟通更多地取决于患者与治疗师之间内隐的、情感的、互动的**过程**，而不是他们所交流的言语中外显的内容。

Lyons-Ruth 这样写道："在这个理念里，过程**引领**内容，因此并没有特定的内容需要追随；反而，扩展对话的范围和流畅性是主要的，这会引领出越来越整合和复杂的内容"（Lyons-Ruth 和波士顿变化过程研究小组，2001，第15页）。

扩展情感性以及语言性的对话，是通过治疗双方在"关系中的即兴举动"这一过程中的试误而产生的（Lyons-Ruth 和波士顿变化过程研究小组，2001），而不是通过治疗师故意试图把治疗结构化。当患者与治疗师双方感觉到他们正在一起进行适配，朝向共同的目标移动时，其结果常常是一种富有生命力的体验，这种体验又增强了一种成长中的感觉，即他们共同拥有的关系是一个有价值和有帮助的关系。这样一个又一个关系即兴回合的重复，会创造出越来越有效的适配模式，最终能够与患者旧有的倾向抗争，并且使它们发生动摇——由此而产生的体验上的可能性、动荡和混乱，是改变的（而且常常是不安的）主观先兆。

无论患者这种内隐关系知识的转变是突然间（在某个相遇时刻）发生的，还是逐渐（通过持续的对话而发生，这个对话是渐进性地，比患者所预期的更具包纳性和合作性）发生的，它们发生的情境往往是活现性的和互为主体的。多年前，Frieda Fromm-Reichmann 就曾谈到，患者需要体验，而不是解释。也可以说，患者需要一个关系，胜过需要一个解释为什么的理由。

在治疗关系中活现出来的内容，与治疗师的内隐关系知识和患者的内隐关系知识的互动作用密切相关。为了能够识别出我们自己也许在无意中做了什么，对我们作为治疗师而参与的特点加以关注，是十分重要的。如同我们已经看到的，共同建构的活现能提供一些最有活力的情境，来转化患者对自己、对他人以及对关系的感觉。

但是，当临床工作者无意识地与患者共谋，重演了编码记录

126

在患者内部的表征模式，这种共同建构的活现有可能成为实现治疗目标的障碍。旧的知识会被卡住，熟悉的预期会被证实，有问题的过去会被重复；其结果会使治疗陷入僵局。更糟糕的是，患者会被再次创伤。此外，这里还涉及到关于我们对于体验的姿态的议题：当活现不能引起我们具有思考性的注意，我们就好像在自动驾驶一样——在互动中我们通过角色在梦游，而不是对它保持清醒；我们嵌入到体验之中，而不是对它进行反思和觉察。

所有这些都迫使我们始终关注我们与患者活现出来的内隐关系的特点，要参与到他们不能使用言语沟通的部分，我们必须要把频率像调整到言语上那样，同样调整到弦外之音上：我们在影响他们和被他们所影响的时候感觉如何？患者在影响我们和被我们所影响的时候感觉如何？对于患者的主观体验和互为主体的体验，我们可能有怎样的推断——以及我们对自己有什么样的感觉？我们一定要牢记，每一次言语交流、每一次解释、每一次干预，都是一个人际关系事件；每一方都或多或少地影响着共享的内隐关系，同时又往往出乎意料——因而我们以为是有帮助的尝试（像我过于热衷地想"触及到"Eliot 的努力），其影响可能会与我们的打算或期待大相径庭。

针对唤起的未经思考的已知而工作

一个大权在握、颇为知性的执行官前来见我，显然他是在妻子的坚持下才来的。她抱怨他紧张、容易分心和情绪疏离。我称之为 Gordon 的这位患者，他对妻子的抱怨不太确定，也不确定自己是否需要治疗，但他似乎愿意做出（短时间）尝试。在三四次会谈之后，这个治疗的未来走向看上去越来越令人怀疑，我发觉（自己在注意）我很在乎选择使用什么样的词语。我意识到自己感到莫名的焦虑，差不多像是在遭受一个迫害者的威胁，而且需要用自己的语言作为防弹装置。

　　犹豫了一阵子之后，我决定与患者分享这个体验。听到我这么说之后，Gordon 很为惊讶，他说我正在形容**他的**体验，而且不仅是他在这里跟我一起时的体验，也是他更广义上的体验。他之前一直都找不到语言来形容它，但现在他好像把他称之为的“内在风景”带到我们的互动中了。在这一方面，他向我表示，出于一种模糊的威胁感，他在工作中有一种强迫性对自己的表现“镀金”的模式，并且补充说，他妈妈是一位大屠杀的幸存者，最近曾问过他：“你不感到焦虑吗？你一定是那里唯一的犹太人”。

　　当我们探讨他的和我们的体验时，在几次会谈的过程中，Gordon 开始察觉到，驱使他启用自己的防弹装置的，是他对评价和攻击的恐惧，特别是在他所认为的不理性的环境中。他认为他母亲“在她的体验中也有同样的焦虑”，而且不知怎么就传递给了他，现在似乎他又传递给了我。我对威胁的易感性让 Gordon 在我身上唤起了一个他自己要竭力回避的体验。通过“重新定位”他对危险的无意识的感受，他让我们俩能去识别／清楚说明它，然后开始去理解它，在某种层面上，他那些自己不想承认的感受，其实最初是源自他母亲的感受。

　　当说到这个患者在我身上唤起他不愿意知道因而也无法告诉我的体验，我是在指**投射性认同**。约定俗成的理解是，这是一个把自己不能忍受的部分投射到（或进入）对方的过程。然后我们跟那个人相处的方式，又让他认同了我们投射的部分。投射性认同通常被认为是一种防御机制，也是一种非言语沟通的模式[7]。

　　如同 Melanie Klein 原来构想的，投射性认同本质上是婴儿与心理发育比较原始的成人在内心的**幻想**，这些幻想使他们可以用某种方式把自己的一部分重新放置到别人那里。精神分析师 Winnicott 和 Bion 都因为把 Klein 的深刻见解进行"人际关系化"（interpersonalizing）而被颂扬。他们发现，Klein 认为纯粹属于内在的现象，其实是属于人际关系的：我们所有人——从出生开始——其实都会在别人的体验中唤起我们不能或不愿意承认的属于自己的体验。

Bion（1962）的理论认为，"正常的投射性认同"是婴儿期唯一最重要的沟通媒介。淹没性的情感被婴儿投射到善于接受的母亲那里，她将它们容纳和处理之后，以一种调整了的和"易消化"的形式还给孩子。有关婴儿－父母的观察研究倾向证实 Bion 的理论——同时非常强调双向的影响和共同建构。

Stephen Seligman（1999），一位加州大学的精神分析师和研究者，曾经建议对于婴儿－父母关系的真实理解必须考虑**父母**的投射，以及婴儿的投射。在这种关系和其他的亲密关系中——例如婚姻和心理治疗——成人明显在使用投射性认同。其实 Bion（1967）指出，投射性认同是患者和治疗师之间最重要的互动方式。我会在随后的章节中强调投射性认同的复杂性：第一，它是双向的事实；第二，作为治疗师，我们一定要多加小心，不要过度假设我们感觉是患者在我们身上唤起的，只是属于患者。通常人们都需要一个挂钩，才能把帽子挂上去。

确切而言，我们是如何从别人身上唤起自己的体验，这已经或多或少被当代各个领域的研究所澄清了。现在看来，内在状态从婴儿传递给父母（反之亦然），以及从患者传递给治疗师（反之亦然），主要是通过身体对身体的媒介进行沟通。可以说，我们看到了什么，就成为了什么：当我们在他人身上看见情绪，我们就会从自己内在感受到这些情绪。

我们之前提到过，新生儿早在出生42分钟时，就会模仿一个张开嘴巴或伸出舌头的面部表情示范（Meltzoff & Moore，

1998）。在两个半月的时候，婴儿会对母亲表现出来的情绪作出自己相应情感的反应（Haviland & Lelwica，1987）[8]。在相关的研究中，Dimberg 等人（2000）给成人被试观看一段中立的录像，里面包含以30毫秒速度呈现的一个笑脸和一个愤怒脸孔的连续动作。当被试看到这些难以觉察的片段时，他们反射性地移动了自己面部的微小肌肉群，保证了与他们（潜意识地）观看的录像里的面部表情一致。

　　显然，我们被进化过程构造为反射性地模仿和我们互动的他人的面部行为。但是，模仿与内在状态的转换有何关系？复制另一个人的面部行为与参与他的情绪体验并不相同，抑或相同？

　　在面部表情的现象学和心理生理学方面，全球杰出的研究者Paul Ekman[9]发现，面部肌肉反应不仅**表达**情绪，而且还能**激活**它们。当我们有意地假设面部表情与某种特定的情绪有关，我们的生理和大脑激活的模式也会改变，以确保与之一致[10]。Ekman的研究加上模仿研究，提示了其实我们常常拥有进入他人的状态的途径，无论我们选择与否。因此，当我们无意识地和不自觉地复制了另一个人的面部表情，我们也在自己内部准备好产生一种情绪反应，对那个人的情绪体验进行共鸣、配合，或者与之保持一致（Ekman，2003；Ekman，Levenson & Friesen，1983）。

　　这可能就是我们作为治疗师，如何有可能"从内到外"知道患者正在体验到什么。通过面对面的沟通传递，他们把不能用言语表达的情绪从我们内在唤起。毫不奇怪，Ekman 相信声音的"音乐"（声调、节奏和轮廓）既沟通也激活了情绪，正如面部表情一样。你可以称其为投射性认同或者非言语沟通，事实是患者会从我们内在激活对他们体验的共振。

　　在这里重要的一点，也是互为主体性和关系取向心理治疗的核心：**要想获知患者不能用言语表达的，我们必须要把频率调整**

到自己的主观体验上。我会在后面详细探讨当代的关系理论如何帮助我们使用自己的主体性，来识别、理解并充分利用由患者唤起的影响。现在，我只是想说，要接收到患者非言语的沟通，我们必须要学习识别他们从我们内在引起的回响。

一旦我们这样做，在某些时候，有意地向患者表露我们认为唤起了什么，可能是重要的。其他时候，对已经被唤起的内容，我们可以使用自己的觉知，在患者没有说出来的体验方面发展和传递出我们更深刻的理解。也有一些时候，患者可能需要看到我们成功地努力容忍他们不能忍受的体验。患者会经常从我们内在唤起他们不能通过语言沟通的（也许通过身体语言沟通的内容除外），假如没有理解到这一点，刚才提及的这些都不可能发生。

针对具身的未经思考的已知而工作

有一位女性患者，每当我们之间有可能沉默的时候，她便会非常不舒服。在探讨这个体验的细节时，她说假如没有对话，我们就只会彼此看着对方。我问：如果发生这样的事儿会怎样？她回答说：那我们会彼此看对方的身体，就好像我们只是两个身体而已。这明显激起了她对我们身体之间关系的困惑——也就是性的议题。

130

如果心理治疗是要尽量为患者的体验留出空间的话，我们便不能把身体排除在外。如果"谈话治疗"只是讲话的脑袋之间的对话，那么它会严重地缺乏包纳性和整合性。身体感觉往往是情绪的基底：在很大程度上，我们身体上感觉到的，就是情绪上**感受**到的。

被依恋研究认为极具影响力的前语言经验，当然大部分是身体体验。正如我之前指出的，在心理治疗中，是身体对身体的沟通为口语对话提供了具有唤起作用的潜台词。虽然这种沟通的很多影响被记录在意识的觉知之外，同样不可否认的事实是，我们很难去发现自己不曾注意的东西。临床工作者不能对身体视而不见——无论是患者的还是自己的——因为身体经常接收和传递未曾或者不能用言语表达的内容。

严重创伤和混乱型依恋的影响常常是躯体的。我的一个患者在童年时遭受长期的创伤，她发现自己要么被生理疼痛所占据，要么对其麻木——好像内部的信号或者如震耳欲聋般强烈，或者就几乎听不到。她感到有时候她是自己身体的囚徒，有时候又觉得自己没有身体。她很难知道她的身体痛苦是否真的是情绪痛苦的替身。

在淹没性的过度唤起与麻木的解离之间摇摆的这类患者，往往在情感调节方面有无比的困难。他们很难把躯体的感觉转换成可以清晰表达的感受，并能根据这个感受指导适当的行为。他们如此轻易就能被自动地触发了，因此他们难以思考和感受，相反，他们会否认和解离。不出所料的是，神经生物学研究显示，有创伤历史的患者，其杏仁核的反应增强，并且相应地**减少**了前额叶皮层的活动（Rauch 等，2000；Shin 等，2004）。对于这些患者，“身体在继续记录得分”（van der Kolk，1996，第214页）。

好像身体把过往的苦难记忆得太清楚了，今天它面对日常困难时的反应，就像面对威胁生命的灾难一样。对这种患者，心理治疗的大部分工作涉及到对躯体状态努力进行识别、容忍和贴出标签，使躯体感觉可以和情绪连接起来，和激发这些情绪的情境连接起来。对于这些患者，情感调节和整合解离体验的途径常常是从身体开始的。

相比在交感神经系统的过度激活与副交感神经系统活性降低之间切换的患者，与此相反的是在依恋方面具有冷漠心理状态的人。这些患者看上去真的像说话的脑袋，而且相当不善表达，姿势显得僵硬，态度上无动于衷，声音变化很少[11]。与这种抑制的、活性降低的患者一起工作，治疗师可能需要特别有意地与自己的身体感觉调谐——包括紧张的状态、压迫感、困倦等等。患者否认的情绪，或者对情绪的防御，其振荡常常会载入到治疗师的身体里。

　　一个临床工作的同事告诉我，当他与一个"地地道道的硬汉子患者"工作时，有一次他感到胸口有强烈的疼痛。在几年的治疗过程中，这个患者都很少表现出情感。治疗师静静地坐着，感受着胸口的疼痛，他意识到这是他身为孤单的青少年时曾经有过的身体对感受的共鸣。他决定与患者分享他的体验。这样做之后，他问患者是否有过相似的感觉，那个男人热泪盈眶，第一次开始讲述少年时期痛楚的孤单感受——一种他从来没能分享或克服的感受。

　　用精神分析师 Otto Kernberg 的话来诠释，身体是个人意义上的地理。要明白这些意义，我们需要给躯体自我留出一些空间，既要注意患者身体所表达的，也要注意她与自己身体的关系。我们也需要注意自己身体的感觉——因为它们常常代表我们共鸣患者内在发生的事情的生理反应。最后，正如开始提到的心理治疗中反思身体的临床片段所呈现的，我们需要注意咨询室里两个身体的关系。这些是总的路径，用以识别、参与，而且在一切顺利的情况下，用以调整患者有问题的成长体验所产生的影响，对此体验患者还无法用语言表达。

　　聚焦在非言语领域，能让我们与患者从未整合以及不能清晰表达的自我的不同面向建立联接，通过察觉患者跟我们一起活现出来的、在我们身上唤起的，或者去具身的部分，我们有机会开始了解患者"未经思考的已知"，同时也在这个过程中认识自己。注意治疗性互动中关系的、互为主体的和情感的暗流，有助于我们为患者之前需要否认的体验和觉知留出空间。在理想的状态下，我们对患者的反应能够让他们的体验和觉知得到深化。

注　释

1. 请注意不要把研究证据误解为最初的关系所设定的轨道是不能改变的。工作模型是有潜能被更新的；早期经验建立起的是稳定的模式，而不是僵化的结构。

2. 因为表达性语言的能力被剥夺，遭受创伤的人可能会体验到"无法言表的恐惧"（van der Kolk 等，1996）。

3. 有些研究发现，一般来说，与健康的控制组被试比较，在童年期经历创伤的个体的左侧海马较小，左脑发育减少。与此对应的，当有虐待史的成人按要求回忆一个让人不安的早期记忆时，他们的大脑半球活动表现出极端地往右倾斜；当他们回忆中性的记忆时，又会倾斜到左边。相反，在控制组中，大脑半球的活动是平均的，无论记忆是让人不安的，还是中性的。此外，胼胝体是大脑两个半球之间主要的信息通道，被创伤的个体的胼胝体体积明显地小于没有这种历史的控制组被试。因此，创伤似乎阻碍了神经和心理的整合——将情绪的右脑与左脑的言语资源隔离开了。

4. 也许这决定了母亲通常是依恋对象的首要选择，如 Main（1999）所指出的，新生儿赖以定向的母亲声音，是在子宫内就熟悉的"声道"。

5. 这个内隐的无意识（Stern，2004；Siegel，1999），连同弗洛伊德派认为由于压抑而成的潜意识，可能就是 Bollas 命名"未经思考的已知"这个术语时心中所想的。

6. 自体心理学家 Michael Basch（1992）曾经写道"患者会巧

妙地引起治疗师对患者的潜意识发出自主地共鸣"（179 页）。

7. 与之有关的，Schore（2003）写道："弗洛伊德开始建构'均衡悬浮注意'的心理状态，其中一个人能接收他人无意识的沟通。我认为，如果说弗洛伊德是在描述无意识如何担当起'一个接收器官'的作用，Klein 的投射性认同概念则尝试建构出无意识系统如何担当起'发射机'的作用，以及这些传输如何影响另一个无意识的心智的接收功能"。

8. 在与婴儿面对面的互动中，母亲被要求做出不同的面部表情：回应母亲展示出的愉快表情时，婴儿自己的愉快表现得更为高涨，并且"苦脸怪相"的动作减少；回应母亲悲伤的面容时，婴儿看上去压抑，并且苦脸怪相的动作增加；回应母亲愤怒的表情时，婴儿也显示出愤怒，并且他们的身体会静止不动（Haviland 和 Lelwica，1987）。

9. Ekman 最初获得声誉，是因为跨文化地证明了每一种基本情绪（悲伤、愤怒、恐惧、惊讶等等）是与一组面部肌肉反应的特征模式相关：例如，愉悦是反映在微笑中，但也主要反映在眼部肌肉不自主的参与中。

10. 为了说明过程，Ekman 引用了《被盗的信》一书（*The Purloined Letter*），书中 Edgar Allan Poe 以一个侦探的角色写作，解释他如何刻意地了解他人的内在状态："当我希望知道任何一个人有多智慧或多愚蠢或多好或多坏，或者在当时他的想法时，我让自己的面部表情尽量准确地模仿他的表情，然后等待，看看在我头脑里或心里会出现什么想法和感觉，好像这些想法和感觉是要去配合或呼应这个表情似的"（Poe，引述自 Ekman，2003，37 页）。

11. Ekman 的研究提示，这种身体的抑制其实抑制了婴儿以及成人情绪上的主观经验。

第 九 章

自我对于体验的姿态：嵌入、心智化和觉察

Main、Fonagy 和其他人的研究证明，对体验进行一致性反思的能力——而不是嵌入其中或者防御性地与之解离——既是我们自身依恋安全感的标识，也标识着我们有能力抚养出同样感到安全的孩子（或是患者）。对一个安全的成人进行 AAI 访谈时，这种"反思的"或心智化姿态的能力（我会交替使用这些术语）会表现在对体验的一致性陈述中，也转而显现出一个一致性的自我。我的意思是指自我：（1）合情合理，而不是前后不一致、让人摸不着头脑；（2）像一个整体结合在一起，而不是被解离和否认弄得支离破碎；（3）能够与其他人的自我合作。跟随 Daniel Siegel（2006）的引导，我提出，一致性自我也是稳定的、适应的、灵活的和充满活力的自我。

作为心理治疗师，我们的目标在于帮助患者越来越从内在活出这样一个一致性的自我。我们的任务是与患者共同创造一个关系，这个关系能让他们理解自己的体验，更多地去感受"在一起"，以及更深入地、更心满意足地与他人相处。在我提议的心理治疗模型中，这项任务的核心是治疗师的心智化姿态，以此促进患者心智化的能力。因为心智——内隐的和外显的——是整合患者解离体验的关键，这种体验是要通过对非言语领域的关

注才能获取的。

有能力自由进入并协作性地反思与依恋相关的记忆，有能力建构并呈现出对早期依恋体验的一致性叙述，没有什么比这两种能力更能预测成人抚养安全依恋孩子的能力。要记得，AAI研究说明，正是这种能力把具有安全感的成人和其他依恋体验不那么理想的成人区分开了。冷漠型的成人不能自由地进入依恋的体验；他们的叙述既僵化又不完整。迷恋型的成人不能进行协作性地反思；他们的叙述既混乱又让人糊涂。

但是，**有些**个体即便有这种体验，也能跳出所谓的他们既定的发展轨道，产生一致性的叙述，并且抚养出安全的孩子。这个有关"挣来的安全"的实证研究结果很重要，对心理治疗有非常鼓舞人心的启发意义。简单来说，它确定了个体有潜能超越自己历史的局限——打破把不安全和创伤从这一代传给下一代的很不利的链条。其结果是，跟成长体验同样重要的，有时候甚至更加重要的，是我们对于体验的姿态。

从这个结论出发，我发现在临床上（以及个人层面）思考对于体验的三种基本姿态非常有用：我们可以单纯地**嵌入**（embedded）体验之中，我们可以拥有对于体验的**心智化和反思性**的姿态，或者我们可以**觉察**。

很多时候，许多患者没有察觉到，自己过于嵌入在有问题的体验中——过于认同他们相信的和感觉到的——因此无法想象关于那个体验的其他观点。要帮助他们进入到体验的**多重**层次，而不是演绎出单一维度的版本，在其中他们的自我保护／自我挫败的倾向使他们身陷困境，我们必须要在非言语的领域与之调谐。要有效地做到这点，我们必须要能进行心智化——即，我们必须要找到方法，能直觉地捕捉到患者当下体验中潜在的心理状态。这是**内隐的**心智化，它让我们以调谐的形式，去触及、共鸣和回应患者此时此刻可能还无法言说的体验。而后，获取这些曾被解离或否认的、无法言说的体验后，我们必须要能跟患者一起反思这些体验，以促进体验的整合。这就需要**外显的**心智化，使用语言帮助患者，通过把体验放在他们生活经历中的过去、期待中的未来以及当下时刻的不同情境中，对自己的体验加以理解。我们内隐地和外显地进行心智化，渐渐地就能使患者自行进行同样的过程。

所有形式的心理治疗都被认为是关系的参与，这个关系能激发患者心智化的能力，或者解除这方面的抑制（Fonagy 等，2002；Holmes，2001）。我们将会看到，心理治疗进一步被理解为培养患者觉察能力的过程（Martin，1997；Germer 等，2005）。觉察被定义为"单纯的注意"（bare attention）——即"在连续时刻的感知中，对实际发生在我们身上和内心的事情有清晰和专心致志的觉知"（Nyanaponika，1972，5页）。Baer（2003）回顾了有关将觉察训练作为临床干预的文献，把它描述为"对持续流动、此起彼伏的内部和外部刺激不加评判的观察"。跟心智化姿态一样，觉察姿态也有潜力促进整合、情感调节和依恋的安全感。但在讲述其治疗性的意义之前，我想先对体验的三种姿态逐一说明。

嵌　　入

当我们嵌入体验之中，就好像随着体验的持续，我们**就是**这种体验。在任何一个时刻，无论我们意识到、感受到和相信的是什么，我们就会简单化地接受其表面意义。当然，在很多情况下，这种姿态可能是与当时的情况相配的——例如，当我们沉浸在音乐、滑雪或做爱的欢愉中。还有一些其他的情况，**除了**这个姿态**之外**的任何其他姿态都会让我们非常不利：例

如，当我们发觉自己所在的小路上有货车冲过来时，如果还要
再次思量我们危险的感觉就会冒风险。然而，如果嵌入的姿态
经常是我们**唯一**的选择，我们对自己和他人的体验很有可能会
非常有问题。

躯体感觉、感受和心理表征能够为现实提供有关的**信息**，但
是在这样一个缺乏反思性的心理框架里，这些信息被取而代之
而被感觉到**是**现实。这时——而且这一点至关重要——对于体
验只有单一的视角，单一的观点，好像没有对体验的解释而只有
感知，所有的信念都是事实。

不可避免地，这让调节并充分利用情绪的任务变得复杂。因
为如果每一种感受都是通往真相的管道，我们既没有理由又没
有能力对我们的感受踩刹车——而且，一般来说，未经调节的感
受对检验现实和指导行为所起的作用不大。例如，当我们感到害
怕，似乎唤起恐惧的情境**毫无疑问地**被认为是实际的危险。当
然，这种检验只会放大我们的恐惧。因此，嵌入在体验之中，我
们所冒的风险就好像是在拥挤的电影院里大喊"着火了"。在这
种情况下，内在世界胜过外部现实，无论"情况的真相"是什么。

136

反过来说，当我们深深地嵌入体验之中时，便非常难以划
出一个界线，以区分外部事件和它们在我们内部被记录的方
式：这时，无论在我们身上发生了什么，某种程度上会被感受
为我们是谁，而那种感受是如此强烈，以致无法进行质疑。因
此，嵌入姿态类似**心理等同**（psychic equivalence）（Fonagy 等，
2002），内在世界的主观体验和外部现实被简单地等同起来。卡
在这种存在方式中时，我们就被困在 Melanie Klein 称为的**偏
执－分裂心位**（paranoid-schizoid position），分裂（splitting）占
了主导，自我被感受为体验的客体，而不是一个正在发起和进
行解释的主体。

受这种姿态的限制，我们既没有动机、也没有心理空间来有意地思考自身的体验，因为这时并没有感知到体验的性质是主观的，而非客观的，**也**因为未经调整的感受淹没了我们的思考。而且，嵌入姿态削弱了我们根据潜在的心理状态**内隐地**对体验进行反应的能力——无论是自己的还是他人的体验。当这种姿态成为默认的选择，我们就处在自动驾驶中了，并且过多地受过时的工作模型所约束，受思考、感受和行动的习惯性结构化模式所约束。

心智化

心智化姿态为情感、认知和行为的灵活性创造出潜能，主要是因为它让我们从多元视角看待已有的特定体验，提高了先前存在的模式被更新的可能性，提高了习惯性模式被"去除自动化"的可能性。心智化姿态的这种开放性，加上它自我询问的特点，共同帮助安全的成人在 AAI 访谈中产生一致性的叙述，而非僵化或混乱的叙述。

心智化让我们可以有意识地努力去明白我们的体验和对体验的无意识反应，这些反应是以感受、欲望和支撑它们的信念为基础的。这样做的话，心智化姿态就增强了我们识别和调节情感的能力，好让情感确实发挥其基本功能——也就是说，帮助我们评估对世界的体验，并且根据这种评估指导我们以适应的方式来行动。

譬如，假设一个好朋友最近似乎变得需求颇多和不安全，我们看到后就被一种退缩的冲动所控制。在心智化的姿态下，我们可能开始对自己想要退缩的欲望产生好奇，而不是完全接受自己感受的表面意义，并且受自己的冲动驱使去行动——或许我们

137 会开始察觉，是这个朋友表面上的脆弱很不爽地提醒了自己的脆弱感。这种觉知不仅仅取决于有意反思的能力，而且，更主要的，是有能力内隐地知道体验具有解释的深度。换句话说，体验（例如，被朋友的不安全感推开和想要退缩的感受）有其意义，而意义只有在体验潜在的心理状态的背景中，才能得到全面的理解（例如自己对脆弱的焦虑，因此倾向于夸大他人的脆弱）。

　　依恋理论家把注意力集中在心智化或反思姿态的各种不同方面。Main（1991）强调元认知的能力——对想法进行思考——这是建立在认识**表面／实质的区分**（即事物可能跟其表面不同）、**表征的多样性**（对于同一现实，不同的人可能有不同观点）和**表征性改变**（一个人对现实的观点可能随着不同时间和不同情境发生改变）的基础上。像 Main 一样，Fonagy 注重对单一情境保持多元观点的能力，也很强调被他称为的**读心**（mind reading）（2001）或**将心比心**（mind-mindedness）（1991），主张心智化的精髓是根据潜在心理状态，来解读或解释他人行为和体验的能力。Jeremy Holmes（1996）综合 Main 和 Fonagy 的贡献，强调他称为的**叙事**（或**自传**）**能力**（narrative or autobiographical competence），即有能力随着时间的推移将自己的心理世界意识化，能在自己和他人的感受之间进行区分，并能理解思考自身具有表征性的性质。

觉　　察

　　觉察即就在此地，就在此时——能在这一时刻全然临在当下，能接收任何出现的体验，但又不被体验的任何特定方面所缠住。觉察也是不带任何评判和评估地对体验有所觉知。这种开放、警觉的存在状态和不加评判的觉知，通常是通过冥想来培养的。然而，这样的实践其最终目的却不是为了在冥想中达到觉察状态，而是去练习——因此而强化——在生活中对日常事务进行觉察的能力。

举一个我个人的例子：经历了一个惊人紧张的早晨之后，我走进一个我已经带领了多年的个案讨论会。平时我会期望着与组内的治疗师会面，但今天——我感觉到被隔绝、焦虑和易激惹——我根本不想来这里。我跟着自己的动作亦步亦趋，似乎这是我能做的最大极限了。我如此纠结在自己愤怒的紧张状态中，以至于无法好好去反思，我想到尝试召唤一下觉察的姿态。我做了几个深呼吸，用了一个心理小窍门，幻想自己**现在的**体验——在这里与一些很多是我认识多年并喜欢的治疗师相处——也可能是我的**最后一次**体验。这或许听起来有点儿阴暗，但这个心理小花招往往能把我带回到宝贵的此时此刻，有时候就是闪念之间，其速度之快犹如迅雷不及掩耳。几次有意识的呼吸和这样的"思维实验"让我受益匪浅。我在当下站稳了脚跟，不再感到孤立，而且对自己的实际处境感到满意。从一种嵌入的姿态转换到一种觉察的姿态，似乎"改变了一切"。

像心智化姿态一样，对体验的觉察姿态带来的好处极为可观。大体来说，觉察练习能帮助我们调整困难的感受，减少自我强加的痛苦，使我们更有技巧地应对生活的挑战，更深刻地体会生命赋予我们的喜悦（见 Baer，2003；Lazar，2005；Martin，1997；Segal，Williams & Teasdale，2002）。

大部分正规的研究都聚焦于冥想对身体的影响，研究结果表明这种练习降低了压力的常规指数：它不仅降低皮质激素（压力荷尔蒙）水平，而且还降低了心率、耗氧量，等等（Sapolsky，2004）。除此之外，当压力削弱免疫系统能力的时候，研究表明觉察冥想能使免疫力增强（Davidson 等，2003）。在同一个研究中，冥想初学者[1]表现出，随着练习时间的推进，与正向情绪和杏仁核抑制相关的左前额叶皮层活性得到提高。他们也给出第一人称的报告，表示焦虑减少、正向情绪增加；前额叶的活动越偏向左边，报告就有更多正向、更少负向的感受。

针对训练有素、常年修行的冥想者所做的研究显示出更戏剧性的结果。有位被试是藏传佛教的僧人，他推翻了研究人员的预期，他对枪声没有表现出设想中的无法抑制的震惊反射；其前额叶的激活程度在图表上明显向左偏离（与常模相比有 3 个标准误差）。他也尤其擅长解读面部表情的细微之处，根据 Ekman 的理论，这些细微之处揭示了他人情绪的真相（Ekman，2003；Goleman，2003）[2]。

迅速增长的研究文献（见 Walsh & Shapiro，2006）表明，觉察与冥想对很多生理情况（例如高血压、哮喘、经前症候群和 II 型糖尿病）和心理问题（例如抑郁、强迫症、焦虑和恐惧症）可能产生一些非常有益的效果。对于觉察练习能产生这些效果，人们有不同的解释。在生理水平上，这种练习好像减少了诸如恐惧和愤怒等以杏仁核为基地的情绪所引起的自主反应以及交感神经系统的过度唤起。在心理水平上，它似乎促进了平和、自我了解和自我接纳，也促进了对思考和感受的习惯性模式去除自动化。如我提到的，随着时间的推移，它可能帮助创造（或巩固）内化的安全基地。最后，不断增加的证据证明，觉察强化了共情（Morgan 和 Morgan，2005）——这个发现与有关冥想加强心智化的结论一致（Allen 和 Fonagy，2002）。显然，觉察在心理治疗中发挥着重要的作用。

从嵌入到心智化

所有的患者都会不时地嵌入在体验中，有些患者则会每时每刻嵌入在体验中。后者是此时此刻的囚徒，困在感到难以处理的"真实"的内在和外在环境中。虽然由于不同原因，这些患者（通常自我力量处于边缘水平，有创伤后应激障碍和／或重度抑郁）和婴儿及幼童一样，对任何一个特定的体验都不能维持**多元的**观点。他们单一维度的视角无法为解释留出任何心理空间。其结果是，他们在根据心理状态来了解自己或他人的体验上困难重重。而且，由于卡在这种状态中，对于被体验唤起的感受，特别是痛苦体验唤起的感受，他们鲜有能力去识别、调节和有效地表达。

大部分患者（和大部分治疗师）发现自己有时候同样会嵌入在体验中，但是更为少见，而且通常只会发生在面临重大应激的时候。这样对于我们大多数人来说，我称之为嵌入的情况是与情境有关的，因此是有一些事件、有一些关系和有一些关系**之中**的事件让我们感到完全被吞没了。在这种被洪水般的情绪所淹没的情境中，我们会感到完全无法把头伸出水面，无法站在体验之外，用我们的一部分自我来思考它。

无论在童年时期还是在心理治疗里，从僵化的嵌入姿态转移到灵活的心智化和反思姿态，这种转移通常发生在亲密关系的情景中。大致来说，这些关系中能增强安全依恋的成分，同样也能培养出心智化能力的成分。如同在第四章讨论过的，嵌入与心智化的桥梁是建立在情感调节、对动机的识别和象征性的游戏的基础上。

在足够健康的发展中，幼儿的心智化姿态是通过照看者敏感

140

的反应而被巧妙地培育出来的，这种反应本身完全依赖于照看者的心智化能力——即，把孩子主要是内隐的、非言语的线索解释为是对心理状态的沟通。可以说心理治疗也在做同样的事，治疗中我们对患者的沟通所做出的共情性调谐，主要是出自我们心智化的能力。确实，正是在安全依恋逐渐加强的互为主体的关系情境中——治疗师把根本的关注点放在非言语维度上，即活现、唤起或具身，使安全依恋得到扶持——治疗师的心智化激活了患者自己的心智化潜能。

健康一些的患者和他们的治疗师之间，可能会颇为一致地一起反思他们的心理状态，直到一方或另一方掉进被情绪淹没的体验中。当心智化这样脱离轨道时（例如，在某次让人困扰的活现中），或当心智化的潜能还没有被启动时，患者——有时候是治疗师——会被卷进嵌入的、单一维度的心理等同模式，在这个模式中，心智和世界被混为一谈。值得去看一看的是儿童如何把内在状态和外在现实等同起来——因为从嵌入姿态中的成人患者身上，我们经常能看到在相同主题上的变异。

在一个著名的实验里（Gopnik 和 Astington，1988），实验者给3至6岁的儿童看一支 M&Ms 糖豆的包装管，并问他们里面装的是什么。他们全部都回答说："M 豆"，当孩子们看到管子里装的其实是一支铅笔时，不出所料，他们都很失望。片刻之后，请这些儿童预测一下，如果一个朋友看到这支 M&Ms 的管子时会如何回答同样的问题，大部分儿童回答："铅笔"，好像答案完全是显而易见似的。更惊人的是，当邀请这些儿童回想一下，他们刚才第一次见到这个 M&Ms 包装管时认为里面装的是什么，大部分儿童给出同样的答案："铅笔"。

这个"错误信念"测试清楚地表明，让儿童（特别是4岁或5岁之前）在头脑中对体验保持一个以上的观点是有困难的。以元认知语言来说，他们对表征的多样性和变化的理解在最大程度上也还是极为微弱的：也就是说，他们既不能想象朋友可能有跟自己不同的看法，也不能想象自己的观点可能已经改变了。在这个研究中，跟在生活中一样，要保持不让内在世界与外在现实等同起来，而且内在世界不会在某种感觉上被外部现实所取缔，幼儿——和嵌入体验中的成人——可能有着不寻常的困难。

但是，当然，心理等同会从两个方向运作。一个同事告诉我，当她准备给快两岁的儿子洗澡时，儿子哭叫着进行反抗，对于违反自己的意愿被放进浴缸里他愤怒不已。显然受制于狂怒，儿子咬了她，而且之后再一次哭叫："妈妈**咬**我！"这时，内在世界——愤怒，而后是恐惧——战胜了外部现实，以至于它们成为一体。

心理等同中的危险之一，是太容易将内在感受（愤怒、恐惧）投射到外界，这个过程创造出对一个非常危险的世界的体验。嵌入在体验中的成人患者，比如那些可能被我们描述为边缘的人，正是面对这种危险时显得很脆弱。当他们把自己的感受投射到他人身上，他们就把感受等同于现实，并且自己的反应就好像受到了威胁：例如，当他们对治疗师的调谐失误感到愤怒，而且也对自己的反应感到羞耻时，他们可能会认定治疗师就是恶意害人，并且还可能就是没有办法帮助自己。

很大程度上，正是这一类的危险把儿童和成人都推进了Fonagy所说的**假装**模式里避难。当我们离开了外部现实，驻留在假装的王国——当我们迷失在游戏或幻想中——我们就把内在世界和外部世界**脱钩**了，而不是把它们等同起来，由此，我们就通过想象把自己从感到过于真实的心理状态的压迫中解放出来。孩子和成人都一样，如果在心理等同的嵌入姿态中，体验就是那样真实的——有时候真实到让人害怕——那么在假装模式中的体验则是我们**想要**的真实。

让我给出一个更生动的例子：一天早上，我那4岁的儿子把我叫醒，要我给他披在肩膀上像披风一样的毛巾系上一个结。我听从之后，却**口无遮拦**，问他现在到底是我儿子还是变成了超人。"爸爸！"他埋怨着，第二个音节的音调明显是责备的。然后他从屋里飞跑出去，大声喊叫："都不是，我是蝙蝠侠！"过了一小会儿，在下楼梯的时候，我捡起他落在地上的"披风"。显然我一向都是个心理学家，忍不住在吃早餐时问他："现在你是我儿子还是蝙蝠侠？"他开怀大笑，回答道："我是蝙蝠侠。**有时候我穿件衣服来做蝙蝠侠。**"

在假装模式中的象征化代表着重大的发展性进步，超越了嵌入或心理等同。在进行象征化时，我们把一个东西代表（或指代）另一个东西，同时知道象征物与其象征的东西是两个分开的实体。围上代表蝙蝠侠披风（被象征物）的毛巾（象征物），让我儿子成为蝙蝠侠，而不用真的相信自己**就是**蝙蝠侠——换句话说，在象征性游戏中他能够对同一个体验有两个观点，即能领会表面／实质的区分。在假装模式中，我们有机会练习心智化三个组成部分初步的版本——我们可以象征，可以维持多元观点，而且可以认识表面和实质之间的差异。在某种意义上，只要我们在假装，我们就可以心智化。

Fonagy 也讲过一个关于他4岁儿子的蝙蝠侠故事（Allen 和Fonagy，2002），他追述起一次到国外参加会议，在旅程中他千方百计地满足儿子要一件蝙蝠侠服装的要求。当 Fonagy 把服装带回家，儿子穿上后，照镜子看了自己一眼，就被吓着了，他突然大哭，坚持要求立即把服装收起来。过了一会儿，他把妈妈的一件旧裙子围在肩膀上，开心地假装自己是蝙蝠侠。

在假装模式中，体验可以就是你想要的样子——然而只有当距离保持在足以把大灰狼一样的现实关在门外时。当 Fonagy 的儿子看到自己过度真实的扮相时，他看上去**太**像蝙蝠侠，而感到自己**就是**蝙蝠侠。假装模式——以及它在象征化、表面 / 实质的区分和接受多元观点等方面可以强化安全的潜能——瓦解为心理等同模式了。

当然，在治疗里也会发生同样的瓦解。举个例子，我开始察觉到在最近几次会谈的过程中，一个跟我一直有良好工作关系的女患者现在显得异常焦虑。我在探讨她的焦虑时发现，令她烦恼的问题在于我对她的感受到底是什么性质的——以及我的"界线"——自从在一次会谈中我不但赞美了她的外表，还在她离开我的办公室时碰了她的肩膀。这个片段（后面还会有更多与此相关的内容）说明了治疗关系中（保护性地）"假装"或"好像"的性质是易碎的。

在治疗师的调谐失误和患者的脆弱面前，治疗的"游戏空间"会很快地变成让人过于害怕的真实，而且当患者瓦解到嵌入状态的同时，也会出现情感调节的中断。因为，当内在体验仿佛突然之间与外在现实没什么两样（例如，当我们的恐惧感毫无疑问地具有现实基础时），我们可能感到被淹没了，好像要独自面对一个危险的、没有出路的境地。

讲述两个 4 岁的孩子和一个治疗中的成人的故事，目的是说明假装模式如何把我们部分地——但只是部分地——从嵌入转移到心智化。当心理等同是那么真实的时候，假装是不够真实的，因而是相对脆弱的。可是假装模式是一个必需的中途停靠站，因为它为我们获得心智化的能力提供了真实的途径，否则我们会一直嵌入在体验里，而无法企及这种能力。

在前面所描述的这一类错误信念测试中，如果任务是被设定为假装的话，儿童的表现水平会高得多。相比这个使很多 4 岁儿童的能力遇到挑战的"真实版本"的任务，假装版本的任务被证明对每个3岁儿童来说是不费吹灰之力的（Gopnik 和 Slaughter，1991）。正如颇具影响力的发展学家 Lev Vygotsky 所说，"在游戏里儿童常常超越他的平均年龄，超越他的日常行为；在游戏里他好像比自己高出一头"（引述自 Fonagy 等，2002，261页）。当儿童在假装时，他们能练习和强化重要的心智化技巧。

143　　在心理治疗里的患者也一样。治疗师维持治疗的"框架"——即界线——创造一个过渡性空间，在其中能够发展出既是假装的又是真实的治疗关系。这种双重性可能就是弗洛伊德（1914/1924b）心中所想的，他说到移情是"在疾病与真实生活之间的中间领域"，在其中被患者解离掉的冲动能够得到允许，"好像入场进入游戏空间内"，因为在这里的代价没有像其他重要和亲密的关系里那么高，患者可以承担更多风险，非常像儿童在游戏。心理治疗中假装的方面——和治疗关系一起作为一个安全基地——提供了一定程度上的自由和安全，让患者能够更自由地想象、思考和感受。

可是想象并不能带着我们一路到达心智化，因为一旦假装遭到现实的对质，有关的自由感受和可能性，以及调节情感的能力，都太容易一起蒸发掉了。想一想 Fonagy 的儿子，他面对自己那太像蝙蝠侠的形象时感到的恐惧。或者，想一想这些患者，当他们那些经久不衰而又很脆弱的对自己的幻想被外在现实所挑战——比如他人对他们的反应与他们自己的需要不符合时——他们因"失控"而陷在自恋性的狂怒中。

无论在童年时期或心理治疗中，我们只有在有机会整合心理等同模式和假装模式时，才能从嵌入状态一路通往心智化，其中心理等同模式是"由现实主导的非心智化"，而假装模式是"与现实无关的心智化"（Fonagy 等，2002）。这样的整合就把心灵从残酷事实（尤其包括**被感觉**为事实的心理状态）的暴政下解放出来，但又不用把事实性的现实扔下不管。

　　既不把心理等同于世界，又不把心理从世界中解离开，这样把"落在实处"（groundedness）与想象合为一体，让我们可以根据内在状态和外在现实之间的**关系**对体验做出反应。这样想一想：当我们嵌入在体验中的时候，这种体验被"认知"为真实的，因此感觉被迫要去行动；当我们在假装的时候，体验被认知为不真实的，所以不需要去实际行动。然而，当我们进行心智化时，就可以问一问自己，现在自己对体验的感觉实际上有多真实或者有多不真实。换句话说，我们想要知道，现在我们的内在状态是如何与外在现实相联系的——而后，拥有了更多的自由和更可靠的信息，我们就可以选择如何（或者是否）去行动。

　　以这样的方式进行好奇的能力，是从一个涉及到安全依恋体验的**良性循环**中产生的，这种体验又转而促进了情感调节、最佳状态的唤起和心智化（Allen & Fonagy，2002）。在这个协同增效的过程中，与一位有敏感反应的照看者（或者与一位能共情调谐的治疗师）之间持续的关系提供了这种体验。而我们最终的期望是，情感可以被调节，唤起状态可以被维持在"容忍的窗口"范围之内（Siegel，1999）。由安全基地而产生的感觉让儿童（或患者）的探索成为可能：去探究照看者（或治疗师）的面部、头脑和内心，从他们那里发现自己作为"有意图的人"而反映出来的倒影，根据由感受、愿望和信念组成的情境去理解自己的行为。

　　当行为，特别是非言语行为，得到这样的反应——即，根据行为潜在的心理状态而来的反应——它在儿童（或患者）身上就会产生逐渐提升的觉知，觉知到体验的多样化层次和体验的多元化观点。换言之，它促成了对于体验的心智化姿态。这种心智化的能力又转而培养了一种日渐成长的能力，既能调节情感，又能把依恋关系体验为安全基地。无论是在童年时期还是心理治疗中，这都是良性的循环，能够让心理成长、整合以及形成**内化的**安全基地成为可能。

在心理治疗中强化反思性自我和促进整合

Main 在元认知方面的工作和 Fonagy 在心智化上的工作，都强烈地主张儿童需要依恋关系，不仅是为了这些关系带来的保护和它们给予的安全感，而且也因为它们提供了互为主体的情境，在其中儿童的反思能力能得以发展。这个过程的第一个阶段涉及与依恋对象之间情感调节性的互动，它教会儿童感受为何物。因为情绪是发展中自我的核心，像这样的互动能**有效地**调节情感，让儿童诸多的情绪性体验得以整合（而不是解离），因此，儿童逐渐增长的一致性自我的感觉也得以形成。

像发展中的儿童一样，在心理治疗典型的互为主体的情境中，患者有机会学习（或被提醒）感受是可以被识别的，可以跟他人分享，可以予以反思，并且是有可能发生改变的。在通过关系发生转化的心理治疗模式中，安全基地和治疗师对非言语体验的关注，容许被患者解离的感受浮出水面，并且被识别出来。而一旦这些被否认的感受显现出来，并且被感觉到，它们便有可能发生改变——即，被接纳（有关过去的强烈愤怒可能会软化为后悔）和（或）得以转化（曾经被否认的需要可能会得到"承认"和满足）。关系为患者之前否认的情绪留出空间，治疗师帮助患者去承受和理解这些情绪，也使它们的整合更加切实可行。

145　　但是像年幼的儿童一样，接受心理治疗的患者可能缺少时间了解自己的内在状态——甚至不知道自己**拥有**可供了解的内在状态——直到这些被他人识别出来。现在让我们来看看他人——父母或治疗师——如何做到能够了解、命名和反思这些未被识别的内在状态。

我会首先聚焦于这个过程在童年时期的展现，同时顺着这个路径与心理治疗衔接起来。然后我会呈现一些临床材料，用以说明我们如何理解发展中的儿童——她需要一个心智化的他人协助调解自己的感受，她运用象征性游戏和语言从嵌入姿态移向心智化——这种理解能够启发心理治疗的整合过程。

像你记得的那样，Fonagy 和他的同事观察到，婴儿和幼儿最初对自己感受的学习是通过镜映的体验，这种镜映既是随机应变的，也是"做出标识"的。例如，一个处于痛苦中的孩子，当母亲能与之共鸣、予以反思，并且准确地将孩子的内在状态镜映给他自己时，这个孩子就能得到母亲的抚慰——但是二者要有足够的差异，能使**母亲**呈现出来的感受是"做出标识"的，是对**孩子**的内在状态的反应，而不是母亲在表达自己的感受。此外，要使这种镜映培养孩子调节和识别自己情感的能力，就一定要伴随一种态度或行动，表明这个痛苦是可以应对的——当然是由照看者来应对，但也有可能由孩子去应对。

我个人经历里有另一个场景，可以说明这个过程是如何起作用的。当我女儿刚刚满18个月时，我正好是那个半夜被她"妈妈！妈妈！"的狂叫声弄醒的父母，当她从小床上看到是**我**开门进了她的房间，她愤怒地大吼："坏爸爸！恨你！要妈妈！"这可绝对不是在凌晨三点钟我想要被对待的样子，我感到自己越来越紧张。我试着让她在嚎叫中听到我的声音，我告诉她——毫无疑问是压过她的声音的——妈妈在睡觉，而我不会去叫醒妈妈。但是，在女儿的小床边上，当我突然理解了（或者其实是**感觉到**）她的行为具有无可辩驳的逻辑，我发现自己柔和下来：显然，她相信如果她有足够的愤怒和大声，那她就能让我去叫妈妈来。所有这一切在一瞬间出现在我这里，但是回过头来想，我能看到它不仅让我把自己平静下来，还能让我去（未经思考地）镜映她的愤怒，我摆出一张夸张的"臭脸"，再加上一点点咆吼声，用来标识出我表现出来的感受是"假装"的，然后我的声音从咆吼沿续，变成拉长的、同情的"啊喔喔喔"，好像反映出她愤怒背后那需求受挫的失望。之后，我把默剧变成言语，我告诉她，当然她会很愤怒，因为她多想要妈妈，而爸爸却不去找妈妈来。于是，我听到她一边泪眼汪汪哭着，一边尝试说一些我刚开始还不太明白的话。后来我明白过来她是在表达："爸爸，帮帮我，让我感觉好一些。"接着，我们共享了一个富有情感的拥抱和一首儿歌，之后我把她放回小床上，度过了这个晚上。

我无法采访女儿，来了解她对这次互动的看法，我愿意相信这次互动帮助她了解自己的感受，并开始调节它们。怎么做到的呢？是通过像我看到她一样看到她自己——换言之，在我对她进行心智化反应的镜子中，她看到自己是一个有意图的人，自己表达感受和愿望的行为是可以被了解、被命名、被分享的，并且是**可以变化的。**

值得强调的是这次互动的几个互相强化的方面，因为它们与我们和患者的工作直接相关。第一，只有当我能够设法找到一种反思的姿态，可以成功调节我**自己**的感受，我才能理解**她**正在感受的是什么，并把这一点镜映给她自己。第二，只有当我根据她的意图来理解她的情感时，我才能够理解这些情感。第三，恰恰是这种对她的情绪体验进行"心智化"，让我自己能镇定下来，因此而有能力帮助到她。

要在心理治疗中激活类似的过程，我们必须能够不仅在情绪上对患者进行反应，也要对情绪进行反思——我们自己的和患者的——以便我们不只是受制于感受，而是能尝试去理解它们。（无需多说，这种反应有时候是非常难以做到的，而且它通常要求治疗师有相当多的自己作为患者而接受治疗的体验。）

有关儿童是如何了解、调节和整合自己的情绪这方面，当我审视了当前的理解，发现在心智化的治疗师与心智化的父母之间，他们的活动中更多的相似性变得清晰可见了。重要的是，这种发展只能发生在与一位调谐的他人的关系情境中。在儿童能体验到这种关系之前，他们可能不会"知道"自己感受到什么，只会感受着它（Coates，1998）。为了把他们"原始的感受变成象征"（Holmes，2001），儿童需要互为主体的、情感调节的互动，在互动中，他们开始在被他人了解的过程中了解自己。同样的说法可以适用于心理治疗中的患者。儿童和患者都一样，是他们与一位调谐和敏感反应的他人之间的互动，让反思性自我的发展成为可能。

体验到随机应变的和"做出标识"的镜映——以及更普遍的情绪上的调谐——让儿童发展出自己情感的**表征**，这是通过把情感与依恋对象最初（主要）是非言语的反应和最终是言语的反应联系起来而实现的。首先在非言语水平，调谐的父母通过身体行为"命名"孩子的感受——面部表情、音调、姿态，等等——以此表达出对孩子内在体验的共情性认识。因此，孩子内在状态的第一个表征，是在母亲的反应这面镜子中发现的。Winnicott（1971a）大概也想到这一点，因而他写道："当婴儿看着母亲的脸，他看到了什么？他看到了自己。因为母亲正在看着婴儿，而她看上去的样子取决于她从婴儿身上看到了什么"。

当然，父母也会利用口语交流的语言来帮助孩子表征感受，使用诸如"伤心"或"生气"等词语，为孩子的情感贴出标签，父母生成了一部情绪的专用词典，当孩子听到其他人使用这些词语来描述情感时（说到一个正在哭的朋友很伤心），以及当孩子开始这样做时（发现自己对词语的理解被肯定了或被矫正了），那部词典会变得更加适用。这些非言语和言语过程的类似版本，也会在患者与治疗师的关系中展开，它能让患者感受到情绪，然后以越来越细腻和自我认识的方式表征情绪。

重要的是，能够被表征的感受（和其他心理状态）——特别是通过词语表征的——是更容易被识别、分享、反思和调整的。因此，在童年时期和心理治疗中的情感调节的关系极为重要，在关系中这种清晰表达出感受的能力可以得到发展。如同 Fonagy 所言："语言是用以外显心智化的**最出色的**表征性媒介"（Allen 和 Fonagy，2002，29 页）。情绪是很多这种外显心智化瞄准的目标，即使不是全部的目标。因此，在"谈话治疗"中的谈话有潜力来强化患者调节和整合情绪的能力。（要发挥这个潜力，这些情绪要在治疗关系的当下生动地表现出来，否则谈话可能只是谈话而已。）

当父母观察、参与或评论孩子的象征性游戏时，在这些情感调节、情感表征性的互动中，他们就超越了自己的角色，加强了孩子的心智化。这时父母对孩子"假装"的体验给予言语和非言语的反应，提供了另外的视角——一种成人的视角——帮助孩子将想象的内在世界与带有种种限制和可能性的外部世界联系起来。同样地，在儿童心理治疗中，治疗师或内隐地或外显地对儿童的游戏给出看法，既共鸣了儿童自己的看法，又扩展了儿童自己的看法。

在成人的治疗中，当我们给予患者共情和解释的时候，我们也在做类似的事情，当然，我们不是对他们的游戏做出反应，而是对他们在我们共同拥有的关系中的体验做出反应。移情－反移情情境常常会有"假装"的成分，也会有实际的成分，它们有助于为广泛的情绪体验和心理状态留出空间，包括那些被患者防御性地排除在对自我的正常感知以外的体验和状态。假装的悖论在于，由于我们与患者的关系没有那么真实，它反而倒可以更真实——在情绪层面上更为深刻、更加真实可信和更具包纳性。

当我们帮助患者进入、启发和连接他们各种各样的情绪、心理状态和体验的层面（外显的和内隐的、象征性的和非象征性的）时，我们就在增强患者调节情感和心智化的能力。在这个过程中，我们促进患者整合过去感觉中那些需要解离和否认的体验，这样做的时候，我们就促成了所谓的"外显的心智化的顶峰，即根据连贯的自传式和传记式的叙事来了解自己和他人的能力"（Allen & Fonagy，2002）。

强化反思性自我：一个临床过程的例子

"Rebecca"是我之前提到过的一位患者，当我赞美了她的外表，稍后在她离开我的办公室时，我又轻轻地碰了她的肩膀，之后她变得焦虑起来。那次的事情引发了非常令人困扰的情绪上的余波，我希望通过回顾我们俩如何处理的过程，表达出在心理治疗中，良性的依恋循环、情感调节和心智化实际是如何运作的。

更具体地，我将从与临床工作有关的四个持续地彼此交织、相互重叠的方面，澄清我自己是如何思考和行动的。首先，患者处于变换之中的对于体验的姿态，在某种程度上决定了我在每一次会谈中做出临床选择的性质。其次，我持续关注和使用非言语领域——唤起的、活现的和具身的——使患者在此时此刻最紧迫的内隐和解离的体验浮现到表面。再次，促使它们由内隐到外显：对她当时的体验进行识别和命名，为这个体验留出空间，因此促进其初步的整合。最后，为了进一步的整合，我努力在与患者的对话中使她的体验得以被理解——即把体验中的不同元素联接起来，以便能根据她记忆中的过去、生活中的当下和预期中的未来，赋予这个体验一个有意义的情境。这些努力总括在一起，涉及到精神分析师 Roy Schafer（1992）所冠名的"重述一生"。当这一切都进展顺利，这个过程就生成了一个连贯的人生故事或叙述（叙事），它既能锚定和深化患者的完整感，也能锚定和深化她爱的能力。

请先容许我用一点儿时间来搭好舞台。Rebecca 是个三十出头的医生，因为离婚而感到极其不安全，所以来做心理治疗。虽然她极为出众、生气勃勃和富有吸引力，但她无法想象任何人会对她有兴趣。她表面上自信，但时不时地会被一种无名的痛苦所折磨，让她感到被淹没，而且有时会哭泣。她为自己的情绪而感到困惑不解，也因它们出其不意的袭击而备感脆弱。因此，她觉得自己脚下的根基摇摇晃晃。

从一点一滴开始，我们一起认识到，从自己的**内在**来体验世界和感觉她是自己人生的作者，对她而言有多么困难；相反，她习惯于通过他人的眼光来看自己，主要以他人的期待和需求来生活。我们逐渐地开始明白了，她在认识自己心智上的困难，是源于童年时她需要把主要的注意力都用来关注母亲的心智。

Rebecca 无法预测，那位既可怕又迷人的女士何时能来陪伴，而且她常常狂怒不已，她的爱让 Rebecca 深切渴望，而她的否定又让人畏惧。为了适应母亲，Rebecca 要循规蹈矩，充当起和事佬，并且在母亲看重的方面表现出色。可是，尽管 Rebecca 取得所有的成就并且顺从母亲，她仍然常常感到，对母亲而言，她充其量是个次等货，更甚者，她感到自己是个累赘。

除了与母亲的关系中感到的渴望与威胁之外，Rebecca 感觉父亲根本看不到她，她认为父亲的注意力被姐姐抢走并独占了。由于缺乏由真实的联接而来的真正的安全感，她在家里感到孤单、没有支持，无法确定自己的欲望，抑制住不去维护自己的需求。

不要忘记，这样的叙述（叙事）是经过了好几年的治疗才出现的，它反映出来的觉知是 Rebecca 在我们的关系之初无法清晰表达的。这个关系和它慢慢养育出来的理解，让 Rebecca 有可能知道自己的需求，并且维护自己的需求，好像感觉到——有这个可能——她现在能有权利请求去过属于自己的人生了。

几年的治疗之后，Rebecca 再婚了，这次她非常幸福地与一位在她看来无条件地爱她和支持她的男士结婚。可是刚开始时她曾为他们关系中性的部分感到困扰：具体来说，她受困于似乎他总是来挑逗自己，而她却只能偶尔和自己的欲望有所联接。此外，在体验到一段与丈夫的亲密时期之后，Rebecca 会在情绪上退缩，每当她开始察觉到这一点时都会感到困扰和疑惑。

对于体验的转换中的姿态

过了几个星期，Rebecca 对于我调谐失误而触碰她的身体，让她受到了怎样的惊吓，她竟然完全不提。很显然，她无疑认为，对我这个让她丧失信心的行为，她一个字都不能说，否则会很不安全。尽管几年来我们之间看上去开放的交流，至少让增加另外一个视角的可能性已经得到很大的提升——特别是我们的关系可以有足够的安全，让她能告诉我她感到不安全。显然，Rebecca 有时候还是会发觉自己嵌入在体验中，而这一次是嵌入到她对我们之间关系的非常心烦意乱的体验中。

也有其他的时候，Rebecca 能看到她的治疗部分地具有"假装"的性质：正如她所说的，我们的关系是"既是真实又是人为的"。当她把这个关系作为安全基地来感知时，这个感觉是足够真实的，又恰好是这个关系的"人为性"让她可以体验到一些自由，这种自由与儿童在游戏中得以心智化是同一种自由。在"假装"的保护范围内，Rebecca 能容许自己在我们的会谈中比在外面拥有更多不同的感受、想法和冲动——而且她可以反思这些心理状态，而不只是单纯地体验着它们。

但是，当某个体验与假装相矛盾，矛盾到无法再假装下去了，在假装模式里创造出来的安全的心理空间可能会崩溃。只要 Rebecca 还看得到我穿着好父亲的外衣，可以这么说，我所代表的威胁——性或亲密的威胁——将会被驱逐到边缘地带。但是当我赞赏和触碰了她，危险的感觉似乎太真实了，那令人安心的假装就把路让给了这种感觉。

Rebecca 尝试了好几次，在会谈中重建和维持一种假装，让她与我在一起时感到全然的安全。但是，正如在这种互动中常常发生的那样，她的非言语沟通显示出，这种感觉她无论是向我表白，还是跟她自己坦诚，都让她感到极为不安全。揭示出这一点是跨出的第一步，让她能跟我一起去考虑发生在我们之间的事意义何在。在后续的一系列会谈中，Rebecca 对于体验的姿态在嵌入与假装之间摇摆——并且逐渐朝着心智化的方向移动。

通往内隐 / 解离体验的非言语途径

这一系列会谈中的第一次开始时是一段稍长的沉默，Rebecca 有些紧张的谈话打破了沉默，她说自己没有什么想法，也没有什么特别想说的。

当我问到她对此感觉如何，她回答说这让她不舒服。"为什么会这样？"我问道。她回应说："这样我们就只是看着对方。""如果我们看着对方又怎么了？""我不知道。这让我不舒服，你懂吗？"

　　她很快沿着这个话题谈到两段平行的体验，第一段是跟一个她不知道为什么总要保持距离的女性朋友，第二段是跟她的丈夫，他们刚刚度过了一个浪漫的周末回来：第一个晚上有很好的性爱，而后当早上他又开始引诱时，她把他推开了，她不知道是为什么。之后他们有可能会吵架的，但是他们避开了，后来的周末时光都还行——虽然她说自己忍不住要在两个人中间捣捣乱，因为他们什么都不做，只是躺着、看看录像、出去吃饭和做爱。听到这儿，我的样子显然看起来好像是在告诉她："啊！听上去很好呀！"她眼睛瞪着我说："你和我的朋友明显对这种事情有同样看法。我不知道我有什么不对劲儿，我无法领会到这一点。你懂吗？"

　　然后又出现沉默。

　　在这里，我把收听的频率调整到弦外之音，而不是言语——也就是我们互动中的非言语方面——我察觉到自己的内在感到一阵焦虑的震颤，这有可能是镜映了她的焦虑。当我（不止一次）注意到她脸上皱着眉头，带着一丝挖苦的表情，尖锐地重复着"你懂吗？"，我也感到有一点儿烦躁。我也察觉到最近的几周她用另一种"你懂的"来打断自己的讲话，像神经性痉挛一样，也许泄露了她的不舒服。但是，更尖锐的"你懂吗？"似乎暗示作为她的治疗师，我不懂、不明白，有可能不能再像从前一样被她信任。现在这个姗姗来迟的认识在我心里清晰起来，我认识到过去几周以来（或者更长？），我们的关系中隐约有一种不舒服和肤浅的感觉，跟我在我们的互动中通常感到的自在相比，很不一致。我猜我的体验与她的体验有关，并且我希望能超越语言，触及到当下互动中内隐的、尚未达到语言水平的内容，我对她说我想要知道她在沉默中的感觉。

　　她告诉我她像之前一样感到不舒服，而我们沉默地看着对方，让她感到有一点儿焦虑。我试探着分享我的感觉，说她实际上有可能已经有一段时间感到不自在了，而不是只在这一次会谈中，也许已经好几个星期了，或者时间更长。

她半是叹气、半是嘀嘀咕咕地回应着，而且把脸转过去了。我问她："叹气什么呢？或者嘀咕什么来着？"她说她认为她是知道发生了什么的，但她不能确定自己是否能说出来。我轻轻地说："我看得出来，这对你来说好困难"，然后问她是否知道，是什么让她感到那么难对我说那些明显让她心烦的事。

后来呈现出来的是她担心自己要说的话会把我毁掉，虽然她认为这一类的事情从前我可能已经听到过。终于，她让我知道了在大概一个月前，我赞美她和触碰她的肩膀所引起的"混乱与难过"。她说自从跟我工作以来，我从来都没有触碰过她，直到那个时间点上。当我这样做时，好像突然之间我们关系中的一切都遭到质疑，说到这里时，她的眼睛里满是泪水。

聚焦于这次会谈中的非言语（或前语言）信号——我的焦虑和烦躁，我对前面会谈感到的平淡，Rebecca 反复问的"你懂吗？"，伴随着她的身体语言和她的叹息——这些全都是通往重要而麻烦、但又是内隐或解离的体验的途径。我在这一小时内所有后续的干预，目的都是在为这个体验尽量留出空间。这样做的时候，我是在内隐地和外显地表达出来，在这里她的体验是我的第一要务。对她的情绪和想法，对她的愤怒和怀疑，采取这种开放的姿态和产生真正的兴趣，似乎能让她感到足够安全，从而跟我一起去深入探究她的体验。

让内隐的外显出来

假如我们要容纳患者长期以来感觉需要从他们的关系中排除的内容，或者需要从他们对自己的感受中排除的内容，或二者兼有，那么在心理治疗中让内隐的体验浮现出来是至关重要的。有时候，获取这些被否认或者被解离的体验不仅是必要的，而且是——就其本身和过程而言——已经足以产生治疗性的改变。更多时候，我觉得还需要另外用语言表达把内隐的体验外显出来。

我模糊地回忆起让 Rebecca 如此不安的那一刻，其实我可以表露自己的感觉，我可能是感到与她很亲近、很关心她——而我的动作和之前的赞美可能来自我（无意识）想要主动传递出我是跟她在一起的。可是，我觉得这样的表露可能会太早侵入她的体验。因此，为了给这个体验留出空间，也为了让她放心（也许由此保护我们双方免于她对我的害怕的影响），我让她知道，现在能谈这些明显已经让她如此困扰、如此难以启齿告诉我的内容，其实让我感到松了一口气。我还告诉她，在她传递给我的痛苦的信号中，其中之一是她反复在问"你懂吗"，这在之前并不是她说话的模式，起码我没有注意到——而自从她说出来我是如何让她不快之后，我再也没听到过她说"你懂吗"。

听到这些话，她开始哭了。当她安定下来后，我问她能否告诉我她的眼泪表达了什么。她说是悲哀：悲哀在于她需要如此克制自己，如此需要在这里不要太过亲密，而且当我们谈话时，如果感觉上是更亲密了，这就让她很心烦："我需要把治疗分隔出来。我需要跟你保持距离。我知道治疗是人为的，它不是那么真实。它是真的又不是真的，但是你对我的赞美和对我的触碰，让它变得莫名其妙地太真实了。"

"这让你感到非常不自在。"

"是的。我不知道我们能否继续。好像突然之间我不知道你的目的何在，或者我们的关系到底是怎样的。"

"而且更糟糕的，我猜，如果说出来我对你做了什么和对你有什么样的影响，让你觉得很不安全。"

153

当然，在这里被命名的是她内隐的体验，是跟我有关的被威胁和不信任的感受。她难以明确说出我所代表的某种危险——即便在此时——很大程度上表明了她感到有多危险。直到下一次会谈，我们才能够用语言表达出来这个危险，以及她是怎么应对的。

Rebecca 以开玩笑的口吻来开始这次会谈——"我们之间都还行吗？"——她说话时歪着头，手在胸前的位置前后移动，手掌向内。我跟着她笑了，但随后我提醒她，她的幽默可能反映出她的感受，即我们在上一次开始了的对话还没结束。她说当时她就感到非常不安，直到今天仍然如此，这样的谈话可能会让我以为她在指责我的正直。

我说："所以你要是对我说我是诱惑的，就会变成是在指责我的正直？"

"类似吧。我怎么能说你想占我便宜而不去怀疑你的正直呢？而且我不知道你是不是占我便宜。我觉得是，但不能断定。我的意思是，在某个层面我知道你不是，你已经在千方百计地帮助我了，而且从来都没有让我怀疑过你对我的关心。但是你从来也没有触碰过我，所以……我试着假装它没发生过，或者它对我也没什么重要的。"

"可是，它当然很重要——重要到你都不确定你是否还能跟我继续下去。而且你甚至一个字也不能提。"

Rebecca 那内隐的更深层次的不信任和恐惧，逐渐地变得外显出来——首先，她猜疑我的赞美和触碰有剥削的企图；第二，她怀疑我在听到她的猜疑时，可能会变得很防御。

我告诉她有一点我不能完全明白："如果你能够说出来你担心我想占你的便宜——以及我确实占了你的便宜——这难道不可以是在照顾好你自己，而只是在指责我的正直吗？而这样就好像是我被当场抓了现行。""当然是，"她答道，"但你所说的都在假设你会是诚实的。"我有点儿乘其不备在一定程度上抓到了她的不信任，我说："做这样的假设对你来说似乎是很艰难的……我猜我们俩都看得到，让你相信我有多么困难。"

　　稍后，当她问到为什么我如此坚定地要讨论所有这些时，我把自己的一些体验外显出来：会不会是因为我认为这里有些什么宝贵的东西要挖掘，有些东西能让她有所学习？或者，会不会是因为我担心自己做错了什么，想去澄清一下？

　　我开始说到，我相信我们一起探讨的内容是极为重要的，然后我又补充说到，我常常比较开放，在我们之间所发生的事情中，我希望能知道我这方面起的作用。可是，刚说到一半的时候，我感到我的话好像事先录好音似的，不真诚，而且与当时我们所在的处境好像很不契合。

　　因此，我选择了感觉像是更"真实"的方法："如果我觉得在这里发生的事以无法挽救的方式破坏了我们的关系，或者我觉得我活现出来一些无意识和破坏性的冲动，我毫不怀疑我会进行自我批评的。但是，事实是我没有这么觉得。在此刻我不记得发生的细节，但我能回想那次会谈结束时，我感到跟你亲近，考虑到你似乎经历了一些对你来说很困难的事，我猜想我尝试着——结果反而是弄巧成拙——但是无论如何，我在尝试着去告诉你，我是跟你在一起的。"

　　Rebecca 回应说，听到我说的这一切是极大的解脱。我问："为什么会这样？""这给了我更多空间，去想在这里发生的事，这里面我自己的作用。"她沉默了好一阵子，然后以痛苦的和请求的语气说："为什么这一切是那么不可思议地威胁我？"之后她开始挣扎着回答自己的问题。

　　Rebecca 在这里的反应正好符合我的感觉，即治疗师有意的自我表露有时候能帮助患者感到更少地嵌入在自己的情绪现实中。也许当治疗师在表达另一个观点的时候，为患者展开了更多的视角去考虑自己的体验——这是心智化的标记。

非言语行为为我们不可或缺的共鸣和调谐提供了信号，除此以外，像 Rebecca 这类患者——为了能够感受到我们是跟她们一起的，以及她们是被理解的——几乎永远需要我们以话语的方式传递出随机应变的反应。当患者从我们说的话和我们脸上解读出我们的心理，就有助于她们体验到，她们与我们的关系可以容纳那些她们过去感到需要解离的内容。

155　　当我们使用语言来命名未曾命名的内容，我们就帮助患者去承受她们自己无法承受的感受和想法，并与它们进行交流。这种对患者而言是痛苦的互动性调节，增强了她们的情感容忍程度，并强化了将治疗关系作为安全基地的体验。如同我们将要看到的，这种互动性调节也会促进心智化。

理解体验：解释、心智化和叙事

虽然临床工作的现实很少有最佳的状态，为了方便说明起见，让我来勾勒一下我一直描述的治疗过程中的最佳版本。创造出一个安全基地和过渡空间，让患者在其中能拥有和我们在一起的体验，以便既不让她们感到似乎"只是移情"，又不让她们感到似乎非常"真实"——弗洛伊德（1914/1924b）称之为"中间领域"——我们从中解读源自我们内在和来自患者的非言语信号，以进入患者当下的内隐体验。（复述 Damasio 的话，我们是在帮助患者联接到她们对正在发生的事情的**感受**——联接到该体验的情绪和躯体的维度。）触及到了患者的内部工作模型或内隐叙述中那些可以感知的边缘，我们就试着让内隐的外显出来。只有在这个时候，我们终于能与患者一起尝试对这个体验进行反思，用以理解这个体验。

　　我所勾勒出的理论上的顺序，有可能实现一个过程，让从前**只能**感受到——或者根本感受不到——的体验，能够在设定的关系中被鲜活地再现出来，在这个关系中体验可以被理解和被赋予新的情境。得以安全分享的内隐和外显的体验发生了改变。这就是**表征性重新描述**（Karmiloff-Smith，1992），由此具有功能性、富有影响力的过去（当然，虽然不是历史上的过去）被改变，让新的可能性有机会在当下发生（Stern，2004）。最终，我们的目的是让患者能够对自己的人生产生一致的叙述，以此反映出他们一致性自我的体验。这是我与 Rebecca 工作的目标，而解释是实现这一目标的重要组成部分。

　　当 Rebecca 满怀哀怨地问为什么我的触碰会如此威胁到她，她明显地不再嵌入在自己的体验中，或者她参与到了一个可以脱离开现实的假装下的探讨中："我知道我喜欢男人被我吸引，但是好像我只是想被看而不是被触摸。我不想要任何人太接近我，所以无论什么时候，只要有人对我动手动脚时，我通常都会把整件事情打住。我想我是在说从前，可即便是现在，跟我丈夫在一起，我也会立即退缩。那是不是跟你之间也发生了类似的事情？那一定是一部分原因，当有人靠近我，我便自动地退缩。但感觉上好像缺了些什么，缺一些我还不知道的。"

　　对此我用以下的解释来回应："我想我知道那可能是什么，我怀疑当我赞美你和触碰到你的肩膀时，你感到困扰，你不知道是为什么。你跟自己解释说是你认定了我是在诱惑你，而不是说我感到跟你亲近或者想要支持你。认为我要占你便宜的想法几乎抹掉了我们之间所有的亲近感，我想你既看重亲密又害怕亲密。"

　　她说："我想是的，感觉上是这样的"，并提到一些例子，当她接收到别人有兴趣亲近她的信号，无论是亲密的女性朋友，还

156

是她丈夫，她都会退缩。这些类似的反应让她困惑不已，虽然她说这样的成长让她很擅长自己独处。说到这儿时她泪流满面，我问她内心发生了什么，她说刚刚有一幅让她非常感动的画面出现在脑海里，画面中她变成一个拳击手，还有我、她丈夫和她的女性朋友都"在她这边的角上，在她那一边。"

在下一次会谈中，也就是我引用的最后一次会谈，Rebecca 说我们上一次的对话打开了她的心，但它没有保持住开放的状态。周末和丈夫做爱时，她感到异常地亲密，好像他们快要重新彼此委身，然后她"突然打住、封闭起来和变得干涸。"她感到自己这样做几乎像是故意的。几天后，当她感觉心烦意乱时，她告诉丈夫她只想单独坐在沙发上看书——以这种方式先发制人，以防她想象中丈夫也许会发起的性爱前奏。

她说，一部分的她希望去信任和靠近他，并且得到安慰，但是另一部分的她却不容许："就好像里面有个小女孩感到愤怒、受伤、怀恨在心，只想离开，一个人呆着。其实我发现自己在想，不如跟丈夫结束了，独自住在一个地方，把它弄得正合我的心意，不需要去检查这幅画或那块儿编织品是否跟火炉搭配。那个小女孩就是那么愤怒。好像这部分的我想开放，而她就是不容许。"

我说："我看得出来她为什么这么愤怒，感觉到她不能做自己想要的，除非她自己一个人。这也是我认为你大多数时间里感受到的。她显然对你极为重要。"Rebecca 以哭诉的声音——悲哀，但又有一点儿留恋——说道："她成为我的好朋友已经很久了。"

这是 Rebecca 的解释，她说："好像她一直都在，几乎是我真实感受的监护人，所有的伤害和愤怒，以及所有的希望，我要假装我没有这些，因为家里没有人能接受它们，但是她保有它们。"

"现在仍然没有人能接受它们吗？"

"我知道我现在不用一个人了，但我好像不能相信这一点。

或者我不想相信。我的意思是，我好像紧紧抓住我的不信任——你占我便宜的想法，或者丈夫对我的兴趣只是出于性的想法。在某种程度上，我知道所有这些都是不真实的。我拥有我一直想要的爱和支持，但因为一些原因，这几乎比得不到它们更困难。所以我嫉妒其他人，即便我其实已经拥有我嫉妒他们的那些东西。天啊！这简直太疯狂了，也太悲哀了。"

帮助患者改变他们对于自己主观体验的姿态，部分有赖于我们外显的心智化（即解释），把该体验中的不同元素联接起来。这样的联接对于整合解离的心理状态很重要——在 Rebecca 的个案中，一方面是过度轻信的状态，另一方面是顽固不信任的状态。如果没有这种整合，无论是患者的自我感觉，还是她的自传体叙述，都无法连贯一致。

Rebecca 的叙述中涉及到她内隐的认识，认为自主和亲密是互相排斥的。在这个叙述的某个部分中，如果 Rebecca 容许自己让她看重的人亲近她——没有了独立的意志——她是可能不做声的：因此，她对于我的触碰保持沉默，以及她很难拒绝丈夫的前戏。但在这个叙述的另一个部分中，她可以相信其他人会对她有所反应并给与支持——只是这个观点有一种假装的性质，以致非常不稳定。因为 Rebecca 的这个叙述是自相矛盾的，结果让她常常感到混乱和没有发言权。

我们在一起的工作触及到了她矛盾的心理状态，让她有可能开始去考虑它们之间的关系。我们也看到 Rebecca 不一致的叙述，表现出目前可以接近她的可能性微乎其微——具体来说，是她自己迷失的部分，既将亲密排除在外，**而且也**妨碍她获得所需要的东西。现在，Rebecca 在**一个统一的心理状态**中，同时体验她的欲望和不信任——并反思它们——这个信号让我注意到它们的整合正在进行中。

　　我勾勒出的这种关系、情绪和解释的过程，不仅能促进整合解离的心理状态，而且还能有助于在感受和思考之间、内隐和外显的记忆之间搭建起桥梁，同时——在大脑中——在右半球和左半球之间、大脑皮层"较为高级"的功能和边缘系统及脑干"较为低级"的功能之间搭建起桥梁。这些整合是心理治疗中情感调节、依恋和心智化等良性循环的成果，这些成果又转而使患者的自我感觉和自传体叙述更加连贯一致。

　　与其说这是某个**特定**的理解，不如说这是患者对关系的一种体验，在这个关系中，患者感到被理解——而且受到鼓励去理解自己——这是最终最具有治疗性的部分。因此，我们希望为患者带来的，是觉知到领悟是有可能的，而不是任何一个特定的领悟。通过我们内隐和外显的心智化，我们培养出患者领悟和共情的双重能力——这两种能力加起来，差不多就等同于心智化了。

心智化与觉察

　　Fonagy 原本将反思性自我称为"心智生活的内部观察者"（Fonagy 等，1991b）。没有这个内部观察者，我们就会简单地嵌入在与客观现实混淆的主观体验里。当我们习惯性地建构自己体验中的"真实"，也对此做出解释时，无法反思感受与事实之间的差异的话，我们会仍然对自己建构及解释的方法视而不见。

　　围绕着这两个主题——内部观察者的重要性和心理状态的主观而非客观的特质——可以把心智化姿态视为与觉察姿态相互重叠[3]。两者汇聚在一起，推动我们认识到主观体验主要是一种心理建构，而很多心理痛苦因而可以被视为（无意识地）自我繁衍的。两者都有潜力把我们从体验的嵌入中拔出来，以及脱离开它所强加的自动反应的特质。

　　可是，心智化和觉察显然是不同的，与它们各自有关的心理

158

活动是独特的，它们各自对心理治疗的贡献也有差异。心智化就好比在使用望远镜：它把过去或无意识"拉近"了，因此让我们对"位于远处"的体验的看法更加清晰了。觉察就好比在使用显微镜：它为我们即时的体验提供了更为生动和详细的看法，否则以平常的视力看这些都是藏而不见的（Rubin，1996）。心智化可能为建立一致性自我提供关键的路径，觉察则被视为超越自我的关键。觉察是拥有2500年历史的佛教传统的核心，其目的是去除自我强加的、由执着于虚幻的自我形象而招致的痛苦。

在心理治疗中的觉察

> ……大部分的心理动力治疗都奔赴意义而去，而把当下留在了背后。
>
> ——DANIEL STERN（2004，第140页）

哈佛大学的发展学家 Robert Kegan 论及"社会化的心理"（socialized mind），"自我著述的心理"（self-authoring mind）和"自我转化的心理"（self-transforming mind），认为它们是与层层递进的较高水平的心理成熟有关的意识形式（Kegan，2000）。Kegan 的分类追随了一个与从嵌入到心智化再到觉察的过程相类似的进程。

显然，心智化帮助我们从以"社会化心理"为代表的家庭和文化的历史中解放出来。通过内隐的理解和外显的反思，心智化让我们从体验和表征中后退一步，目的是为了去理解它们，然后逐渐成为自己人生的作者和解释者。

觉察并非让我们弄清楚体验的**内容**，而是指引我们，对每时每刻的体验**过程**予以接纳和觉知。随着时间推移，这样的注意能潜在地引起一场心智上的"哥白尼革命"，在这场革命中，调节我

159

们对世界的体验的心智，其自身会发生转化（Engler，2003）。

近期有一本关于觉察和心理治疗的书籍，其作者（Germer
等，2005，第9页）对觉察性觉知的描述如下：

- 非观念性。觉察是没有被吸收进思考过程的觉知。

- 以现在为中心。觉察永远是在当下的，而对体验的思考则
从当下移开了一步。

- 非评判的。如果我们希望体验应该是另外一种样子的话，
觉知就不能自由地产生。

- 有意图的。觉察总是要涉及到将注意力指引到某处的意
图。把注意力收回到当下，随着时间推移，会赋予觉察一
种连续性。

- 参与者的观察。觉察并不脱离见证。它让心灵和身体的体
验更加亲密无间。

- 非言语的。觉察性体验不能言喻，因为觉知发生在语言思
维出现之前。

- 探索性的。觉察性觉知总是在精细的水准上对知觉进行审
视。

- 解放的。觉察性觉知的每一时刻都在提供自由，可以远离
惯有的痛苦。

觉察的时刻可能会在每天的体验中偶尔发生，而对觉察的**练
习**则需包括持续的努力——在日常生活中做出和冥想一样多的
努力——记住要将注意力聚焦于现在，还有上述提及的所有觉知
的特点。正如我马上会做出的解释，这种练习的成果，是发展出
一个觉察性自我，能从几个不同的方面，增强对内化的安全基地
的确信感。

唤醒觉察性自我

　　跟心理治疗本身一样，觉察和冥想一定要在体验中才会被认识。认知行为学家 Segal 等人（2002）写道，为了去研究和治疗性地使用觉察练习，他们自己需要先进行练习。在这本书开篇的章节中我曾提到过，我自己对于觉察姿态重要性的体验性觉知，最初不是通过冥想出现的，而是通过对反思性自我的本质进行反思而来的。

　　当我问自己一个看似符合逻辑的问题——"到底是谁正在这里进行反思呢？"——我有一种突然的、强烈的和稍微有些眩晕的感觉，我平时认识的自我已经崩溃，留存下来的（我想这就是我这个问题的答案）是没有了"自我"本身，而取而代之的，是只有察觉。我平常体验中的自我——浸润着我的历史和我的身份认同，而且占据着我大量的心理空间——此时被代替，感觉上好像只是意识中单一的点，完全不占据任何空间。在几周左右的时间内，我差不多能够随意地与这个新发现的自我感觉——或者说是"无我"——重新联接起来。当我这样做的时候，我体验到了幸福感，以及感恩的感受，并且很多临在当下的能力得以提高。我也体验到防御在减少，共情和接纳的能力在增长，一种与他人有联接的强烈感受也在提升，这是基于感觉上好像我们与他人拥有共同的觉知能力，更不用说共同的痛苦了。

　　最终我意外和沮丧地发现，我不再能联接到之前似乎不费吹灰之力便能进入的心理状态了。然而，在我与朋友和同行的讨论中，我开始相信冥想其实是在锻炼与特定的觉察的心理状态有关的"肌肉"。

　　当然，冥想的形式多种多样。概括而言，可以区分为两种主要取向：专注性冥想（concentration meditation）和领悟性或觉察性冥想。Germer（2005）将注意力聚焦的前者比作激光，而把后者比作探照灯。专注是一种严加限制地把心智聚焦于某个觉知中的客体上（呼吸最为典型），而觉察则是大范围开放并且不加选择地把心智聚焦于每时每刻任何进入觉知的内容。据说专注能促进安静，而觉察性冥想的好处则不仅包括自我理解，而且还包括对心智本身特质的认识（Germer 等，2005）。

结合这两种取向，吸引我的练习与在众多心理治疗中提到的方法相同，包括以觉察为基础的减压法（Kabat-Zinn，1990）和以觉察为基础的抑郁认知治疗（Segal 等，2002）[4]。这个练习通常是要安定地坐着来进行，闭上眼睛，无数次地重复着同样的顺序，开始时我们通过把注意力放在连续的一吸一呼上，**定位**自己的觉知。随后，我们观察自己的想法、感受、身体感觉和感官印象，这些会自发地出现，而且"劫持"我们的注意力，以至于我们暂时失去对当下时刻的有意识的觉知。最后，我们会注意到自己已经"消失"在全神贯注的想法、感受或感觉中，在温和地让注意力**回归**到呼吸和觉知之前，我们的任务是对那些打断我们的体验**"贴出标签"**（Germer，2005）。

在最简单的水平上，这种冥想的目的是让我们熟知什么叫随意定位注意力，并且将注意力引到对当下时刻的体验上，同时有意地制止我们对体验到的内容进行定性或者评判的倾向。反复牢记要以全然接纳的态度聚焦于现在的体验——而且反复地失去又重新获得这个焦点——是一种具有很多有益影响的练习。

在我们面临困难体验时，与从安全依恋关系产生的内在安全基地一样，由觉察培育出来的内在安全基地也能让我们保持稳定。但是这个发展是如何发生的呢？想一想，觉察姿态是**"乐于接受的、容许的**……它鼓励对困难的'开放'，对所有体验采取一种温柔的态度"（Segal 等，2002）。对这样的姿态我们接近得越多，就越容易从内在找到一个平静的位置——成为"转动世界的固定支点"（Eliot，1943/1991b，180页）——因为我们逐渐认识到这是一个平静接纳的地方。这种接纳的基础是对自己的慈悲心，它会在我们对自己痛苦的体验开放时出现："通过放弃掉我们排斥痛苦的需求，觉察为我们提供了一种途径，用以改变我们与痛苦的关系。这是对自己仁慈的举动"（Fulton，2005）。

此外，觉察的体验促进我们对觉知本身逐渐认同，而不是与我们察觉到的、不断转换的自我状态（积极的或消极的）相认同。我们对觉知的认同感越强烈，内在的自由感和安全感就越大。因为，如果说最初的安全基地取决于我们对保护性的他人是否存在的确定感，那么基于觉察的内化的安全基地则部分有赖于不再需要被保护的感觉。对觉知的认同（或多或少）解除了感觉上出于保护的需要，必须紧紧抓住或回避仅仅是转瞬即逝的自我状态——而不是去寻找实际的避难所或者避开实际的危险。

在与觉知同在现场和只是在现场这两者的差异中，觉察练习也提供了体验式的教育。它巩固了注意力是可以由我们掌控的能力这一感觉：当我们记得要临在当下，并且注意到我们不在当下了，我们可以选择重新指引注意力回到此时此刻。逐渐地，这种"注意力的执行力"的举动提升了我们全然处于当下的能力，这就意味着我们活得越来越像每一刻都可能是我们的最后时刻。觉察练习也增进了我们"内在观察者"的感觉，能够察觉到想法、情绪和感觉，而不用完全认同它们。换言之，觉察有助于"解除嵌入"（Safran & Muran，2000）。所有这些效果都与治疗师和他们的患者有着特别的相关性。

作为治疗师，我们或者借助于冥想，或者，没有那么正式，只是以接纳的态度，通过有意的努力去"唤醒"并将注意力引到此时此刻的体验上，我们就能培养出自己采用觉察姿态的能力。

一般来说，当我们与患者坐在一起时，如果我们能够主动发起这种姿态，那么我们就更有可能全然临在当下——部分原因在于，我们对于自己的体验"温和相待"，而不是进行阻抗。更具体地，觉察性姿态能提升我们情感忍受、共情和"均衡悬浮注意"的能力。

我们也能利用这个姿态，获取与患者工作特定方面的信息，并使之得以说明和加强。以这种观点，可以把心理治疗视为一种两个人的冥想，在其中我们的任务是帮助患者能够觉察每时每刻的体验，而不评判它。我们常常遇到的，是患者（和我们自己）难以临在当下、察觉和（或）接受。当然，就是这些困难成为我们需要友善关注的焦点。对于觉察性注意的这种特质，一次又一次地失去和重新获得，可以把它们看做是心理治疗的冥想练习。最后，我们可以把冥想介绍给那些看上去可能会派上用场的患者。通常，在我的经验里，这些患者是那些需要帮助调节情感和（或）难以全然或整合地临在当下的人。当我教一些患者有关觉察性练习的基本功时，大部分经我推荐冥想的患者都会寻求有结构的课堂教学的支持。（作为治疗师，我们具体如何在治疗设置中利用觉察，这一点将会在第十七章里讨论。）

觉察的治疗性行动

觉察的练习明显地促进情感调节，情感调节与心智化及依恋一起，在一个良性循环中发挥着治疗性作用。觉察如同安全的依恋关系一样，能缓和杏仁核与交感神经系统的急性反应，这种反应性标志着不安全依恋个体的情绪过程——特别是那些被描述为迷恋型或未解决型的个体。

正如我曾提到的，实证证明冥想能降低因压力导致的生理指标。我猜想这个结果与冥想所带来的镇静效果有关，这个效果来自聚焦在呼吸过程中的身体，以及冥想者对自主地指引注意力的能力越来越有信心。作为注意力的执行者或发起人，如果我们拥有一种强化的自我的感觉，对于令人困扰的想法、情绪或身体感觉带来的威胁，我们会感到可以减少一些被迫的条件反射性抵抗或者自动地投降。取而代之，我们可以只是与它们**在一起**，而不是赶走它们（回避／冷漠型），或继续与它们纠缠（焦虑／迷恋型）。此外，练习给所体验的心理事件（无论在冥想中或在日常生活中）贴出标签，能削减其情绪上的力量，这可能是通过调动大脑皮层的资源来调节皮层下的情绪反应来实现的（Hariri 等，2000；Hariri 等，2003）。反复地注意和命名我们的想法、情绪和感觉——以及在冥想中让注意力回归到呼吸和觉知上——能够增强我们对困扰的情绪状态"去除认同"的能力。这种去认同扩大了心理空间，在其中患者和治疗师可以尝试去理解这些情绪状态，而不是抵抗它们，或被它们主导。

对于一些可能被描述为冷漠型的患者来说，冥想也可以是心理治疗宝贵的辅助方式。一般而言，这些患者远离他们的感受，常常难以完全参与到自己的体验中。他们的生活好像是不只是隔离了重要他人，而且还隔离他们自己。聚焦于呼吸的冥想可让这些患者落脚在身体里——情绪的基座——并且对什么是所谓的临在当下产生一种提升了的感觉。这里我想到一个非常具有分析头脑的患者，我们曾以"盘旋"的隐喻来理解他的体验：他感到好像不断地在自己的人生上空盘旋，从未着陆在自己的身体或关系里。每一次会谈开始时的五到十分钟冥想，明显地帮助他开始降落在自己的治疗里。

如同心理治疗一样，在临床设置之内或之外进行的觉察练习，是一种了解自己心理的途径。我们来听一听 Jack Engler（2003）形容的冥想过程：

对于流动的心理生理事件，这种经过训练的对每时每刻的注意力，伴随着最低限度的反应，会启动一种去自动化的心理运作方式，这种运作对感知性和概念性的刺激，通过将它们重新投放在有意识的觉知中，对它们进行记录、选取、组织和解释。当这个过程发生时，曾经是自动调节的心理功能变得可以让觉知进入，而无须做有意识的觉知和控制。

Engler 描述的过程，可以从放松状态下进行的静默的自由联想中观察到。再一次说明，冥想过程中的任务是聚焦于呼吸，同时没有偏好或评判地注意任何当下出现的心理事件。聚焦在自己的呼吸上，并且知道我们可以把注意力重新指引到呼吸上——伴随着呼吸，我们对觉知的觉知——有助于养成相对平静、无须防备的心理状态。在这种状态中，过去被压抑或解离的想法、情绪或感觉会在意识中浮现出来，但是现在，对这种想法、情绪或感觉的体验很可能不一样了，因为它们是在新的、被 Daniel Stern（2004）称为"当下的记忆情境"中浮现出来的。

就好像与治疗师之间安全的关系有可能提供这种转化的情境，通过冥想而唤起的平静状态也能做到这一点。在这样一种心理状态中，当我们再次遇到植根于个人经历的那些让人烦恼的心理体验时，它们可能会通过困扰的强度得到调整而被重新情境化，甚至可能会"重新改写对过去的可能的记忆"（Stern，2004）。从一个颇为不同的角度看，这里的治疗作用可能源自于将冥想作为渐进式脱敏方式的效果，这种方式让我们处于一种心理和身体的自在状态时，可以重新探访令自己烦恼的体验（Goleman，1988）。在这个过程中，这些体验可能会被改变，它们的整合变得切实可行。

此外，冥想和每天的觉察能帮助我们看清楚自己的以及患者的体验被建构和再建构的确切进程——这个进程建立在每时每刻的基础上。当我们在觉察之时，能"听到"表达我们想法的那些言语，从觉知最边缘的低声私语到喋喋不休的高谈阔论。我们可以感觉到那种暂时钳制我们的感受，然后会消减下来。我们可能体验到身体感觉和感官印象的出现和消失。我们也可以注意到自己这些体验的不同表征之间如何互动：一个想法可能会引起一种情绪或者身体感觉，一个感觉引起一种想法或情绪，一个声音引起一种情绪，诸如此类。**而我们能回归到当下时刻。**

沿着我们展现出来的体验的轨迹，我们毫无疑问会至少学习到以下两点。第一，我们对此时此刻的注意会一再失而复得：我们可以临在当下或不在当下，可以察觉到觉知，或者未能察觉。第二，我们的体验是流动的建构，通过在来来去去的心理状态中集结的想法、情绪和感觉之间万花筒般的相互作用，从这一瞬间到下一瞬间被重新塑造。就此，想想佛学心理学的基本宗旨，我们自以为核心的**自我**，其自身是永无休止地变化不定的——因而，一个固有的、永久的或稳定的自我可能只是幻像而已。

觉察性自我和反思性自我

现在绕回到反思性自我和表面－实质的区分，觉察在关于心理状态"**只是**表征性质"（Main，1991，128页）方面提供了继续教育。因为正如我刚刚提到的，觉察练习提供了一个窗口，让我们从中可以看到自己所思考、所感受和所感觉到的，都具有非持久和可变的特性。虽然觉察性姿态有别于反思性或心智化姿态，但两者的影响是相似的——即它们有助于认识到心理状态只是心理状态，是主观的而不是客观的，是流动的而不是固定的，是我们拥有的而不是等同于我们自己。简而言之，觉察和心智化都能作为嵌入过程的解药发挥作用。

此外，觉察像是心智化发展到最高级的形式——"心智化了

165

的情感"（Fonagy 等，2002）——促进"社会－情绪"的右脑和"解释"的左脑之间的整合，就像反思性自我能够使"思考着感受并感受着思考"（Target，2005，个人沟通）成为可能一样，觉察性自我能使我们的想法向感受提供信息，同时使我们的感受给想法提供信息。

然而觉察也提供一些心智化没有提供的内容。因为**觉察性自我**会察觉到反思性自我——也会察觉到对体验进行反思，完全不同于全然临在当下的体验。通过反复地对觉知有所察觉，我们"**把主观性的所在地从自我的表征转移到觉知本身**"（Engler，2003，65 页）。这样，觉察性自我的体验不但有潜力巩固"内在观察者"，也有潜力进入到一种深入、也许是神圣不可侵犯的感觉中，这是有关在自我的核心中我们到底是谁的感觉。如同我较早前提到的，在佛学心理学和实践中，觉察的一个重要目的是在于认识到自我的核心中，根本没有自我，只不过是"一种持续流动的察觉的体验"（Falkenstrom，2003，1559 页）。在心理治疗中，与这种领会到"无我"境界比较接近的，是把我们的情绪性投入从具体化**形象**（例如，是完全的自给自足，或者完全的无助）上剥离开来，这些自我形象限制了我们理解和成长的潜能。

无须多言，我们并不一定要在反思性姿态（用以帮助我们看到随着时间推移所呈现出的体验的模式）和觉察性姿态（用以帮助我们深入地留在当下的体验中）之间有所选择。在心理治疗里，两种姿态都有治疗性，而双方可以很好地彼此互相加强。当然，如同 Fonagy 坚持提出的，觉察练习增强了心智化。Ekman 的研究成果指出，有经验的冥想者具有一种高度发展出来的能力，能"从面部解读心理"，其所指是同样方向的内容，因为心智化涉及到要识别出通过行为表达的心理状态。同样，促成了情感调节、共情和信任的心智化也让人更容易达到觉察性姿态。

尽管心智化和觉察的关系可能有些模棱两可，但毫无疑问的是，在我们作为治疗师努力了解患者、参与患者的交流并且提供帮助方面，二者都发挥着宝贵的、相互支持的作用。它们双方在内化安全基地的体验、整合以及开放心理空间，用以提升患者自由感受、反思和爱的能力等方面，都有所贡献。

166

注　释

1. 这些被试参加了每周两至三个小时的冥想指导和一天的静修，一共参加 8 次。

2. 与另一位非常资深的冥想者一样，这位僧人的分数远远高出 Ekman 测查的另外 5000 名个体的得分。

3. Barry Magid 既是心理治疗师，又是佛学老师，他这样形容冥想的影响："跟随着呼吸，对想法贴出标签，最初会指导着建立起一个稳定的内在'观察者'，这个内在观察者不被矛盾的情绪所阻隔，不被流动的联想或沉思所卷走"（引述自 Safran，2003）。

4. 辩证行为治疗（dialectical behavior therapy）（Linehan，1993）使用由禅坐冥想所启发的觉察技巧，但不采用正规的冥想练习。

第 十 章

深化依恋理论的临床维度：
互为主体性和关系的视角

由 Bowlby 原创性的洞察所启发的研究，为心理治疗师提供
了以实证研究为根基的架构，用以理解做为关系进程的人类发
展。因此，可以把依恋理论视为一种关系的理论，是关于发展以
及或许也是关于内在世界、防御和心理病理学的关系理论。但
是，它并不是一种**临床的**理论，虽然它显而易见对心理治疗有着
非常巨大而丰富的启发意义——其中两点影响直接指向了互为
主体性、关系的视角，它们如同依恋理论在临床方面的补充。

首先，因为发展从根本上是一个关系的进程，如果要促进健
康发展的重新开始，一定要从关系方面来构想心理治疗。其次，
由于非言语互动位于发展的中心，心理治疗一定要找到入口，从
中进入患者无法用语言触及的过去和潜在的体验的领域。

但是，从临床上来说，就关系方面来构想心理治疗究竟意味
着什么？我们又如何能使患者与他们无法用言语表达的体验建
立联接？与依恋理论对关系的强调平行对应的，是心理治疗中
所谓的"关系上的转折"，它为这些问题提供了一些异常有用的
答案。

167

168

超越单人心理学

正当 Main 和 Fonagy 研究安全依恋的前语言期和关系上的源头时，差不多在同一时期，不同学派的精神分析师们也以密切相关的用语来检视自己与患者的工作。正如依恋研究所证明的，个体内部工作模型的性质取决于使这种模式得以成形的关系的性质，这些精神分析师们观察到，患者在治疗中的体验的性质，取决于每时每刻治疗关系的性质。

基于临床的证据（包括一些案例中，分析师们自己作为患者的体验），他们认识到"单人心理学"的巨大局限。这个用语所参照的假设是患者所有的想法、感受和行为基本上产生于内在——因此治疗性的关注一定要集中放在患者心理的内部运作上。

相反，最终被称为关系（取向）的、互为主体的或者建构主义者的临床工作者辩论道，只有在由治疗搭档**双方**共同创造的体验性现实的情境中，患者的"心理现实"才有可能得到富有意义的对待。正如 Bowlby 竭力劝说的，要认识到父母的实际行为对儿童发展的影响，"双人心理学"的推动者现在主张，患者的想法、感受和行为从来都是（至少部分上是）对治疗师的反应。伴随着治疗师用意良善的干预，治疗师**无意间**的实际参与同样影响着患者。

按照这种观点，治疗师不见得比患者更有能力把个人的主观性放置在咨询室门外——他们努力否认或消除自己的无意识、脆弱性和理论所造成的影响，这些努力不仅注定了无用，而且是反治疗性的。治疗师"无法减少的主观性"（Renik，1993）的现实让他没有资格成为真相的仲裁者，后者的权威来自他（假设中的）不动情感地保持客观性的能力。此外，治疗师和患者一样，受到亲密关系中无法避免的条件限制，这种条件被 Stephen Mitchell（1993）、Robert Stolorow（Stolorow 等，1987） 和 Jessica Benjamin（1990/1999）称为**彼此交互的影响** 。

在精神分析中，对这种影响的认识是范式转换的核心，精神分析对于是什么构成了有效的心理治疗，其主流的观点目前甚至也在发生改变。"互为主体性理论"可以说是这种新范式最佳的统称。如同在第四章中讨论过的，互为主体性被定义为"关系中两个人在意识和无意识的主体性上彼此交互的影响"（Natterson & Friedman，1995）。我想补充的是，互为主体性中的"互"强调了这样一个现实，患者的体验和治疗师的体验同样都是通过他们的**互动**创造出来的（因此，个体是嵌入在两人关系中的[1]），互为主体性中的"主体性"强调了治疗的客观性是个谬论，而且相反，假设有情绪反应的治疗师始终无法减少其主观性是有好处的。与新的范式相关的临床创新包括：拒绝任何标准的技术，赞成治疗的多元论，对有意的自我表露有选择地开放，以及认为聚焦于移情－反移情的活现不仅是领悟和新的体验的关键途径，而且也是它们潜在的障碍。

依恋和互为主体性：交汇而又互补的理论

依恋研究既强调了患者和治疗师不可避免地施加在对方身上的彼此交互的影响，又帮助对这一点做出了解释。互为主体性理论具有同样的作用，但它又另外提供了概念性和技术性的工具，用来应对这种既可以成为问题又可能成为资源的影响。

Bowlby 认识到，在婴儿期及其以后，我们会无意识地适应那些我们所依赖的人，无论这些依恋对象对我们而言是好还是坏。在很多情况下，这种有时是自我挫败的适应成为我们成人期依恋的标识。也许毋庸赘言，患者和他们的治疗师是彼此依赖的。我们知道患者是如何依赖治疗师的，但是对于和患者的关系中我们自己的需求，我们却相对思考得比较少。

当然，我们的这些需求有所不同。如果是个人执业，我们会在经济上依赖患者。除了这种实际的依赖之外，我们对于和患者的关系也会有所谓的自恋的需求——也就是，我们需要感觉自己是好的，无论就个人还是就专业而言。根据心理学上的构造，我们可能会指望患者帮助我们感到自己能够胜任、有所帮助、仁慈或者强大，我们也可能指望他们来帮助自己感到安全。

交互的影响有多种来源，但是，与我们所依赖的那些人相关的我们自己的需求或欲望，无疑是来源中的一种。患者和治疗师之间的依赖——是相互的，但不一定是对称的——创造出一个充满了各种适应性的可能的领地，这些适应性中，有的有潜力提供帮助，有的却会非常成问题，特别是当它们处于未被识别或未能清楚表达的状态时。依恋理论说明了患者和治疗师相互依赖的相互作用会产生的一些模式。

互为主体性理论不仅强调了彼此交互影响的不可避免性和普遍性，而且也向治疗师提供了一些方法，从而有可能对共谋（以及冲突）给予一种合作性的反应，这种共谋（以及冲突）是每一对治疗关系的标识。这些方法的核心在于认识到我们在关系中的嵌入性，会不可避免地产生移情－反移情的活现，以此反映出患者和治疗师最初是无意识的、相互重叠的需求和脆弱性。互为主体性理论对活现的处理方法，是基于对传统的分析性建构进行彻底地重新思考而来的。

治疗师的个人参与

这个理论从关系的角度来重新定义移情、反移情、阻抗和中立，让治疗师的角色人性化，增进了对患者的尊重，有助于依恋关系的发展。在新的范式中，对于治疗互动中正在发生的事，我们**始终**都是有所参与的，患者也是如此。

因此，患者的**移情**从来都不会完全脱离治疗师参与其中的实际性质，所以，对移情的探索也一定要基于这样一个假设：患者对治疗师的看法在此时此刻是有据可依的。**反移情**表示出治疗师对患者不可避免的主观性的反应，但仍然是能提供足够信息量的反应。由于反移情部分程度上决定着患者的移情，甚至它也有可能揭示出患者的移情，所以反移情具有潜在的可能性，既能进一步推动治疗性的进展，也会阻碍这个进展。同样地，**阻抗**被视为患者和治疗师在互动中共同创造的，因此，它被重新构想为是沟通，而不是对抗。至于治疗性**中立**的目的，也就成为努力保护患者免受治疗师的价值观或人格的影响：在互为主体性的架构里，这种中立不同程度上被认为是不可能的事，是被误导的理想境界，以及（或者）显然是患者和治疗师为了挣脱某个特定的活现的掌控，而共同工作所取得的暂时性成就。

传统的假设会推动治疗师努力把她**个人**的参与限制到最低程度，以便继续做治疗关系中立的观察者。在最好的方面，这个传统的姿态反映出对患者自主性的尊重。而最坏的方面，它让治疗师的临在当下变得遥不可及，治疗师情绪上缺乏反应，对不可能的客观性持有自我欺骗的主张，会招致患者的负性移情，并使之根深蒂固。

当然，关系取向依赖于一套完全不同的假设，引向非常不同的姿态。在这个架构中，治疗师在和患者的关系中，就像一个观察者一样，也是关系的参与者。我们真实的个人参与、情绪的反应和不可避免的主观性绝对不是干扰，而是每一个成功心理治疗的重要特征。我们对有效理解这一点的最大期望，取决于我们

171

不仅有意愿审视患者的主观体验，也有意愿审视我们自己的，因为我们在**共同**创造一个关系，而这个关系本身可能是治疗性改变的主要推动力。

互为主体性理论产生于对单人心理学和弗洛伊德原来的治疗方法的反对，这些方法包括分析师应该作为空白屏幕、反射的镜子或心理外科医生[2]发挥作用。弗洛伊德的建议来自于对移情和反移情影响力的合理关注，但是他对于分析师要表现出让自己的主观性消失掉的建议，不仅是无法操作的，而且多数情况下也是反治疗性的[3]。

互为主体性理论和依恋理论挑战着这个一元取向，两者汇合在把亲密和共同创造的关系放在发展的最核心地位上。这些理论共同认为，发展中自我的形成，是在这些关系中想法、感受和行为被识别出来和容许表达的结果。无论在早期的发展中还是在心理治疗中，一个更包纳的关系能够生成更整合的内在世界，而当一个关系无法容纳全部范围的体验时，则会促成儿童形成以解离为标识的内在世界，促成成年人维持这样的内在世界。

整合、解离和多元性

Bowlby 和 Main 所称的不安全依恋个体的多元（即矛盾的和不相容的）工作模型，主要是他们具有形成作用的关系没有给体验留出空间造成的结果——体验因此不得不被解离。这些解离的体验被防御性地排除在自我的、占主导的感觉之外，但也可以说在这个过程中它们也得以保留，虽然是以一种未经发展的形式得以保留。

在一篇著名的文章——《个人个体性的错觉》（*The Illusion of Personal Individuality*）中——人际的精神病学之父 Harry Stack Sullivan（1964）认为，我们有多少个关系，就有多少个自我。Sullivan 预告了当代关系（取向）和互为主体（取向）的临床工作者的工作，他们从**自我的多元化**和**社会建构的自我**的角度写作——对发展结果的描述部分地与依恋研究人员的结论有所重叠。

172

在这种"建构主义"的观点中，我们所有人都拥有多元的自我，每一个自我对应一套不同的感受、记忆、态度和冲动；同时，大部分的人都有能力维持一个单一自我的"适应的错觉"（Bromberg，1998a）。这样的一个自我是流动的，而不是固定的，它在不同的人际关系情境中呈现出不同的状态。（在这里，你可能会听到上一章中提到的佛学关于自我——或者无我——的观点的回声。）重要的是，这种心理学认为自我是多元和建构的，与依恋研究认为矛盾的工作模型依状态而定的发现相一致：即，它们的出现或被激活取决于环境，既有内在环境（例如抑郁的心境），也有外部环境（例如现实世界中的受挫）。

对于互为主体和关系（取向）的治疗师来说，关于是健康还是病理性的问题，与这些多元自我在多大程度得到整合或者未被整合有关。换个说法，自我的不同感觉之间的沟通有多开放？某个患者现在似乎滞留在某些心理状态时，他有多容易与不同的其他状态建立联接？对于这些问题，依恋和互为主体性理论再一次汇合，因为两者有一个共同的焦点，就是自我**获取**自己体验的特点是什么。

在描述导致自我的多元感觉整合失败的发展轨迹方面，关系理论家——与依恋研究者观点一致——认为在我们最重要的关系中不能被接纳的体验，会倾向于被解离和未能发展，而不是被压抑。它们不是被防御地"忘记了"，而是被驱逐到觉知的边缘。在那里它们仍然是自我不想要或被否认的部分，直到在一个由不同的情况所决定的新的心理状态的情境下，从前被边缘化的部分现在变成最中心的部分（Bromberg，1998a；Davies，1998；Stern，2002）。

例如，我的一个患者认为自己异常慷慨和替他人着想，这肯定是她自我感觉良好的基础。她告诉我，作为一个年轻女性，她曾经对自己有一种想象——半是幻想半是信念——在想象中她那非同寻常的"高尚"或"善良"是那么显而易见，以致于它能让那些与她有所接触的人振奋起来，得到转化。也许毫不惊讶的是，在童年时这个患者不得不压抑自己的愤怒，因为她的愤怒会危险地加剧父亲的怒火。现在，成为一个新手父母后，当她发现自己那难以安抚的小宝贝儿子能激起她无法控制的愤怒时，她彻底地动摇了。对这样的行为她坚持说："这不是**我**！"显然，这中间发生了很多事情：她因为自身为人特定的素质不足以安慰自己的孩子而痛苦，她看到儿子时她是那么容易发怒——像自己的父亲一样——表达着她一直不得不压抑的感受，她为感觉到自己既是个得体的父母又是个愤怒的父母而困扰。治疗的任务在此就是要去整合——因此也去调节——这个患者对于自己自相矛盾的体验：她那膨胀了的善良和牢牢抓住这一点作为自我尊重的来源，还有被她否认和解离的愤怒，是为了既保全她的安全感，又保有她对父亲的依恋。

当然，"解离"这个术语至少有双重的含义。其一，解离意味着防御性地修改自己对现实的感觉，这就是患者所形容的走神、离开身体或感觉自己不复存在。其二，解离是指一个人把跟日常所见的自己不相容的体验分裂出去——就像前面提到的那个患者对她自己的愤怒说："这不是**我**！"

解离的第二个含义是内部工作模型的一个特点，即自我的不同方面分隔开来，而不是整合的。解离的程度越严重，自我的感觉就越矛盾、越不连贯，更加不稳定和更加混乱——"多元化的自我"之间就更缺少沟通。在病理性的这一端可见身份认同障碍，也称为多重人格障碍，其中不同的自我可能在很大程度上不会察觉到彼此间的存在。这个连续体上，相反的另一端是"解离之岛"，即便我们之中最健康的人也有这种体验。位于中间的是那些不安全的和混乱的个体，他们的工作模型是碎片式的和"多重的"。

如果对于依恋研究者和关系（取向）的理论家来说，解离的含义有所不同的话，可能是在于：在依恋的领域里，解离根本不会在安全个体的心理结构里作为特点出现。相反，在关系（取向）的作者中，解离被视为人类不可避免的方面。因为我们所有人都有过这种体验，当我们被情绪淹没时，都会或多或少地、必然地求助于所谓的"正常的解离"——即暂时地体验到一种心理状态，在其中我们所思、所感和所做的，完全脱离我们平常的自我感觉，无论这个平常的自我感有多么整合。

至于临床上的启发意义，依恋研究和关系理论共同拥有一个从关系发展到心理结构的模型，这个模型建议心理治疗应该调整到朝向整合患者体验的方面，这些体验是被解离的和常常因此未能充分发展的。这就是，治疗师应该把目标放在（像安全型婴儿的父母那样）创造一个在最大程度上包纳的关系。在这个方面，心理治疗大量依靠治疗师的主体性作为资源——因为治疗师的主观体验被认为有时是容纳了被患者解离的体验，而这些体验是在患者以前的具有形成性的关系情境中被解离掉的。就此而论，在我们与患者的互动中，反问我们自己的多元自我中，现在是哪一个处于活动状态，可能会有所帮助——因为基于关系是共同创造的这一性质，对这个问题的答案可能会帮助我们感觉到，我们现在面对的到底是患者多元自我中的哪一个（Mitchell，1997）。

174

重新思考传统的建构：
心理治疗的民主化和治疗师角色的人性化

Bowlby 及其继承者的思想为治疗关系提供了远大的前景，患者在这个关系中有可能把治疗师体验为一个新的依恋对象。因此，在某种程度上，依恋取向的治疗是在模拟最好的亲子关系。

传统精神分析取向——另一个可能会被描述为带有这种模拟的影子的版本——也同样赋予临床工作者一个高度权威的角色，这个角色中含有的父母色彩由于患者的依赖而被夸大了。在这里让传统取向和依恋取向的差异进一步清晰的是一种假设，即传统取向中假设临床工作者享有特权，拥有观察和理解的客观性；而患者的观点会不出所料地被无意识的需求、防御和幻想所扭曲。

与此极为不同，新的范式——通过解构虚构出来的治疗客观性和拒绝移情是扭曲的这一传统信念——可以说是使治疗关系民主化。出于我稍后将要加以解释的原因，这种"找平"的取向，挑战了治疗师**不劳而获的**权威性，并且给予患者更大的可信度，也许会让患者更加可能将治疗师既体验为新的依恋对象，也体验为安全的基地。同时，这种取向降低了在心理治疗中患者被婴儿化的风险。

要注意，拒绝承认治疗师是客观的观察者这一不可能的理想境界，并不意味着治疗师就不具备专业性或权威性，相反，这种专业性和权威性有了一个不同的基础。具体而言，治疗师是——或者说可以学着成为——这样一位专家，他在治疗关系的情境中，随着患者熟悉的体验模式和互动模式的出现，对它们进行识别、探讨和转化，而成为这个过程中的专家。

从互为主体性的视角来看，这个过程不仅取决于治疗师对患者的敏感性，也取决于治疗师识别、反思，以及理想状况下，改变自己参与到关系中的具有特征性的方式。这种"自我反思性反应"（Mitchell，1997）能够通过以下方式得到促进，即，把传统的单人的建构，比如移情，重新放置在双人的情境中，在这里它们可以被用来说明患者在关系中的方式、治疗师在关系中的方式，以及两个人之间的互动。

重新定义移情

当弗洛伊德发现过去的关系塑造了现在的关系——非常重要的，也包括患者与治疗师的关系——他给我们提供了一种异常有力的临床资源。因为很显然，通过移情，患者有潜在的可能去体验、理解和转化他们与自己和与他人相处中最成问题的模式。当这些旧有的、痛苦到无法解决的困难，在跟治疗师一起时重新出现了，患者就得到第二次机会，可以修通让人困扰的、熟悉的情景，而且现在也许能解决它们。

在最初的移情概念里，患者把在童年时期与重要人物的关系中体验到的感受、想法和行为置换到治疗师身上。患者过去的经历在当前的这些表现，被认为是完全沿着由过往历史所决定的逻辑而展开，跟治疗师的实际存在产生的影响无关。在这个模型中，治疗师发挥着空白屏幕的作用，让患者的移情投射上来。因此，移情被视为患者这一方的扭曲，而患者没有能力准确地把治疗师当作一个真实的人来感知。

从关系（取向）的视角来看（Aron，1992，1996；Hoffman，1983，1996，2001；Mitchell，1993，1997，2000；Renik，1993，1999a，1999b，1995），不可避免的相互影响颠覆了这个荒谬的观念，即治疗师的作用在某种程度上就相当于一个没有特点的人体服装模特儿，任由患者给它穿上移情的衣裳（Winet，1994）。Gill 和 Hoffman（1982）对与此相关的信念进行了研究，即可以预期患者在治疗师的动机和态度上的看法是不可靠的，这一研究结果十分明确地表明，患者对他们分析师的反移情的感知，常常比分析师的**自我**评估更为准确。

鉴于治疗师的个人特点会影响关系这一事实——这个事实对患者来说是不言而喻的——分析的匿名性这一目标就很成问题。同样存在问题的是，当患者对治疗师的感知被等同于扭曲时，其中暗含着对患者的判断力的贬损。这些关于移情的传统假设，容易损害治疗师被体验为安全基地的潜在可能。有时候，它们会激发出顺从，产生所谓的假性治疗。有时候，它们会激发出反抗（或另一种负性移情），并可能在治疗师给予解释性回应时变得更加强烈，如同在伤口上撒了"领悟"之盐。

在互为主体性的框架里，移情不再被视为扭曲，因为患者对治疗师的感知几乎永远都有其合乎情理的基础。相反，移情被视为一种僵化的反映，反映出的事实是，面对治疗师（的）行为有很多可信的解释，但患者似乎只能被迫相信其中的一种。因此，移情事关选择性注意和敏感性的问题。可以把它看作是表现出患者不知不觉会趋向以习惯性的方式去体验一个关系，而不是脱离开了治疗师形象的实际情况。重要的是，在这个框架里，移情不仅被分析，而且也被建构：临床经验证实，患者常常以某些方式行事，以引发出能使他们对人际关系现实的特定解释得以确认的证据（Aron，1996；Gill，1983；Mitchell，1993；Renik，1999a，1999b）。

把患者有关我们的态度或动机的想法打发到没有事实根据的幻想王国，只是因为那些想法背离了我们的自我感知，这种做法几乎永远都是一个错误。其他人可能会以我们无法了解自己的方式了解我们。因为我们也有潜意识，所以在任何时候都要对我们自我觉知的程度持有怀疑的态度，而且要把患者视为潜在的合作者，来帮助识别出我们察觉不到的自己的某些方面，这两点都是至关重要的（Hoffman，1983；Aron，1991，1992）。

　　至于技术层面，我们最好从这里开始，即着重强调在患者的移情看法中，什么是合乎情理的（或者准确的）。如果要使患者相信，无论他的想法和感受可能会多么让人不舒服，治疗师对于它们都是开放的，那么，这样一种给予尊重的反应是必不可少的。这种开放性能促进包纳性，从而让解离体验的整合成为可能。它也能推动通向领悟的探索，并且对于一些患者来说，也能推动构成矫正性情绪体验的合作。

　　在我们尝试尽最大可能为患者的移情反应留出更多的空间时，把我们内心的疑惑说出来是非常有用的，也就是在我们的行为或态度中，到底是什么可能导致了患者的"解释"。有时候，最能有效识别和理解患者对治疗师的体验的方法，是鼓励患者猜测治疗师对患者的体验。换句话说，要了解患者的移情，我们可能需要听听患者对于我们的反移情的想法。最后，由于患者可能会很不情愿直接表达对我们的实际想法和感受，聆听他们谈论有关治疗之外的移情体验，常常会有所启发，可以把这些谈论当作是他们对自己移情体验的评论，是经过编码或者隐喻性的。

　　例如，一个患者告诉我，前天当她的内科医生没有认真地理会她的抱怨时，她是何等的愤怒。聆听她描述对医生的体验后，我开始怀疑她也在对我生气。我向她提出这个可能性后，了解到她确实很生我的气，因为她觉得我认为她的问题是无关紧要的。当我们探讨她这些印象时，她突然问起我对于她**曾经**有过的抱怨作何反应。我感到有点儿失去平衡了，但仍然与她分享了我现在刚刚开始察觉到的——令人不安的事实，就是我真的曾经难以

感受到她的痛苦，而且难以认真地给予它值得拥有的反应。我告诉她这个反应可能部分跟我自己有关，对此我需要多加了解，但也可能跟我产生的感觉有关，每当她对我表达自己的不快时，她经常看起来感觉需要削弱或者否认这种不快。随之而来的，是一次既痛苦但最终又颇有收获的探讨，探讨了在导致我们双方都很困扰的互动中她的角色和我的角色。

　　如同这段小插曲所表明的，对于患者有关移情体验的沟通，新的范式不仅鼓励一种欢迎的、尊重的和共情的姿态，而且也为我们留出空间，在表露反移情体验看上去能有所帮助的时候，向患者表露我们的反移情体验。

重新考虑反移情

　　反移情反应属于关键性的材料，这些材料出现在弗洛伊德（1912/1924）所称的治疗师无意识的"接收器官"中，因为它在面对"患者正在传递的无意识"。因此，它们是提供通往患者解离体验的重要通路。在经典分析中，反移情被视为由于治疗师心理上的缺点所产生的偶然性或情景性的障碍，在新的范式里，反移情是与患者关系中持续性的特点，而且是另一条"通往无意识的捷径。"

　　反移情有提供资料的实际潜能——具体而言，它说明了甚至也影响着患者的移情——反移情也会成为干扰，与它最初作为妨碍的含义相一致。因为患者和治疗师的关系是共同创造的，双方也都会把障碍带到体验和探索的自由流动中。例如，治疗师的解离或者难以临在当下，会关上通往患者解离体验的大门。因此，在心理治疗的互为主体的取向中，反移情的**全盘**概念——治疗师的主观体验既是资源，也是阻抗——承担着绝对中心的角色。

　　在这个框架中，试图去排除反移情不仅是不可能的，而且是不足取的。Joseph Sandler（1976/1981）所称的"反移情角色－反应性"（countertransference role-responsiveness）——即治疗师的倾向跟随着患者的期待——被证明既可以带来好处，同样又可能造成不利。因为对反移情的活现可能是识别它的先决条件（Renik，1993），治疗师们被强烈劝告，要容许自己自由地随着当前存在的人际之间的涌流而动。正如 Dale Boesky 曾经写道："或早或晚，如果分析师没有以一种并非有意的方式从情感上参与的话，分析便不会取得成功的结果"（引述自 Renik，1993，1999a）。通过这种方式卷入进来——随后再对这种纠缠进行澄清和转化——可能是有效心理治疗的必要条件。作为改变的催化剂，真实的、充满情绪的相遇不但取决于患者的深度参与，也取决于治疗师的深度参与（Ginot，2001；Maroda，1999）。

从这个角度，实际上，我们的有效性会由于采取措施防备反移情的活现而受损。像 Renik 提出的那样，经验丰富的治疗师之所以通常能更加有效，不是因为他们已经修通了更多的反移情，而更少把反移情活现出来，而是因为他们对反移情没有那么防御，并且在修通患者对反移情的反应方面，他们对自己的能力更有信心。同时也要考虑到，有研究表明，摆出一副不露声色的扑克脸会使情绪下调（Ekman，Roper & Hager，1980）。为了维持我们的匿名性而尝试对自己的反移情反应保持沉默或予以掩盖，可能会削弱我们对重要的主观性讯号的接收，这些讯号原本可以让我们在情绪层面了解患者。

至于干预方面，新的范式鼓励明智地使用对反移情有意地表露（"有意"，是在表露我们是谁这个方面，相对于持续的、无意图的、没有表达清楚的表露而言）。对于披露反移情的详细情况——我们为什么、什么时候和怎样决定向患者表露我们的体验，而不是默默地将它作为信息加以利用——将会在我们讨论从互为主体性理论中产生的技术创新时提及。

重新考虑阻抗

传统观点认为阻抗的出现，是因为患者心理的某些内容必定会被保持在觉知之外，其源头完全在于心灵内部。在新的范式里，阻抗几乎也总是有其人际之间的意义。从这个角度，可以把它看作是患者和治疗师共谋的结果，以确保没有什么新鲜的或威胁性的事件发生。换言之，患者对体验的阻抗——通常是体验到感觉无法承受的情绪痛苦——与害怕来自治疗师的毫无帮助的反应有关。因此再一次重申，由于治疗关系是共同建构的（是彼此交互影响的产物），很难看到治疗师可以如何**不受**牵连。

179

根据这一点，对那些一直以来被教导要作为阻抗证据看待的行为（例如患者迟到、表面化、远离感受），我们应该经常予以考虑，这很有可能是对治疗师的调谐特点或缺乏调谐而产生的合理反应。在阻抗被唤起的情况下，尝试去澄清患者对治疗师角色的感觉（如果有的话），可能可以说明患者反应背后任何先前存在的期待或恐惧。

当然，"阻抗"这个术语本身有其不可避免的贬义。确实，传统观点把阻抗理解为患者对治疗进程无意识的**对抗**——好像如果患者知道得更多，他就会立即将自己的愚昧暂停，顺应治疗的进展。但是，认为患者在对抗自己的最佳利益，或者在对抗治疗师，会冒险为治疗关系蒙上敌对的氛围。更进一步，这会把患者认定为隐藏着内疚的秘密的个体，而把治疗师认定为道德高尚的侦探或忏悔对象。因为两种情境都不可能鼓励患者讲出来还没有讲的内容，或者了解尚未了解的内容，因此，经典的阻抗概念可能会成为探索和整合的障碍。

相反，一位领军的关系理论家 Charles Spezzano（1995）和一位主流的精神分析师 Roy Schafer（1983），这些作者都建议，我们要把阻抗视为对患者体验方面的沟通，这些体验是患者难以忍受和难以用语言表达的。在这个视角里，患者自己难以忍受的体验，他们会间接地传递或无意识地试图在治疗师身上唤起。简而言之，把阻抗作为沟通来关注，可以成为察觉患者解离体验的另一条路径，并且有可能使这些解离体验得到整合。

重新考虑中立

传统的理解认为，中立是指在产生不同结果的过程中，治疗师这一方不做贡献，治疗师的人格、价值或者理论对患者没有影响。在新的范式里，这种中立被视为充其量是一种理想境界——目的是保护患者的自主性，免受治疗师过度的影响，以及为患者内心冲突中相互矛盾的方面留出空间——而在最坏的情况下，它会成为一个误导的无法实现的假象，因为治疗师的主观性既不能被暂停，又不能被隐瞒，而且也不可取，因为主观性是非常宝贵的治疗资源（Renik，1996；Stolorow & Atwood，1997）。

互为主体的理论家主张，作为治疗师，我们有意识努力把自己的主观性"围起来"，实际上会增加我们**无意识地**试图影响患者的可能性。当我们愿意承认和研究自己的主观反应，以及考察其对患者的影响，患者的自主性可能得到更成功地保护。与此相关，Renik（1999b）清楚地阐明，当治疗师"亮出他们手中的底牌"，常常是他们对患者最有帮助的时候。

这里潜在的假设是，无论治疗师还是患者都无法客观。每一方都对现实有其独特的观点，任何一方的观点都不应该被视为权威。追求经典的中立版本的话，我们也许剥夺了患者从一个有用的观点中受益的可能。为了促进患者有效地进行自我探索，有时候我们可能需要呈现出自己的观点——目的不是为了让它被

180

接受，而是让它可以被思考。

从互为主体的观点来看，中立是患者和治疗师一起有效地修通一些人际之间的阻抗而取得的共同成就。这样做的时候，他们就打开了一个新的入口，感觉有更多的可能性，而不是把治疗师的贡献局限在对目前的关系现实做出某一特定的解释。这种"中立"的体验反映出移情和反移情相互锁定的束缚得到了暂时的解放（Gerson，1996）。

互为主体性对临床技能的贡献

互为主体的理论引起了重要的临床上的创新，提高了我们在关系领域理解和干预的能力，尤为重要的，根据实证发现，依恋关系是心理发展得以发生的主要情境。具体而言，这些有利于治疗关系的创新，其标志是治疗关系的包纳性、准备好修复关系中的破裂，以及有效地协商冲突和差异。这些创新也有助于治疗师获取患者的非言语体验，并增强他们心智化和觉察的能力。

辩证的活现

由于在关系的框架里，移情和反移情是连在一起的，所以对其中任何一个都不能孤立地去理解。治疗师的注意力被最有效地引向以人际间的产物而著称的移情—反移情；事实上，聚焦于移情—反移情的活现是互为主体临床取向的中心。活现出现在彼此交互影响的旋涡里，治疗师的参与和患者的参与不相上下。因此，要让治疗能够有所治愈，治疗师和患者都必须能够有所改变。

重要的是，要牢记活现并非我们暂时跌落其中的偶然体验。Henry Smith 写过，他很难想象在分析中"无活现"的相互交流，同时他引述了 Dale Boesky 的点评："很难说什么**不是活现**"

（Smith，1993）。在我们与每一个患者的关系中，对持续发生的活现有所察觉仍然是重要的：这种活现可以被意识化的程度，成为完成治疗任务的关键情境；活现在觉知之外被自动化地展开的程度，会成为领悟和新体验的障碍。

作为例子，我们来看看以下的临床片段。当 Rodney，一个有冷漠依恋风格的中年男性患者，说他担心正在把生命中的每一个人——他的客户、他的妻子——变成权威人物，我突然看到我们的会谈也经常性呈现出同样可以预料的方式：他会向我展示这个星期他感到成功或者失败的地方，如果对他来说似乎是有所进步，我就会内隐地鼓励他；假如没有，我会尝试帮助他做得更好。在反思这个模式时，我发现我在和他一起上演了一个场景，这个场景显然不仅表达了他的需求，也表达了我的需求。

Rodney 担心对那些被他当作权威对待的人，他自己的恭顺是不适当的，他的担心带给我一个切入点，因此我对他提出这个议题：这不也是**我们**一直以来一起往前进行的方式吗？我给出我的印象，即他似乎把我体验为一个教导员或者甚至是大师，来监察他的努力和提供他所需要的指导。我又补充说，当他成功地利用这种指导时，我猜他感到被奖励——可是当他不能时，也许他感到没有获得支持。

请注意，直到这一刻，我都一直不假思索地在剧情中扮演我的部分，也许我太享受这个角色了，而完全没有意识到它。因此，到目前为止，Rodney 对我们关系的体验，与他所提到的其他关系都是平行的，在他内隐的看法上，我是以权威人物的角色向他呈现自己，这个观点并不是扭曲的，而是对我的姿态的合理反应。即使当我向他讲述这些时，也无法逃脱他赋予我的典型的权威角色，以及我呈现的典型的权威角色。

对于我的干预，Rodney 的反应和我们的活现非常一致，他

182

说:"那你是在告诉我这是需要避免的事?"对此我回答道:"也许这是另一个同样的例子?"现在他的反应是"啊哈"那一类懂了的体验。但是后来,当他偶尔谈及上次会谈之后他申请了一份工作,他对自己的失败半是告知、半是道歉时,我感觉这种活现又回来了。然而出于某种原因,这一次我倒是没有想到跟他求证,是否以这样的方式总结我们的谈话,并没有确切反映出我们刚刚讨论过的内容。

无须多言,像这样的活现有其相当不同寻常的黏合力。我们会跟患者一起卡在里面。我们需要一遍又一遍地调动出觉知,并发起去修通这些活现,以便让一些意想不到和有所帮助的事情可能发生。

像 Rodney 这样的患者与治疗师一起产生的互动模式,反映出新与旧之间、安全与冒险之间、重复与改变之间的动力性张力。作为治疗师,我们体验到类似的两者之间的张力,一种力量把我们拉向活现出来自己这一方的移情—反移情构造,另一种力量是相对的"客观性",能够有力推动我们进行理解,而不是屈从于这种拉力,或者条件反射性地防御它。Steven Stern(1994)以"重复的关系"和"需要的关系"等术语来讨论这些辩证法,其中的每一种都有可能在心理治疗中被活现出来。

Stern(1994)建议,投射性认同可能是患者采用的方式,通过这种方式患者"指导"着治疗师,并以此方式把这些模式带到关系中使它们活了起来,或者再次创造出旧的体验,或者让新的体验成为可能。投射性认同被 Karen Maroda(1999)描述为"身体对身体的沟通",当患者以这样一种方式来对待治疗师,而这种方式让治疗师认同了患者正在投射过来的,这时投射性认同便发生了[4]。

Stern 的辩证观念认为,患者的冲动是相互矛盾的,这些冲动有时候会激活出**重复的**关系，另一些时候会激活出**需要的**关系，这很好地契合了依恋研究者的结论，即在不安全的个体中，与依恋相关的一种主导心理状态常常伴随着另一种相反的而且是被解离的心理状态。例如，冷漠型患者可能从行为表现出好像他们对情绪上的亲近没有多大兴趣，然而，那些被否认的特质恰好能从他们的迷恋先占观念中辨认出来，这种迷恋先占表现在他们出于压力要去探查来自他人的情绪要求。这些患者会习惯性地唤起治疗师的反应，似乎再次创造出有问题的过去，也可以期待那些未满足的发展性需求所需要的反应被内隐地推动出来。与引起重复关系的强大力量相对立的，显然是患者和治疗师共同拥有的一系列的愿望，希望体验能够呈现出新的关系的可能性。

自我表露

如果说存在着一个单一的技术上的转化，能将新的范式从旧的范式中区分出来，那就是打开了对有意的自我表露能有所选择的大门（见 Ehrenbeg，1992；Maroda，1999）。从关系视角来回顾，保留治疗师的匿名性不仅是不可能的目标，而且是不可取的。从这个角度来说，禁止自我表露的传统理念开始消失。取而代之的是出现诸多令人信服的理由，可以把这种干预添加到治疗师的整体技能中。最重要的也许是这样一个事实，外显地表露我们的想法和感受，可以帮助患者识别和"承认"他们之前感到需要否认或解离的体验。

正如像 Fonagy（2001）等依恋理论家坚持的那样，要让儿童认识自己的心智，她需要另一个人的心智，关系（取向）的治疗师（Bollas，1987；Spezzano，1995）观察到，要让患者整合被否认的想法、感受和欲望，他们需要治疗师的心灵暂时性地**容纳**他们自己不能忍受的体验。在治疗关系的设置里，患者"未经思考的已知"（用 Bollas 的词语）可以寄居在治疗师的心中。

　　在这些状况下，除非向患者表露，并且直到向患者表露为止，治疗师自己的主观体验可能都仍然是未充分利用的资源。这里潜在的假设是，患者无意识地但又是有目的地考验治疗师，以确定他们的信念是真实的——即认为某些事情实在是太危险了，以至于不能去了解、感受或者想要得到。治疗师容纳、思考并且讲出来自己的"个人"体验——例如，和某个患者在一起时治疗师感受到的悲伤——可能会动摇患者认为了解和表露感受是危险的这一信念。这时治疗师的自我表露有益于示范出，与患者明显的假设相比，有更多的内容可以被安全地体验和表达（Hoffman，1992，1994）。

　　互为主体性理论清楚地鼓励我们，不仅要默默地对我们的主观体验加以利用，而且还要与患者一起讨论这种体验，这样做的时候似乎有可能促进治疗的目标。除了促进整合的作用之外，有意的自我表露如何能提升治疗效果呢？

　　在处理活现的努力中，这是重要的资源。要把这些可能的困难变成治愈的机会，我们需要在某些特定的时候从活现中"把自己解救出来"（否则有的只是未经加工的体验，而没有有益的理解），也需要在其他时候"把自己加入到"活现中（以免只有"理解"，而没有活生生的体验能让情绪的学习成为可能）。

184　　活现常常是通过给治疗师穿上了紧身衣来显示它们的存在。换言之，在我们能和患者一起思考、感受或互动的自由程度方面，当我们开始察觉到自己的活动范围被严重地收窄时，那么我们就很可能处在某种活现的掌控之下了。当活现越僵化、越有重复性或者越难以逃脱，我们尽所能挣脱其掌控的努力就变得越重要。在这种状况下，冒险把我们的体验用语言表达出来，往往可以打破活现的咒语，让我们能以更大的自由度、真实性和清晰度来与患者相处。

　　另一方面，当我们感到跟患者相距甚远——不断地感到乏味、困倦或者疏离——或者当持续发生的活现具有太过模糊的特点时，那么向患者表露自己的体验能令一种死气沉沉的互动活跃起来，有助于让潜在的活现呈现出来。例如，在最近的一次会谈中，我说："我发现跟平常相比，我有一种更加艰难的感受，无法真正地专心于你说的话。我觉得自己更难于处在当下。这可能完全跟我有关，或者可能跟此时在我们俩之间发生的事情有关，你能不能告诉我你的体验是怎样的？还有你听到我现在说这些的时候，对你来说是怎么样的？"

　　患者深深地叹了口气，她说听到我坦白道出她认为自己已经观察到的东西，让她松了一口气，也就是说她观察到我似乎神不守舍；而且她自己也感到心不在焉，她一直都在自动驾驶，"就是扯扯闲篇吧。"但在这个交流之后，可以说，我们返回到赛场内了。治疗师表达性的参与具有解决共情性僵局的潜力，能把双方更加全然地带到这个空间里，并且促进他们对共同创造的活现加以理解。

　　治疗师的自我表露也能向患者提供一个模型，其中包含很多我们希望在治疗过程中提升的能力，既包括 Main 和 Fonagy 联系到安全依恋的反思性能力，也包括觉察的能力。能深思熟虑思考自己体验的治疗师，能质疑它而不是取其表面意义的治疗师，能悦纳不同解释的治疗师，就是在具体地示范出心智化——这种能力是根据塑造体验的变化中的心理状态对体验作出反应。同样地，治疗师能够对自己此时此刻的体验不加防御地讨论，同时鼓励患者做同样的事，会引发出不加评判、以当下为中心的觉知，这种特性是觉察姿态的标志。

　　治疗师一方的自我表露也示范出对困难的感受或反应用言

语表达的能力，而且对患者认为需要压抑或者解离的体验给予口头的表达，会促进整合的工作。

最后，自我表露的价值也可以体现在让患者看到他们对治疗师有所影响，患者因此可能看到自己对别人也会有所影响。这一点上，我想到在治疗中，我告诉一个患者说，我发觉当我跟他说话时，会非常小心地选择自己的措辞，我觉得需要传递出一个能防弹的信息，因为他似乎有备而来，要在我说的话里挑出毛病。他感到很惊讶：实际上他感到需要防御**我**，而没有想象到**我**可能感到被他威胁了。当治疗继续进行下去，我们一再反复地回到这次交流上，最近的一次是他在工作中的困惑，在绩效评估中他受到批评，评估指出他与下属之间的沟通让他们处于防御状态。现在，识别出这个熟悉的模式后，他认识到，他需要理解自己被评判时的恐惧，也许还需要设法恢复自己的信心，而不是通过把恐惧放在别人身上来处理[5]。

关系理论让有意的自我表露成为一个随时可用的选择；在某个特定的时刻，我们是否选择运用它，则应该像所有好的临床判断一样，取决于我们认为什么能最好地服务于患者的利益。治疗师所表露的主观体验可能与患者无关，而且（或者）对患者没有帮助，当治疗师以"巧妙的试探"（Safran & Muran，2000）进行沟通，并愿意尽可能考虑患者的反应，患者的风险就减少了。

不表明我们的观点当然也会有风险。患者在我们心里激起的强烈感受或者引起的冷漠，虽然我们难以承认，更少去表露，但是我们情有可原的沉默常常会付出它的代价。对困难的感受藏而不表，可能会比透露出来造成更多的破坏。我们抑制住自己的感受时，可能只能做到假装与患者同在当下，而实际上，我们已经退缩了。而且，这里的风险在于，在某个无法预知的时刻，当我们的感受强烈到自己无法容纳的时候，就有可能破坏性地见诸行动（act out）。Maroda（1999）和 Renik（1995）都提出，我们个人对透露这些感受的抵触，其根源可能在于我们害怕这种表露会破坏自己在患者眼中权威而友善的形象，让我们变得有缺点和弱点。

也许是与我自己的性格一致，对我来说，尝试做有效的心理治疗，而没有利用自我表露这样的资源，就跟尝试用一只手弹钢琴一样毫无意义。但是，当传统理论明令禁止自我表露，新的范式对此并没有规定要遵守时——肯定不是每个治疗师与每个患者都适合。自我表露只是一个选择而已。就像我们将会看到的那样，这个选择是否具有良好的临床意义，应该由特定的治疗师和患者的特点来决定。

"互动矩阵"

Jay Greenberg（1995）造出这一术语用来描述共同创造的情境，在这个情境中，治疗里的一些特定事件获得其意义。这是由患者和治疗师的一致性或非一致性的主观性组成。Greenberg 认为，应该是治疗中特定的互动矩阵（interactive matrix）来决定某一治疗如何进行，而不是任何"标准技巧手册"。换言之，什么是治疗性的，完全取决于对于跟某个特定治疗师一起工作的某个特定患者而言，什么是起作用的。

当搭档双方的感觉同步的时候，他们会融合得如此流畅，以至于他们之间的互动看上去相安无事，而这种情况下关系和依恋的议题却漂移到外围了。相反，不协调突显出了互动，并且让这些高度紧张的议题成为绝对的中心。现在，需要协商（混合着共情、解释，以及治疗师有时的自我表露）来恢复治疗搭档双方的平衡。治疗师和患者之间的不协调需要协商来恢复平衡这一理念，与婴儿—父母研究者的总结相类似，即产生安全感的关键

186

因素不在于完美而顺畅的互动，而在于（不可避免的）破裂和随后的修复这样的重复体验。

关于不协调或和谐、一致或冲突的议题，既是一种人际关系的议题，又是一种个人内在的议题。在人际关系的层面上，治疗师工作的方法可能与患者的需求或欲望吻合，或者并不吻合，而患者可能或不能好好地利用治疗师的干预。但是在人际关系层面上发生的——例如患者对治疗师的表露的反应——很大程度上涉及到治疗师**做**什么（干预）和治疗师**是**谁（性格）之间内在的适配（一致或冲突）。

例如，某一治疗师可能选择以最传统的模式工作，因为他曾经学过维持匿名性是有效的技术。如果他觉得在自己的性格方面那个模式舒服，那么他的临床人格可能会被患者接受，认为这是治疗师努力帮助患者的自然表达。另一方面，如果这个治疗师的心理构造让他感觉到，好像尝试做个空白屏幕意味着拒绝给予，并因此引起内疚，那么他的努力可能会被患者体验为破坏性的。需要一再重申，治疗师是主观的，这一点无法逃避，患者会找到显示出我们主观体验的蛛丝马迹。因此，重要性不仅仅在于我们做了什么，而且——也许甚至更加重要的——在于我们对自己的做法是如何感受的（Wallin，1997）。

"分析的第三方"

Thomas Ogden（1994）主张，患者和治疗师的互动产生一种充满潜意识意义的氛围。可以说，它们悬浮在空气中。这种互为主体性地创造出意义的氛围就是 Ogden 所命名的分析的第三方（analytic third）。他相信这个"第三方"渗透和塑造两方对互动的体验。于是，留意我们自己与患者有关的体验中最微妙的方面——包括那些身体的感觉或游离的想法，它们常常被当作注意力分散或是专注于自恋的证据而忽略——可能是通往患者的危险情感和解离的心理状态的关键。这些"分析的第三方"的痕迹提供了进入潜意识的另一扇窗户。

从患者和治疗师的体验之间引人注目的重叠事例中，可以发现"第三方"的进一步证据。好几年前，我在跟一位年轻的男士每周工作四次。某个周一傍晚，他是我见的最后一位患者。在第二天早上，我很早就从梦中醒来，梦到一个长着三个阴茎的女人。当天下午我见到这个患者时，他一开始便告诉我前一天晚上他做了个最奇怪的梦。我立即明白他下一步将要告诉我什么。他说："我梦到一个长着三个阴茎的女人。"类似这样的例子指出，在一种不可思议的方式中，一种强烈的互为主体的关系能产生共同拥有的体验，这个体验既不是只属于患者的，也不只属于治疗师，而是两者的神奇结合。

互为主体的视角对依恋理论的贡献

Charles Spezzano（1998）曾经问过——毫无疑问是开玩笑地——在活现和自我表露之间，关系（取向）的治疗师靠什么来打发时间。这个问题其实提出了一个重要的议题。如果互为主体和关系理论这个观点是对的，即真实的矫正性情绪体验有一部分是来自我们掉进处于觉知之外的活现，并且最终让自己脱身出来，那么，在我们识别出活现之前，我们要**有意识地**尝试与患者一起做些什么呢？

很大程度上，整合互为主体性和依恋理论而产生的力量在于，前者如此有效地设定这个问题，而后者以同等的有效性来帮助我们回答这个问题。

重温一下：依恋理论提出，治疗师有潜能成为新的依恋对象，在与她的关系中，患者可以发展出新的依恋模式。通过在父母养育中识别出促成孩子安全感的方面，依恋理论帮助治疗师选择和有意地呈现一个姿态，能适用于在患者内在产生更强的依恋安全感。通过对不同依恋风格的描述，该理论也有助治疗师识别出特定患者的依恋模式，相应地发展出特定的取向。最后，在说明反思功能的重要性和其正常发展的过程方面，依恋理论把关注焦点放在治疗师为提升患者心智化能力所做的努力上，这种努力通过配对联结（coupling）提供一个安全基地，并伴随着一种交流，表达出对患者"有意图的姿态"始终如一的觉知——即便那个姿态可能是新生的。如同我将会在第四部分展开阐述的，依恋理论向治疗师提供了有力的框架，以决定哪些是他们可以有意尝试给予患者的。

从外显的临床视角来看，互为主体性／关系理论提出了几个重要事实。首先，正如每一个治疗师必定有所了解的，绝大多数在心理治疗中发生的事，都**不**是治疗师或患者单方面刻意的意图的结果。相反，所发生的通常都是互动的产物，是有意识的意图与治疗中的体验之间的互动，这种体验是非预谋的、不经意的和被无意识驱动的。第二，对于治疗师内隐地提供的新的依恋关系，患者在对此加以利用方面常常是非常矛盾的。第三，患者经常不愿意或者就是没有能力把自己体验中的重要方面表达清楚。

互为主体的理论对依恋取向的治疗做出了重要的贡献，提供了有针对性工作的工具，针对在患者世界里我们参与其中的非故意的方面，同时也为患者体验中那些利害攸关的部分能参与进来提供了工具，这些部分是没有并且常常是不能以言语表达的。

首先，关系视角强调这样一个事实，通过**活现**，治疗师成为患者世界的一部分，治疗师以情绪上直接的、无须借助语言为媒介的方式，能够体验和了解患者。这给治疗师进入患者体验中

"无言语和无法言语"的领域提供了途径。

关系视角也拓展了依恋理论对"敏感的反应性"的理解。除了推动共情和调谐之外，关系理论还强调在被理解和被抱持方面的深刻感受，这**不**是产生于提供给患者我们以为患者需要的努力，而是来自于我们与患者浸泡在复杂的、可能的、有时候是痛苦的互动中，这些互动的发生无法预测，并不遵循我们意识层面的意图。在临床工作者的有意提供这个方面，互为主体性取向为依恋理论已经给出的指导添加了一个关注焦点，即关注到在与患者的关系中，针对我们（起初）无意识的参与而工作所带来的好处。

再者，互为主体的取向强调通过注意活现来认识到，当患者有机会利用治疗师可能尝试提供的共情和容纳——**新的依恋**——的时候，患者所体验到的**冲突**。

最后，互为主体性理论为依恋理论添加了相互性和对话的重要性，两者邀请患者在治疗关系中担任多元的角色——包括成为治疗师的"顾问"。鉴于我们每一个人都有潜意识，内隐地将患者作为治疗师体验的解释者，可以从中获得的帮助是非常巨大的。

整合依恋和互为主体性理论有强大的协同增效作用，两者有汇合之处，在这意义上，它们互相印证对方。两者都认同亲密关系是人类最初被塑造的熔炉，而且在这个熔炉中——无论是在爱还是心理治疗中——他们早期的情绪伤害有可能得到治愈。并且，两个理论都强调完全属于语言领域之外的关系体验。更重要的是，每一个理论都能被视为另一个理论的补充，也许甚至使之变得完整。互为主体性理论填充了依恋理论里大部分没有充分发展的临床方面，反过来，依恋理论对互为主体性理论在发展和诊断维度上的深化是不可估量的。从它们对心理治疗的贡献而言，这两个理论的结合可以说是一个在观念上的"天造地设的婚姻"。

189

注　释

1. 如同 Mitchell（1993），Stolorow 等人（1987）和 Daniel
   Stern（2004）提出的，"隔绝孤立的心智"纯属虚构，是
   自相矛盾的描述。

2. "我最明确不过地建议我的同事们，在精神分析取向的治
   疗中，要采用一种外科医生的模式，即把自己所有的感受
   放置一旁，包括人类的同情心，把自己的心智专注在单一
   目的上，也就是尽可能技术娴熟地完成手术"（弗洛伊德，
   1912/1924a）。

3. 《精神分析季刊》（*Psychoanalytic Quarterly*）的前任主编
   Owen Renik 曾经说过，虽然他过去曾相信，相对于其他患
   者来说，传统的取向对于某些患者更有效，现在他确信，
   这种取向对于任何患者都不是最佳的，而且相对于其他患
   者来说，对于某些患者的破坏性更大（个人沟通，2002）。

4. 与"需要"的维度和"重复"的维度相对应的，是患者的
   "一型"和"二型"的投射性认同（Stern，1994），它们
   唤起治疗师的不同反应，一方面是再次创造旧的体验，另
   一方面，让新的体验成为可能。Stolorow 等人（1987）用
   来涵盖这个相关领域的是移情的"双相"（"bipolar"）概
   念——即重新发现创伤与心理上的滋养，在满足未满足的
   自体客体需求（selfobject needs）的过程中，交替性地使
   患者感受到威胁。与此类似，Weiss 和 Sampson（1986）
   的控制—掌握理论（control-mastery theory）可以作为一
   种指南，通过移情测试，把重复的活现转化为需要的活
   现，在移情测试中，治疗师对于患者病原性的信念，或者
   加以确认或者证明其不成立。

5. 在这一点上，值得强调的是——鉴于每个治疗师的独特性——我们不能假设患者在治疗关系中的体验必然吻合患者在其他关系中的体验。我发现对患者提出这样的建议会有所帮助：他们和我在一起的体验，和他们在其他地方的体验，非常有可能既有相同之处，又存在差异——但是注意到重叠的部分，其结果可能会很有启发。

第四部

心理治疗中的依恋模式

　　心理治疗师所做的事情很少能够事先描述。正如变化过程研究小组发现的那样，心理治疗是通过关系中的即兴举动而进行的。而当治疗师的活动是基于对一种觉知的了解，即觉知到能够促进发展的关系实际上是什么样的，那么这种即兴举动就会对人更有帮助。

　　依恋研究已经识别出儿童后来发展出安全、复原力和灵活性所需的合作性对话的特点。由于儿童期的变化过程和心理治疗的变化过程具有重叠之处，这些研究为我们提供了能相应促进与患者的合作性对话的框架。这些研究也让我们能够识别患者主要的（几种）依恋模式，我们因此能够"想象"他们的早年关系，包括这些关系可能容纳和不能容纳的具体是什么。

　　在第十一章里，我们把实证的发现转化为临床建议，来促进一致性交流，并评估我们具有不安全依恋的患者有怎样的"不一致"。这样做就为后续的三章打下基础，它们将分别详细讨论，在患者有关依恋的主导的心理状态上，识别出冷漠型、迷恋型或者未解决型对治疗的启发意义。

第十一章

打造发展的熔炉

无论在童年时期还是心理治疗中，能够提供安全基地是"足够好"的依恋关系的明确特征。通过促进个体面对威胁时，期待有一位更强壮更智慧的人来帮助他恢复情绪平稳，这种关系提高了情感调节的重要能力。这种关系也促进了个体在联接和探索之间建立灵活的平衡，而这种平衡正是 Ainsworth 认为的安全依恋的标志。当这种关系体验能够成为随身携带的一个"内化的安全基地"——就这一点而言，它就为儿童和患者提供无可估量的资源。因为它加强了自我的自信、对他人的信任，以及感觉这个世界是一个安全的地方，在其中可以去爱，可以成长。当然，问题在于，我们如何才能产生这样的关系体验。

在心理治疗中促进合作性沟通

Lyons-Ruth 留意到多种研究和研究传统的趋同性，在父母与孩子之间的沟通中，识别出与最积极的发展结果相关的四种关键特征。这种沟通具有合作性、一致性，要求父母能够：(1)建构互动来尽可能地了解孩子的感受、欲望、需求和观点；(2)当关系出现破裂时，发起互动性的修复；(3)升级对话来配合孩子出现的潜能；(4)在感觉自我感及对他人的感觉方面，当孩子处于不稳定的波动期，能够主动参与并与孩子一同努力。

相应地，考虑到敏感反应的父母和共情性调谐的治疗师所提供的东西具有相似性，我们需要致力于：（1）进行情感性以及语言性的对话，尽可能多地容纳患者的主观体验——感受、想法、欲望；（2）对关系的破裂具有敏感性，随时准备发起修复；（3）持有接纳的姿态，伴随着对患者抱有的期待，这种期待要比患者目前对自己能力的期待稍微高一些；（4）具有面质、设定限制、与患者一起努力的意愿——在有迹象表明患者的身份认同及治疗关系即将发生变化的时期，这种意愿通常是合适的。

在解释如何在临床实践中实现这一框架时，我将描述我们**有意努力**的成分，这些努力是为患者提供一种依恋关系，这种关系比当初塑造他的关系更有利于患者的心理发展。

让对话具有包纳性

患者需要我们帮助他们触及并表达自己全方位的主观体验，特别是他们的情感体验。正如 Bowlby（1998）所写，"患者和他的治疗师之间的情感交流正是关键部分"（157页）。像这些问题：**你有什么感觉？你想要什么？你认为现在我们俩之间发生了什么？**（无论这些问题是被明确地提出来的，还是默默地存在于治疗师脑海中，）必然是我们所努力建立的包纳性对话的一致性特点。

对这些问题患者往往都无法回答，因为这些问题所涉及的体验恰好是患者的最初关系所排斥的。因此，我们需要调整频率，进入患者只能通过非言语传递的领域。正如前面所谈到的，这种内隐的对"未经思考的已知"的沟通，可以通过患者的表情、声调、姿势或者手势来表达。这种内隐的沟通可以作为感受、身体感觉、影像或想法记录在我们身上，而且也可以在关系里活现出来。理解这些内隐的信号，需要我们的注意力在患者和自己的主观体验之间来回摆动。"自我反思的反应性"（Mitchell，1997）和"共情的内省性探究"（Stolorow 等，1987）是我能想到的描述这种双目视野的术语。

我对把那些可能被排斥的部分包括进来很感兴趣，我发现，有时将我对患者的、对自己的以及对我们彼此互动的体验呈现给患者是有帮助的。把这些体验清晰地用语言表达出来，能够帮助患者触及自己那些解离以及否认的体验。

195

　　例如，最近，一位患者讲述自己在关系中的困难，我发现自己对此有些令人诧异地无动于衷。我默默地在想到底是为什么，我注意到患者的每段话差不多都以一个升调结束，就像是在问问题，而且她说话的速度很快，似乎是质疑我是否有耐心听她的故事。当我和她分享自己的这些观察，并告诉她也许她对自己所说的话感到不舒服，或者对我是否感兴趣半信半疑时，她表示反对："未必见得。你脸上有种'这种体验你可以有'的表情，但未必如此。"然而我坚持告诉她一段我曾无意间听到的两个小女孩的对话。其中一个女孩说话的时候似乎很确定另一个女孩会感兴趣，而另一个女孩对引起对方的注意并没有多少信心，她说话很快，而且总是以询问的语气结束每一句话。这时我的患者回应说："我想你可能说到什么点子上了，因为当你讲这些的时候，我感觉自己好像安顿下来了，而之前我只是闹哄哄的。"这下对于我们来说都清楚了，尽管她的言语表达了相反的情况，但实际上她感觉到没有权利去体验，并假定自己的体验不会引起别人的重视。

　　患者的言语往往只能说明他们真实感受中的一部分，甚至有时具有误导性。所以，我们对患者即刻体验的共情，既可能成为一个通往更具有包纳性的谈话的重要起点——如果我们停在那里——也可能成为一种障碍。例如，患者经常能够清晰表达他们对于改变的渴望或者对改变的恐惧。要整合两者——这两者常常是并存的——治疗师说出患者现在沉默以对的那些体验会有帮助。但是，为了使这样的反应具有意义，患者要能在治疗师的话里发现自己的映像。当患者可以做到这一点时，这种干预就能够使患者感到治疗师在更深的程度上认识了她，并更加把自己作为一个完整的人来接纳。

要促进包纳性的对话，使整合成为可能，我们不仅需要**识别**患者的体验，特别是情绪体验，而且也需要以患者感到被理解的方式来**沟通**这种认识。然而通常这种感到被治疗师理解的感受本身尚不足够。在这种情况下，患者要感到完全被认识了，就必须感到**被感受到了**（Siegel，1999）。Susan Coates（1998）这样描述："治疗师必须做的，与其说是去获知患者的感受，不如说是让患者的感受来**感染**自己（也就是说，以患者容易识别的方式代替自己的方式）"。当情感是"有感染力"的，并且治疗师的反应符合患者沟通的特质时，它能够代表一种异常有力的随机应变的反应方式，以及互为主体的相遇。当然，这种反应确认了患者正在体验的内容——也许带着相当的不安——在与治疗师的关系中实际上是能够被容纳的。

除了这种反应让患者感到被认识、被感受之外，治疗师的沟通中还有其他两种元素能推进包纳性和整合这两个目的。与此有关的，Fonagy 认为，父母回应孩子的痛苦时，应当提供一种共情的、应对的态度，以及注意到孩子"有意图的姿态"，这完全说到点子上了。在心理治疗中，正如在孩子的童年时期，个体肯定需要共情性共鸣、调谐，以及来自他人的镜映。但是，正如 Fonagy 的方法所暗示的那样，如果患者要感到与治疗师的关系安全到足以能冒险去更全面地自我表达的话，那他所需要的就不止是镜映了。

第一，患者需要将我们治疗师体验为有能力帮助他们应对困难感受的人——否则，患者除了面对不得不面对的感受，为什么还要让自己感觉更多的感受呢？改述 Schore（2003）的话，依恋**是**对情绪的互动调节。这种调节明显地取决于我们自己忍受和管理痛苦感受的能力。当这种能力发展良好时，我们一般不仅对患者的困难感受能够进行识别及产生共鸣，而且能够就"这些困难感受的确可以应对"这一点进行沟通。这里，冷静的态度是有用的（如果我们可以做到的话），同样，治疗师的行为如果表达出我们渴望理解患者，并且正在通过理解来帮助他们，也是有用的。

第二，我们必须对患者潜在的意图、感受和信念做出反应，在它们构成的情境中，患者的言语和行为的意义得以理解。根据患者"有意图的姿态"反应，这样的反应方式让他们感到自己被深深地理解——这会转化为一种被接纳的感受。感觉被理解、被接纳促进了患者的信心，那就是他们的体验——甚至那些他们不得不深埋于心的体验——可以在新的依恋关系里被安全地容纳。

也许，鼓励包纳性对话最重要的一点在于，治疗师要处在情绪层面的当下，让自己有足够的接收性、参与性，去感受在患者内在的情绪性体验，甚至（特别是）当这种情绪体验没有被直接表达的时候。

主动发起修复

治疗师的共情、有意的自我表露以及（或者）解释，都是恢复治疗双方平衡的方法。无论何种干预，修复关系的破裂通常涉及某种形式的互为主体的协商。与治疗师一起通过协商解决冲突，加强了患者的信任，那就是安全基地实际上是安全的——即安全基地可以在失望、差异和抗议的压力中生存下来。

Randall 是我见了几年的一个患者，他刚结束了两周的假期回到治疗中。他用一种我很熟悉的"客观"的方式讲述他的担心，他担心自己永远也不会有一段亲密关系。他说自己担心被拒绝，无论何时，一旦别人对他感兴趣，他就马上感到兴致索然。说了一段暗示到目前为止我所给出的建议并不奏效的开场白后，他问我对此有何建议。我稍微有些开玩笑地建议他试试心理治疗。

Randall 看上去有些吃惊，很明显他并没有被逗笑。在抱怨最近的治疗对他并没有帮助后，他提及以前曾有过一段时间，我们仔细地审视我们的关系。然后，他说，那时我们的合作曾经有情感投入，而且对他很有价值——但现在显然不是这个样子。

我发现自己在想，最近（今天恰好就是这样）他看起来颇为游离。从我这边看来，这个小时的前一段也让我感到自己并不像期望的那样贴近他。也许因为他跟我保持距离并对我颇有微词，让我感到沮丧，我的"玩笑"反映了这一点。我想起他休假前的那次治疗，我是感到有些心不在焉。因而，他有可能把**我**体验为是疏离的，或许还是拒绝的。

在几次来来回回的交流中，我对他说，他已经表达了希望我能帮到他，在他越发渴望有一个亲密的伴侣以及担心治疗没有进展的情况下，这种希望也许感觉尤为迫切。然后我问他对我们上一次的会谈留下什么印象。他告诉我，他觉得上次的会谈很压抑，所有关于他找个女朋友的话题都走入死胡同。我说，"我不确定我要说的会不会和你当时感觉压抑有关，但是我知道在上次的会谈中，我心里是有很多事儿，我怀疑那次我很难在当下，而你有可能很敏锐地感觉到了。"话说到这里，我又告诉他，我刚才有些冒失的话听上去至少很刺耳。

他眼睛里有些泪光，告诉我他听到我的话感觉轻松了：他以为我在回避他，而且担心因为他上次没有答应我改治疗时间的事情，我会生他的气。在这次会谈结束时，他对我表示感谢，说自己感到重新和我建立了联接。

这样的破裂和修复的顺序——特别是由治疗师发起的修复——增强了患者的信心，可以依靠关系来容纳那些困难的感受，并帮助处理这些感受。在这个过程中，它们帮助患者形成了利用互动性情感调节的能力，而这种调节是自我调节的前奏。此外，连续性的修复事件能够打破患者事先存在的移情预期——在我这个案例中，患者的预期源于他对相当自恋的母亲的体验，那就是没有人会对他们造成的问题负责，而他要独自承担起责任。

198

升级对话

Bromberg（1998b）将心理治疗描述为一个允许患者在保持原样的同时进行改变的过程。沿着同样的路线，Friedman（1998）认为，作为治疗师，我们需要接受患者用自己的方式，同时又拒绝患者满足于这样的方式。保持这种平衡，就需要治疗师假设，跟患者自己认为的相比，他们有更大的能力去感受、深思熟虑、建立联接，或者发起主动。如果期待过少，患者也许会感觉他的希望遭到背叛；如果期待过多，患者会感到自己的脆弱没有被治疗师体察。

将治疗性对话升级到觉察性和复杂度的更高水平上，需要一种发展学家所说的"搭脚手架"。例如，在孩子获得用来描述自己体验的语言之前，父母先替孩子说出来，然后让她"用自己的话"来描述，通过这样的过程，父母为孩子正在出现的语言能力搭起了"脚手架"。

同样，治疗师能为患者正在出现的感受、反思、主动性等能力搭起"脚手架"。在临床实践中，有时需要治疗师替患者说话，例如，清晰表达他们无法清晰表达或者无法识别的感受。在另一些时候，则需要治疗师保持接纳性的沉默，以便留出空间让患者去感受，或者更深入地去感受。而在一些特定的时候，治疗师又需要通过"先行一步"和表达自己的感受，建立起一个桥梁，把对话带到更开放的情绪层面。

要帮助患者激发他们的反思能力，我们需要谈论患者体验背后潜在的心理状态；有时，需要谈论对患者来说，要让他们以这样的方式来考虑自己的体验有多困难。我们或许想要患者也参与到我们理解体验的努力中：在这个过程中，我们"示范"出心智化过程。要加强患者的执行或主动发起的能力，我们既需要聚焦于患者自己（在治疗中和治疗之外的）想要什么，也要聚焦于他们的困难，他们无法知道自己想要什么，或者只能把想要的付诸行动。我们或许也会决定向患者分享自己的困境，那就是如何积极地促进患者的主动性，同时不让自己的行动隐蔽地篡夺了他们的主动性。

升级对话的最有效方式之一，就是让对话本身成为讨论的焦点。进行"针对谈话的谈话"是把个人**之内**发展的版本升级到人际**之间**，这是我们要推动所有患者的目标所在——也就是，心智化的发展。请记住，在这里，载体本身就是信息：通过加强元沟通的对话（metacommunicative dialogue）——也就是，对于沟通本身的沟通——我们可能也增强了元认知能力，即对思维本身的思考。对于那些过度嵌入在自己的体验中的患者，这种对话能帮助他们打开通往更深的、更富有情绪性信息的反思之门。

作为说明，想想我刚才谈到的患者，就是那位我给了他一个武断的建议，告诉他"去做心理治疗"的患者。在相当成功地修复了由我的话所造成的破裂之后，我们发现在下次会谈时，我们都重返了"犯罪现场"。

Randall 突然发现他好像在"寻找别人的拒绝",似乎要去证实对别人的不信任,这让他在与他人相遇时,很难做真实的自己。我说他现在似乎因为同样的不信任而感到煎熬,并提醒他,在告诉我他对我的失望时,一开始他也是很犹豫的。他感到我从他身边后退了,并担心我会生气。Randall 有些恼怒,他说,"那么,我应该怎么做?问你到底怎么了?告诉你你做的并不对?你可是专家。我敢打赌你会很受伤的。"我告诉他,即便他有这样的预期,我认为在上次会谈中,当我愿意去考虑在我和他之间的困难中我的角色时,他仍是感到放松和感激的。他回应说,实际上从治疗开始,在他跟我在一起的体验中,这种开诚布公已经成为最有意义的特点之一。每次当我愿意承认自己的那部分时,他都感到惊讶和感动。

"你有没有注意到,"我问他,"尽管你已经体验过很多次跟我进行这样充满情感的谈话,但你仍然会感到惊讶?好像你是能跟体验建立联接,而且能感到更加信任,但只能在那一刻。结果,下一次有些东西还在困扰你,一些你不喜欢的东西,或者,一些你需要从我这里得到但却没有得到的东西,你仍然很难讲出来。"

在一段较长的沉默后,他说,"我从来都没想到过要讲出来。整个过程都是自动的,我不会质疑它。就像我周围都是深深的护城河,我不会从城墙后面出来的,因为别人看上去都那么危险。但是,这可能是我前面说到的寻求拒绝的一部分,好像我不愿意接收你的反应,所以你的反应不起作用,它总是让我感到特别惊讶。我现在在想,如果你或者其他任何一个人真正在意我,看上去是安全的,我也不知道如何去面对你们。"

关于谈话的谈话——关于什么是可能的,什么是不可能的——让患者不止从单一的视角来审视自己的体验,从而促进患者内在规则和模式的改变。（当然，这就是反思性姿态的本质，它可能实现更大程度的自由，不仅能够更加自由地去反思，而且更加自由地去感受和联接。）通过让患者能够同时处身于两个位置——既是身处体验内部的参与者，又是位于体验外部的观察者——这种谈话把对话升级到觉察性和复杂性的新的高度。

愿意参与和努力

在某些时候，孩子总是需要有一位会反对他的家长，也需要一位家长能提供孩子所需的架构。当一个孩子成长时，父母也总是要松一松这些架构，给孩子更多的主动性。可以说，患者从治疗师那里所需要的也是如此。

必须要明白的是，患者有的时候需要面质多于需要共情。这种理解有悖于我们很多治疗师的意愿，就此而言，这样提醒我们自己也许能有所帮助，治疗关系也是一个**真实**的关系：正如在我们的其他关系里，我们不会有意识地纵容破坏性的行为，我们肯定也不想在与患者的关系中这样做。无论在治疗中，还是治疗外，接纳患者与反对他的自我挫败行为并不背离。

我和一位长期有严重自杀倾向的男性患者挣扎了好几年，为的只是让他活下来。在接了太多次折磨人的紧急电话，多次住院安排，以及艰巨地建立起限定设置的框架后，最终似乎有了取得真正进步的可能，我听到患者这么对我说，是的，我们建立起来的框架的确非常重要，而且，是的，我们现在是有机会可以稍有进展了，但有一件事情他需要我知道：他最终还是**会**杀死自己。听完了患者这些话，我一下子火了。下面的话是删节后的版本："你尽管可以谈你想要自杀，但我不容许你骑在我头上威胁我！你并**没有**得什么绝症，我也**永远**不会签署什么协议，要给你提供临终关怀。"听到我的话，患者安定了下来，看上去放松了，而且看上去挺感激我的愤怒。接下来他告诉我，就像以前那样，他需要我比他"更强大"。无须赘言，我对患者的愤怒反应并非事先可以预料的，同时，我也不认为这是一种可推荐的技术。但是，这说明我们调谐的反应也可能会以这种始料未及的形式出现。

在心理治疗这种亲密的伙伴关系中，我们这种**努力**的意愿不仅给搭档双方提供了保护，而且能为患者的抗议和愤怒留出空间。这种积极的参与有助于避免陷阱，这一点上，我的一个患者微妙地暗示说："你那么好，我怎么能像个浑蛋呢？"治疗师设定限制，或者自发地对患者的行为表达出不悦，**也许**会给患者一种氛围，在其中，她能够发展出一种感受，那就是在关系中，她既可以独立于关系，同时又能够保持联接。

随着这种潜在的不稳定时刻出现，具有决定性的是"合适"的程度，或者是双方最终能够达到的互为主体的理解的程度。事件本身——例如，患者和（或）治疗师表达愤怒——是一回事，但是通过这个过程，事件本身的意义凝结成形，则是另一回事。通常，正是在这种跟进中，事件的治疗性价值得以巩固——特别是当这个过程涉及到协商时，在搭档双方之间，这种协商缓和了艰难的感受，恢复了纽带或联盟的感觉。在"合作性沟通"的几个主要方面中，要注意到协同增效的作用：积极参与有利于包纳性的对话，同时也有利于破裂之后的修复依次发生。

对于那些可能被描述为混乱型或未解决型的创伤患者，治疗师特别需要去努力，去积极地为他们提供框架。然而，正如我们将要看到的，在治疗的早期，治疗师给出少许框架，几乎每一个患者都会从中获益。

推动患者开始心理治疗

Lyons-Ruth（1999）认为合作性对话包括"去了解另一个人的心理，并在结构化和调节互动时考虑到这个因素"。要考虑患者的心理，我们必须假设大部分的患者需要去了解不熟悉的规则和心理治疗的作用。启动患者需要一个帮助他们积极地参与到关系中的过程，没有他们的合作这个关系不可能成功建立。当然，很多这样的启动过程都是内隐地发生的。但是对治疗的结构保持神秘则对患者不利。要培养合作性，我们需要跟患者明确讲述我们对于他们的期待，以及他们对于我们可以有怎样的期待。治疗关系是独一无二的，跟我们日常的社交互动无法类比，因此，治疗师必须承担起"培训"患者的责任，教他们如何尽最大可能使用这种关系。

在初次会谈中，我通常开始时都会问新的患者，他们对于这样和治疗师进行持续的谈话有什么样的期望。在这次会谈的后期，如果看上去我们有可能开展治疗，我通常都会接着说，也许我们还要用几次会谈时段，弄清楚我们将要一起具体针对什么来工作。作为治疗师，我们常常需要小心在两个方面之间把握好分寸，一方面接受把患者的目标（或者对问题的定义）当作我们自己的目标，另一方面也要把我们的目标（或者对问题的定义）加给患者。例如，一个冷漠型的患者也许需要我们帮助他变得更加自给自足，然而我们相信如果他不那么强迫地自我依赖也许会更好些。

在随后的会谈中，特别是当患者好像不那么确定，该如何最好地使用他们和我在一起的时间，我会建议他们对于我们确定的治疗目标，想到什么就说什么。这种沟通以及与此类似的交流，旨在让患者知道我对他们有什么期待，以及我认为如何才能一起更有效地工作。至于患者期待从我这里得到的，我的沟通既是外显的，也是内隐的。在我回应的品质上，会有我内隐的表达，我常常也很重视去清楚表明，我认为我和他们在做什么以及为何这样做。这种外显性适用于大部分患者，而对于那些具有不安全依恋的患者，或者具有未解决的创伤和丧失的患者而言，这一点尤其重要，因为在仅仅根据非语言线索来准确解读他人意图这方面，他们往往存在着困难。

对于患者而言，为什么要探讨治疗关系，这个基本原理从来都不是显而易见的。需要清楚地表明，把关注焦点放在他们与治疗师的互动上，能怎样帮助他们达成治疗目标，然而，这个需要往往被忽视了。对于这种至关重要的工作方式（正式的描述就是移情－反移情分析），我们大部分的患者并不能理解，因此，他们对关注治疗室**之外**的关系更感兴趣，也是情有可原的。因此，如果患者只是顺从治疗师的引导而已，那就必须要给他们做出解释，或者，更好的，是示范出这种取向的用处。

最为可取的是，能够将患者陈述的问题或目标，联系到与治疗师的关系中发生的事件。下面是我想到的一个例子：

一位女患者在第一次会谈中告诉我，她和男性的关系总是处不好，因为，如她所言："我从来没有碰到过一个挑不出毛病的男性"。之前的治疗已经让她对自己这种防御性贬低的模式有所洞察。在治疗的早期，毫无意外，她开始挑我的毛病。她抱怨我冷淡又缺乏同情心。她还说这让她对前景很困扰，因为"江山易改，禀性难移"。在这时，我对她说了类似下面的话：

"我确信你会记得曾告诉过我，你想找一个男治疗师一起工作，这样就能了解你如何跟男性相处。我敢说，如果我们看看我们之间现在**在这里**发生了什么，或许就能很好地明白在外面，你

203

和男性的关系究竟是如何的。我这样说是因为，**也许**在你和我之间，你快要重复你以前说的那个让你和其他男性之间的关系注定失败的模式。"这些话引起了她的注意，促使我们探讨，有可能她在治疗之内和治疗之外的体验是类似的。这一席话也帮助她明白聚焦于我们之间的互动，能够帮助她察觉到与男性互动的方方面面，对这些方面她仍然不能跟自己解释清楚，或者跟我清晰地表达出来。

在患者能够开始与我们通力合作，来利用在每一个治疗关系中都会出现的移情－反移情的活现之前，像这样的对话常常需要不止一次。当然，通常，治疗师一定要主动引导患者聚焦于此时此地的互动上。当患者首先主动探讨他们此时此地对关系的体验，包括他们对治疗师的感知、感受时，则是真正的合作开始的标志。

当我们以这种方式启动患者，我们同时也为使用治疗关系中的特定事件这一有效方法做好了准备，而治疗关系在依恋的框架内有其特定的显著特点。

分离、中断和结束

和依恋一样，分离和丧失是 Bowlby 的理论中的核心概念。事实上，正是基于需要理解分离和丧失的早期经验对儿童发展的深远影响，才促成了依恋理论的最初形成。由于依恋对于儿童情绪和身体的生存至关重要，依恋对象的丧失——包括分离这种暂时的丧失——都可以被视为依恋创伤的原型。因此，在患者新的依恋关系中，有些事件涉及到真的失去治疗师，或者害怕失去治疗师，它们通常都会或暂时地或持久地唤起患者的感受——或者对这种感受的防御——这些与患者的依恋历史直接相关。

如果由于丧失或者创伤导致了发展的受损，至今尚未得以解决，患者可能会对治疗师休假产生反应，例如，像对待威胁性的灾难那样。有一位机智灵活、富有活力但是极度自我摧毁的患者，当我们的治疗工作因为我的暑期休假，第一次不得不中断的时候，这位患者会变得偏执起来，并出现短暂的自杀念头。就像很多具有未解决的丧失经历的患者那样，他无法分辨出暂时的分离和不可挽回的被抛弃两者之间的区别。与这类患者的案例一样，这位患者的治疗取得进展的标志就是分离后的痛苦水平比以前降低了。渐渐地，他认识到我们之间关系的"休假"并不意味着关系的破裂，而我想休假也不意味着我想从**他**身边逃走。

204

取得这类的进步主要有赖于治疗师为患者对丧失的反应留出空间的能力，患者这些对丧失的反应被分离所唤起，有时甚至包括在每次会谈结束后的分离。对分离的影响投以一种训练有素的关注，会促进包纳性的对话，从而使整合成为可能。针对分离而工作，也是确保关系里的中断可以被修复的一种方法。最后，有效地处理患者对分离的反应，会增强他把关系作为安全基地的信心。

并非罕见的是，患者会对分离做出强烈反应，但没有认识到自己的反应实际上是被分离激发出来的。通常，只有通过我们坚持不懈地聚焦于患者对分离的特征性反应，才能弄清楚这些反应的意义。但是，这当然并非只是识别意义的问题。当我们为患者的反应留出空间，并能够以调谐的方式进行回应时，我们就能让新的体验成为可能。要注意，最终导致了混乱型依恋的，并非是丧失或者创伤本身，而是丧失或者创伤从未得到解决。当我们针对患者面对**新的**丧失可能造成的创伤而产生的反应来工作时——例如，刚才讲的，由于治疗师休假——我们要促进这样的可能，那就是患者能够获得解决丧失或创伤的治疗性体验，而非被再次创伤。

很多患者的体验中，就像我刚才讲过的那位患者，童年时曾经遭受过那种严重的丧失，恰恰是研究表明的与依恋方面未解决的心理状态有关的丧失。但是我们大部分患者的历史，其特征是一种不同的、不那么混乱的丧失，我们或许会把其中的大多数描述为不安全依恋。

为了对情况更了解，让我们来回想一下遭受和父母长期分离的幼童表现出来的一系列特征性反应（Bowlby，1969/1982）。首先，孩子会**抗议**——他们会主动地表达，眼泪汪汪地、很生气的样子，好像这样强烈地表达痛苦就能够让父母回来一样。然后就是**绝望**——希望渐渐消退，孩子虽然还在流泪，却越来越安静，也不再活跃，好像进入深切的哀悼状态中。最后，当希望完全破灭，绝望逐渐变为**抽离**：孩子尽管有一种表面上的社交能力，甚至是表面上的开心，但是现在看上去已是很疏远，很显然已经失去了对父母所有的兴趣，而父母的不在只是发生在不久以前，那时的哀悼是如此痛苦。

205   抗议、绝望、抽离是对重大丧失的反应中的三个阶段，这种丧失可以被描述为急性的丧失。许多不安全依恋患者体验到的不那么严重的丧失，其反应往往是慢性的。

通常，我们发现，焦虑性的迷恋型成人，往往是跟着反应无法预期的父母长大的——父母的反应交替性地，或者有，或者没有；或者适度地进行调谐，或者不适度地调谐失误。因此，这些成人在儿童时期反复体验到（可获得的、调谐的）依恋对象的丧失。从前和现在，他们在依恋关系中的行为——包括与治疗师的关系——反映出他们对这种丧失的恐惧。就好像一个处于抗议阶段的儿童一样，患者会有强烈的情绪，既是对这种丧失的威胁的反应，也是回避丧失的策略。对于这样的患者，我们既不能将这种情绪看做是对我们的操纵而无视之，也不能让这种情绪使我们失去方寸。我们必须为患者的抗议——他们的眼泪和愤怒——留出空间，而不是让他们感到只能靠自己，自己是无助的。

相反，在 Bowlby 的序列中，冷漠型成人就像处于抽离阶段的儿童。研究发现，这样的成人往往有情绪上疏离的父母，会拒绝孩子早期对于安抚和联接的要求，因此这样的婴儿从来不被允许做一个小宝宝。冷漠型成人从他人甚至自己的感受中抽离，是一种对得到照料的失望而产生的反应；它也提供了一种保护，既保护自己免于当下更多的丧失，也保护自己免于面对过去的丧失遗留下的悲哀。冷漠型患者需要我们帮助他们跟自己降低的需求以及回避的感受建立起联接。

总体上，现在的丧失激起了过往丧失的回荡。对于心理治疗中的患者而言，治疗关系连续性的每一个中断，都是潜在的扳机点，激起旧有的感受和旧有的防御——同样也是一个潜在的机会，去处理那些与分离及依恋相关的未完成的事务。依据患者在依恋方面主导的心理状态，患者对于分离的反应有不同的方式——治疗师也是一样。在迷恋的心理状态下的患者和治疗师，可能对分离充满焦虑，冷漠的人通常对分离的反应看起来好像并不把它当回事儿。而且，正如我提到的，未解决型的成人面对分离时，可能会变得混乱或者茫然失措。治疗师对自己与分离相关的反应特点要有所察觉，这一点非常重要，以免我们和患者一起重复那些有问题的场景，而这些场景对于患者（和我们）来说，则再熟悉不过了。例如，一位冷漠型的治疗师，可能会和冷漠型的患者共谋，都将分离看得无所谓——这就等同于声明依恋自身并不重要。

当然，心理治疗中最后的分离会在治疗结束时来临。虽然患者在治疗结束后可以重新回来（有些患者也这么做了），治疗的收尾始终都是一个饱含重要情绪和治疗潜力的过程。去体验治疗所提供的新的依恋关系结束的前景，可以是深厚的感动过程——痛苦，并且苦中带甜。治疗终止的本身提供了一个扩展的机会，去重新造访以及进一步解决患者过去和当下在依恋和丧失方面的议题。无须赘言，治疗的结束不仅包括对过去充满情绪的回溯，也包括这样一种道别的可能性，即道别是可以尽可能地被完全和彻底地感受到的。

在接下来的内容中，我会就不同的依恋类型再多讲一些。但在这里，我先讲一些和结束治疗直接有关的普遍现象：迷恋型患者对被抛弃充满恐惧，也会过于夸大其无助感，这就需要治疗师在合适的时间结构化治疗的结束——并且为患者随之而来的抗议留出空间。冷漠型患者回避感受，把关系的重要性降至最低，这就需要治疗师叩上门，给患者既害怕又渴望的情绪体验创造空间。对未解决型患者，他们可能会被丧失压垮，但又害怕形单影只，也许需要治疗师授权一种摇摆的结束方式，允许患者在并"不成熟"的时机离开治疗，但同时能让患者理解，他们可以（和很可能会）在需要的时候以及可以耐受治疗的时候重返治疗。

评估患者在依恋方面的心理状态

认识到患者在依恋方面的主导心理状态，能够让治疗师识别出主要的组织原则或指导性隐喻，它们不仅为患者的关系赋予了典型的形态特征，同时也为患者自我的不同面向赋予了典型的形态特征。

我们以一个回避依恋风格的患者为例来想一想。他由情绪疏离的父母养育长大，这样的父母倾向于拒绝和（或）控制，而这样的患者也会以父母对待自己的方式来对待自己（和别人）。

在关系中，他倾向于拒绝，保持距离，并且企图施加控制。他同样拒绝、远离并试图控制自己的感受。他最初把他的目标和渴望体验为自己的，这让他很容易觉得自己被这些目标和渴望控制了，因而他后来就倾向于拒绝它们。简而言之，他与自己和他人失去了联系，就像他的父母与他失去联系那样。在这里，指导性隐喻就是自我隔离，来避免被拒绝或者被控制。

识别患者在依恋方面的心理状态，也能够让治疗师（以一种尝试性、暂时假定的方式）去想象患者的童年，并对患者具有塑造性影响的关系做出有据可依的推测。这些关系中容纳了什么样的感受、欲望、想法和行为？患者需要否认或压抑的是什么？患者需要采取什么样的关系和情感调节策略来保持依恋纽带？回答这些问题能够帮助我们确定患者需要从我们这里得到什么。识别出这些感受、欲望以及曾被患者不得不否认或抑制的能力，有助于我们明确自己尝试提供什么样的反应方式会最有用。

可以通过各种方式来确定患者的主要依恋类型。有关依恋的心理状态使得患者通常会有不同的"感受"——而且与他们在一起时，我们相应地也会有不同的感受。另外，我们熟悉的易于识别的诊断类型（强迫性、癔症性、边缘性等等）也能很好地映射出依恋分类。然而，确定患者的依恋模式最有价值的线索是来自于成人依恋访谈（AAI）。

临床评估和 AAI

尽管 AAI 是一个研究工具，但它的结构很像一个临床访谈。要从研究对象的 AAI 叙述中得出结论，需要聚焦于叙述的过程与构成，而非内容——正如和患者进行初始访谈一样。并非所说的内容无关紧要，而是 AAI 研究最终的评估目标和治疗一样，都是要理解一个人**无法**直接用语言说出来的方面。因为"在依恋方面的心理状态"（Main，1995）是内部工作模型及其编码规则的产物，它们大部分是无意识的，是内隐的。因此，最有启示意义的并非某人可以外显地**告诉**我们的内容，而是他内隐地在话语模式中**展示**给我们的内容（Main，2000）。

通过已经复制多次的 AAI 研究，Main 说明了话语的前后一致性和合作性反映出安全的工作模型，相反，话语受到不一致、不相关和（或）推理失误的影响，则反映出不安全的或混乱的工作模型。个体有关依恋的**话语**反映出个体的依恋的内部工作模型，这个发现可以直接应用在治疗设置中的临床评估上。患者除了通过在我们身上唤起、跟我们活现出来以及具身之外，还通过言语使用的**方式**揭示出，自相矛盾的是，揭示的恰是体验中那些他们无法用言语说出来的部分。

根据定义，患者是这样的一个人，受到自身痛苦的驱使，他去求助于另外一个被假设为更强壮更智慧的人。因此，心理治疗前一两次的会谈时段（正如陌生情境实验和 AAI 本身），为展现活跃的依恋行为或者对依恋行为的防御提供了一个情境。也许，从第一次通电话起，当然，还有踏进治疗师办公室的门槛时，患者就开始向我们展示他们具有特征性的依恋方式。由于使用 AAI 的研究已经整理出来，不同依恋类型的成人，安全型、冷漠型、迷恋型或未解决型，在有关依恋的沟通中倾向于不同的方式，因而倾听患者对我们说话的方式会特别有启发意义。

患者的沟通有怎样的一致性？有怎样的合作性？要去识别患者在依恋方面的心理状态，这些都是我们倾听时要铭记在心的关键问题。从 AAI 中提取线索，我们需要从四个方面来听取患者的表述，即 Main 所说的——跟随哲学家 Paul Grice（1989）的观点——品质、数量、联系、方式。

在**品质**方面，主题是患者的真实性：他这样说有他的根据吗？或者，我们是否留有印象，觉得他后来所说的并没有支持他前面明确肯定过的部分，或者前后矛盾？

在**数量**方面，患者在他的沟通中能够做到简明但又完整吗？或者，是否我们感觉到要么陷入患者细枝末节的泥沼，要么患者对问题的简单回应让我们摸不着头绪？

关于**联系**，患者能够与目前的话题保持相关吗？这是以另外的一种方式询问患者，看他是否能够在记住我们的问题的同时，还能把频率调整到自己的体验上。

最后，关于**方式**，患者的沟通方式能够清晰而有序吗？或者，患者是不是含糊不清、迷惑或令人迷惑，以及（或者）和缺乏逻辑？

总体上，安全的患者可以真实地、简明地沟通，同时保持沟通的相关性和清晰性。他们可以深思熟虑地交谈，并且，在谈论那些被唤起的情绪性体验时，伴随着生动鲜明的情感。即便是沉浸在强烈的感受中，他们看起来也能够保持与治疗师的联接，并且能够对谈话的目的进行觉察。

相反，冷漠型患者很难保持沟通的前后一致性和合作性。特别是，他们难以做到真实：他们常常无法支持先前明确肯定过的部分，甚至前后矛盾。他们的沟通过于简洁，很少能谈及与依恋相关的体验，对此，他们往往解释说自己记不清了。很有可能，他们坚持说自己回忆不起来，是受困于他们发展出习惯性表征的关系情境：为了最好地保持可能的依恋，需要他们不去察觉，也不去记住与联接需求有关的渴望、感受或体验。

209

相应地，冷漠型患者可能说不出前来治疗的问题是什么；对于这些问题的沟通可能会冒着激活他们依恋系统的风险。冷漠型成人的 AAI 转录文本往往篇幅最短，跟这个发现相一致，冷漠型患者也经常陷入沉默，留给治疗师去填补交流中的空白。

　　迷恋型患者的沟通却正好相反：他们可能很真实，但却难得做到简洁、切题、或清晰。特别是谈及过去的依恋关系时，强烈而纠结的感受经常让他们的叙述变得离题、模糊，让人难以理解。好像痛苦所致的压力淹没了他们合作的能力，这些患者似乎没有可能留在我们所问的问题里。结果，会谈可能要结束时，他们还没有弄清楚自己故事的明确要点。当被问及童年时期的关系时，他们谈论的可能都是现在的关系——或者正好相反。与父母相关的愤怒、恐惧或者无助等旧有的感受，似乎泄漏到在当下的关系中，包括与治疗师的关系中。

　　不久以前，我收到一位迷恋型患者的电话留言，她说了一通几乎没完没了的话，在我的电话录音时间用光时才结束。开始时，这位患者以非常成人的语气说话，但随后她的语气听上去逐渐变成了一个绝望的、不高兴的小女孩儿。这位患者如此沉迷在过去未解决的依恋关系中，以至于不知不觉把当下赶进了一种关系模式中，类似一个小小孩儿，绝望地乞求着那个缺乏反应的父亲的帮助。

　　这个例子说明，迷恋的心理状态有时会和未解决的心理状态相互重叠，特别是当他们沉浸于过去困扰的事件而影响当前的沟通时，更是如此。未解决型患者沟通的特征则如 Main（1995）所说的"在推理或话语方面的监测失误"（442页）。当触及依恋以及有关创伤或丧失的主题时，这类患者的表述可能会短暂脱离通常有关时间、空间和因果关系的一般推理。我刚才说起的那个患者，她担心母亲已经死掉，因为自己不再想念她了；另外一个患者谈到自己过世已久的父亲时，却好像他还活着。

　　话语方面的失误可能会反映在患者语气或举止的迥然变化中，这提示患者可能进入了一种不同的、解离的意识状态。而且，事实上，解离是未解决型患者体验中的一个常见特征。患者可能

突然进入梦样状态，或者开始以耳语的方式讲话。或者，当开始
讲述困扰他们的经历时，一个坐着的患者可能会斜躺在躺椅上，　　*210*
面对着治疗师，或者干脆将脸转到一边。

　　接下来的章节将会识别在依恋方面属于冷漠型、迷恋型或
未解决型患者的主导心理状态，我将要聚焦在这个识别过程产
生的临床意义上。我会特别考虑，治疗师可能要有意尝试去促进
一种关系，以便利用它来整合患者先前否认的、解离的那部分的
体验。

第 十 二 章

冷漠型患者: 从隔离走向亲密

在传统诊断术语中，冷漠型的患者可见于从一端为强迫到另
一端为自恋和分裂样的连续谱中。尽管这些患者可能会有稳定的
长期关系，但是在对他人有足够的信任以建立真正的亲密关系方
面，他们都存在着巨大的困难。他们跟自己也并没有更亲近。他
们"强迫性地自我依赖"（Bowlby，1969/1982），而且防御性地高
估自己的价值，这就要求他们对任何有可能激起他们寻求他人的
支持、联接或关心的感受、想法和欲望，都需要保持距离。

然而，他们无法消灭生物驱动的依恋需求。在 AAI 情境中，
冷漠型的成人可能宣称自己感到"一切都好"，但生理学上的测
量却显示并非如此——正如回避型的婴儿在陌生情境实验中并
未表现出痛苦，但心跳加快以及应激激素的升高表明另有内情
（Fox & Card，1999）。很明显，冷漠型患者不大愿意去感觉那些
会刺激自己与他人建立深层联接的情绪。而且更不情愿去表达
这种情绪。然而，只有通过和这些患者建立情绪上的联接，我们
才能真正让他们进入一段能够促成他们发生改变的关系。这里
的关键就是要跟随着情感。

对冷漠型患者细微的情感线索，我们一定要敏锐地进行调
谐，而这些线索往往通过身体来表达。我们在患者的眼中看到什
么？（他的目光转向别处，是可能有些羞愧吗？或者，他目光低

212　垂，好像沉浸在悲伤中？是否他的双眼湿润，好像被感动了？他的上眼皮高高抬起，是有怒气升腾起来了吗？）从患者的下巴、嘴巴到眉毛，我们观察到了什么？他的姿势表达出什么？我们可以从他的音调变化中推断出什么？

　　也许更为重要的是，当我们面对患者的时候，我们需要把频率调整到接收自己心理生理状态的细微变化上。因为患者不愿去感受的东西，他们往往会在无意间唤起治疗师去感受。我们内在体验的转换很少和患者的情绪体验没有关系。当我们能够马上很有意地允许自己去感受内在的体验，不是过于担心而去掩盖自己的感受时，关注自己的内在体验会很有收获。（回想一下Ekman 的研究所表明的，摆出一张不露声色的扑克脸，不仅会淡化表情，而且也淡化了情绪的**体验**。）将我们自己的感受带入对冷漠型患者的治疗中，能够帮助患者开始整合他们自己那些被解离的感受。

　　但是心理治疗如果要提供能够让这种整合成为可能的安全基地，那么治疗师在这位患者心里要有分量——当然，允许治疗师成为这样的角色，这有悖于患者降低活性的策略，他们依靠这种策略来消除他人对自己的重要性。所以主要的挑战在于能够让患者允许治疗师对自己重要。

　　通常，这样的冷漠型患者在开始治疗时，其行为似乎表现出要么治疗师没有什么可以提供给他，要么治疗师对他而言只是代表着威胁，必须与之保持距离。这里如同第22条军规 * 一样的困境是，患者屏蔽了感受，以至于他们不可能对治疗师有多少感受，而当治疗师对于患者来说并不重要时，只会强化他们对感受的屏蔽。当然，这是冷漠型成人面对自己广泛存在的生活问题

---

* 典故出自同名小说，它描述了一种进退两难的局面："如果你能证明自己发疯了，那就说明你没疯"。——译者注

时，所采用的防御策略的精髓。患者对感受自我保护性的限制，以及对亲密的回避所产生的情绪和关系问题，正是他们来做治疗的原因。

要打破这种困境，我们需要在共情性调谐和面质之间保持平衡。患者需要前者以感到我们理解他们。特别对于冷漠型患者来说，更需要后者以感觉到我们治疗师的存在——那便是，我们能够对他有影响，而且他也能对我们有影响。如果要真正影响到冷漠型患者，我们就要让患者知道他是如何影响到我们的。

共情与面质

共情性调谐和面质二者所指向的重要目标，都是为了让患者能对自己的情绪体验更加开放。就感受来说，冷漠型患者是个非常封闭的系统，他们认为对痛苦的承认和表达本身就很有可能导致沮丧，甚至更糟。

把我们对患者的体验的共情用语言表达出来，可以降低患者的恐惧，他们害怕我们控制他们或者拒绝他们，在这种情况下，这样的反应会让人放心。但也可能会事与愿违。我们可以假设，在冷漠型患者的成长过程中，他们并未从依恋对象那里了解到多少共情的方式。结果，我们共情性的交流对于他们来说就像天书一样难懂；在他们的体验里，我们的共情可能是取代"真正"帮助的劣质替代品（你要给的也就是这些了？）；或者——由于共情可能会唤起与亲密感和依赖有关的多重威胁——所以他们可能会无意识地迫不得已加以拒绝。

虽然我几乎毫无例外地会以共情为引导，相信共情为安全感提供最本质的连续性背景，但我发现在治疗早期，为了和冷漠型患者建立联接，我们需要做的不单单是共情性镜映，也不单单是解释，而需要更多。这里的"更多"指的是，作为与患者沟通的接收方，我们有意或自发地表达出来我们这一方的主观体验是什么样的，这就是我所认为的面质。

让患者进入我们对关系的体验中，通常意味着要表露一些我们正在感受的内容，而且对于自己缺乏感受的患者而言，展示出我们的一些感受就尤其重要了。由于他们不允许自己去感受、思考以及回忆，所以他们的自我觉知受到很大的限制。他们前语言期的体验遗失在外显记忆之外，而他们后来的回忆也许从来没能得以编码处理，因为这些患者降低了强烈情绪的活性，而通常正是这些情绪让我们"贴出标签"，标明哪些体验是值得记住的。

但是，这些患者无法进入到自己的内在体验，可能会在其他人身上唤起，包括治疗师。因此，我们的主观体验可能是通向他们无法进入的感受、想法以及回忆的关键途径。而且，由于冷漠型患者的防御策略妨碍了他们共情的能力，随之也阻碍了患者察觉自己对他人的影响，当我们的主观体验被呈现给患者时，就可以成为非常重要的资源。

记得我在第八章讨论过的患者——一个强有力的、有头脑的主管——跟他在一起时，我发觉自己像在"防弹"一样，焦虑地选择字眼，好像我在面对迫害的威胁。当我向"Gordon"表露这种体验时，他愣住了。对他而言，我正在说出**他**的感觉到危险的体验——一种他从前一直缺乏语言去描述的体验，但是这种体验一直驱动着他在工作表现上给自己"贴金"，唯恐自己会被批评或者遭到攻击。他回想起了自己的母亲，一位大屠杀的幸存者，母亲认为他在工作中肯定很焦虑（"你一定是那里唯一的犹太人"）。他那面临威胁的感受就像是母亲过去的经历留给他的遗产，这有可能是创伤在代际间传递的结果。对于像 Gordon 这样的患者，用治疗师在和患者关系中的体验去面质，既有可能让他们和自己的情绪体验建立联接，也有可能说明他们对其他人会有所影响。

有时，但并非总是如此，面质让我们想到这个词语自身含义带来的"锋芒"。我前面提到的一位有些棘手的患者，在前一次的会谈中很清楚地说，她发现我做出调谐性理解的每一句话和每一个举止都毫无用处。对于我的共情性姿态，她的反应就像我是一个她越来越鄙视的对手一样。经过20分钟这样无用而令人沮丧的交流。我告诉患者（带着一些犀利的口吻）我开始对她感到颇为恼火，这可不是我平常对她的反应，我们需要搞清楚这到底是怎么回事儿。患者有点儿被吓住了，稍加镇定之后，她承认由于自己爱争论，甚至有时候爱欺负人，这种倾向常常破坏了自己的家庭及工作关系。

这样的患者，特别是（尽管不单单是）在治疗的早期，是一只脚在治疗里（如果可以），一只脚在治疗外。用过去的、有问题的术语来说，他们可能表现出"阻抗"——也就是说，他们可能表现出对抗治疗师或者治疗目的。但是将冷漠型患者表面上的阻抗理解为一种**沟通**，可能更为有用，也更接近患者的真实感受。患者的不情愿、不参与或者控制，都体现出他们对亲密和依赖的恐惧。正如依恋研究所清楚提示的那样，冷漠型患者确实有这些恐惧：在他们的依恋历史中，承认需要帮助，感觉上就像要邀请一个拒绝，或者自取其辱地承认自己的不足。

需要帮助而无法找到帮助，永远都是一种冒险，但**得到**帮助也许代表着要冒更大的风险。在重要关系中感受到获得帮助，会让原本主导的、意识层面的工作模型变得不稳定，在这个模型中，自我的价值取决于自我的强壮和完整，而他人被贬低为软弱的和依赖的。在得到帮助的情况下，可怕的无意识的模型有可能会浮现出来，在这个模型中，自我是无助和脆弱的，而他人是拒

绝、控制或者惩罚性的；在这一模型的影响下，患者会容易感到
愤怒和焦虑。而且，将治疗师体验为一个愿意并且能够帮助自己
的人，可能会唤起可怕的悲伤，想起早年的依恋对象无法或者不
愿意去这样做。

215　　　心理治疗将冷漠型患者置于一种窘境，它内隐地邀请他们去
依赖一个新的依恋对象，而这个依恋对象的帮助却不能被患者
期待为能有所帮助。作为治疗师，我们一方面努力去调谐自己对
患者的体验，另一方面，努力去识别——和有时表露——我们自
己的体验，在这两种努力的切换之中，我们可以开始动摇患者的
这个期待。在这里也许需要澄清一下，两种似乎是相反的反应模
式之间，几乎永远是相互作用的。

　　总之，我能够去理解和共情患者，主要是通过自己的体验并
以自己的体验为基础而实现的。与此有关的是，我偶尔会告诉患
者，我对于他们的理解来自于我自己的体验，这种理解可能与他
们的体验有关或者也可能无关。而且，在有意地自我表露的过程
中，我通常发现自己的感觉更加与患者相调谐，也更接近患者。
另一方面，体验到自己在共情患者，并且有时直接表达共情，常
常让我感觉到自己更具有自我认识性，而且更能够跟自己建立
联接。

治疗性互动和冷漠型患者

　　为了使冷漠型患者将治疗师的存在**感受**为一个独立的个体，
那么真实地表达治疗师的主体性可能是必需的。当患者将自己
的父母体验为拒绝性的或情绪上缺失的，则更加需要如此，在这
种情况下，治疗师的情感性反应也许会令他们为之一振，但又可
以让他们感到欣慰。即便患者曾经感到自己被父母过度控制而

因此缩回到自身，对他们来说重要之处可能在于，能从治疗师这里听到，作为一个人，在脆弱的时候也具备感觉和表达自己感受的能力。

尤其当冷漠型患者更加疏远时，他们可能需要有一些刺激或者鼓励，也就是治疗师的主体性可以提供的丰富的情感表达；另一方面，当患者有更多情绪上的参与以及靠近时，他们可能仅仅需要，治疗师在他们身边，帮助他们更深地感受和理解自己的体验。治疗师自我表露的风险是真实的，但表现出过度的自我控制或者矜持——就像一个空白屏幕，同样具有风险。刻板地保持中立或者"客观性"的治疗师（特别是有着冷漠型依恋风格的治疗师），也许会立刻与冷漠型患者的防御共谋，不经意间强化患者的情绪隔离，这种情绪隔离已经妨碍了患者的发展。

当然，重点不是要接二连三地坦诚相告，相反，而是要以患者能够加以利用的方式来就体验进行沟通。固然，这样做有时候是极具挑战性的。虽然冷漠型患者可能会成功地避免触及很多的感受，但愤怒不是无法触及的：与悲伤不同，愤怒有助于保持距离。患者的愤怒是通过公然（或者隐蔽）的贬低，作为其降低活性策略中固有的方法，这种愤怒通常会唤起治疗师强烈的感受。

感受是什么以及如何表达这些感受，很大程度上取决于我们自己的依恋模式。具有冷漠倾向的治疗师可能会显得冷淡或退缩。或者，他们会变得具有控制性。或者，他们可能会做解释，可以说，是在伤口上撒了一些洞见而已。强烈恐惧被抛弃的迷恋型治疗师可能会发觉，他们很难不显露出自己感到有多受伤或者陷入暴怒中的样子。

理想的状况是，我们有足够的安全感来表达自己感受到的内容，情感要刚好足够饱满以便能够在情绪层面触及到患者。很显然，我们并不能（也不应该）完全主宰与患者的互动中展现出来

216

的情绪。有时我们会做过头，而有时我们的反应是镜映了患者的退缩或者过度控制。能够识别和理解与冷漠型患者一起可能会引起的移情－反移情特征性模式，并不能保证我们可以做出最佳的反应，但会有所帮助。

有三种这样的模式比较引人注目，并且每一种都与不同的回避型依恋的历史有关。第一种模式里，贬低是患者的第一道防御；第二种模式中的患者（最初）是理想化他人的；第三种模式中，患者的座右铭则是控制。通常，在同一个患者身上，我们可以体验到不止一种模式，但在治疗的早期，某一个模式可能占主导，因为这是患者第一道防御的体现，它在患者的治疗中或治疗外的困难时期都会反复出现。因为治疗性关系是共同创造的，我们自己的依恋特征不可避免地会影响患者。例如，如果我们需要被别人理想化，那么患者则更有可能以理想化我们作为主导。

贬低模式

冷漠型成人被描述为在配偶关系中表现出"唯恐亲密"（Goldbart 和 Wallin，1996），而在他们中具有贬低模式的人则被描述为"唯恐亲密而破坏爱情"（93页）。在传统的诊断术语中，这些患者可能被贴上"自恋型"的标签。他们通常是在情绪的荒漠中长大的孩子，他们的父母是剥夺性和自恋性贬低的。他们借用父母的防御方式，学会了通过把自己想得过好而把别人想得过坏，挡开自己那些未满足的需求和愤怒的挫败，从而把自己保护起来。

217

自己是特殊的，这种错觉保护并安慰着患者，可是，随着时间流逝，它被证明只是愈演愈烈的空洞的爱的替代物。然而，真正的亲密会让患者冒险，暴露依赖的渴望以及愤怒的感受，这些都是他们的父母无法忍耐的。结果，他们对于潜在的亲密关系的反应，就像一个饥肠辘辘的人面对满桌的美味佳肴，却告诉自己这些吃起来肯定味同嚼蜡，因此拒绝享用。

关于冷漠型患者，我们一定要记住，他们宣扬**自己的**完美——更多的是——宣称**我们**不完美，这种自我生成的宣传手段提供了（一种刺痛方式的）保护，来防止自己感到羞耻。这种保护的感受可能是发生在无意识层面，同样重要的是，这也是一种自我挫败的方式，因此需要在治疗中予以关注。

然而，与直接聚焦于患者自我保护性的敌意相比，更有效的方法是给出评论，强调让他人变得重要对他们是多么困难。在治疗中，这种困难可能表现在患者（通常在无意识层面）努力不让治疗师变得对他太重要。例如，在治疗中要面对一些即将到来的中断时，患者可能会取消治疗，或发表评论说治疗师不在也正好可以省钱了，就好像是要跟自己一再确定，自己是不会想念治疗师的。

跟一位冷漠型患者工作一年多时，我终于对患者每次开始和结束会谈那令人惊讶的方式做出评论。他每次进门的时候，都是大步流星地从我跟前走过，把支票递给我而不会看我一眼，实际上，他还一时间闭上了眼睛。在出门离开的时候，他也是大步流星地走出去，一言不发，在我说"多保重"或"下次再见"时，仅仅给我一个背影。

我并没有提及看到他这样的行为时，我有种被拒绝和轻视的感觉，而只是把这种情况描述给他，并且提示这也许会有某种意义。在听到我不得不说的这些话时，他一开始好像试图将自己的行为正常化，说自己也观察到他大部分的专业关系，都有一种"军人般干练"的特征。但是当探讨他的体验时，越来越清楚的是，他对于这些关系中的"个人"维度都感到不舒服。

例如，他指出，治疗迟早都会结束，为什么他还要允许自己在这儿表现出太个人化或者很亲近呢？他承认对他而言，信任的确是个问题，他进一步解释，也许是母亲为他这样的行为和这样做的理由提供了榜样。她总是没有任何动作表示或告别的话，就回到自己的卧室。他放学回到家里时，她也没有任何迹象表明看到他了，更别说表示欢迎了。她总是把自己孤立在卧室里，一言不发。他说，他感觉回到家就像进了一个空荡荡的房子。

对于防御性贬低的患者，无论这种防御是内隐的（就像刚才说到的患者），还是外显的，我们可能会发现自己的行为表现出几种不同的反应。如果我们处在冷漠的心理状态中，也许会对患者的贬低性移情产生贬低或者愤怒的反移情。相反，当我们处在迷恋的心理状态中，可能会感到很脆弱，似乎我们的不足感正好验证了患者对我们的贬低：如果患者不把我们当回事，可能是因为我们没有什么重要的东西能提供给他们。无论以上哪种情况，如果我们既能承受住自己可能被进一步贬低带来的不舒服，也能承受住患者感觉"被曝光"的不舒服，我们就有机会去探讨一个重要的**关系**模式（以及防御的模式），这种模式不仅塑造了患者和治疗师之间的互动，也塑造了患者和其他人之间的互动。

理想化模式

与贬低模式的冷漠型患者类似，理想化模式的冷漠型患者是在过度自我专注、显然不安全的父母身边长大的。当这些患者还是小孩子时，感受到父母的自恋性需求永远是第一位的，他们就明白了只有满足了父母这些需求，自己才能在情绪的沙漠上找到一处绿洲。通过帮助自己的父母感觉到特殊，他们才能感受到自己的特殊——同时避免了依赖以及愤怒的危险。

了解患者童年时期的适应模式，能够让我们理解为什么一些冷漠型患者具有理想化我们的倾向。重要的是要牢记一点，来自这些患者的赞赏是过度的，因为它本身是过于武断的。无论我们有多出色，患者在某种程度上还是会经常觉得赞美我们是必须要做的事。他们"知道"为了要维持关系，他们必须支撑起自己想象中的——或者知觉到的——似乎是我们的不稳定的自恋平衡。通常，这些患者对自己保守着（有时也不让自己知道）一个隐秘的假设：治疗师有致命的弱点，并且需要一再得到肯定。不言而喻，这种假设使得他们和治疗师的关系具有"好像是如何如何"的品质，而且保持着距离。从这个角度来看，理想化模式的患者，虽然比起他们贬低模式的同类而言，**看似**有明显更好的参与性，但实际上可能在回避方面并不逊色。

　　也许我们需要尊重患者对我们理想化的需求，就像我们尊重贬低的需求一样——最终，正如我们所承诺的那样，以一种能够帮助他们的方式去针对他们的防御工作。许多年前，当我没有做到这一点时，曾经有过一个惨痛的令我后悔不迭的教训：

　　经过一段看上去很成功的长期治疗，我称之为 Andrew 的一名患者深刻而痛楚地察觉到，他和我的关系重复了他和自恋的母亲之间强迫性的理想化关系——他的母亲是一个令人敬畏的、但只能在表面上有所联接的女人，她渴望并攫取来自周围所有人的赞美。

　　这位患者突然间愤怒地中止了治疗，指责我无视我们关系中这个层面的问题（大概是指由于我自己需要被理想化），而且导致了治疗的局限性。多年后，我偶遇 Andrew，并告诉他我思考良久的想法，他是对的：我没有看出来我们之间的活现，没有听进去他更早之前说过的话，那就是恳求我对他有更多情绪上的参与、更多的自我表露，而且更加具有自我反思性。[1]

　　如同贬低一样，理想化多少也是受到无意识的需求所驱动的。贬低主要是出于需要回避依赖这一动机，理想化则主要是服

219

务于患者需要保持二人关系中相互赞赏的氛围，患者学会了利用这种方式来强化自己对自身特殊性的感受。基于这样的理解，我们与其去挑战患者的理想化，不如说应该聚焦于患者对治疗师的脆弱性的担忧，以及他认为我们需要被支持这一结论，以及需要他避免去怀疑我们究竟是否真的那么"可理想化"。

迷恋型治疗师对患者的理想化会觉得不舒服，因此，他们可能会感到不得不戳破患者吹出来的让彼此一起飘然直上的氢气球。相反，冷漠型治疗师则可能会过分看重患者对他的理想化的表面意义，或者过于享受其中，而无法识别它在相处中作为防御模式的一部分发挥着作用。要注意，我们对来自患者的赞赏是感到不舒服，还是很享受，通常都会成为这种理想化是否出现的线索。

控制模式

有些冷漠型患者可能将他和治疗师（以及其他人）的关系看作是一场权力斗争。这类患者常常被列为"强迫性人格"，有强迫性的控制欲以及对被控制的恐惧。不足为奇，这些患者可能在具有控制欲、声色俱厉、过于挑剔的父母身边长大，这些父母压抑了自己的愤怒，对肢体接触感到不舒服。也许这些父母无法容忍孩子的痛苦、混乱或者发脾气。但不像贬低模式和理想化模式患者的父母那样，这些父母的反应中，侵入性的控制要多于愤怒的拒绝或退缩。在这些未来的患者还是孩子的时候，他们会以两种方式来应对。第一，像所有采用冷漠型防御的人一样，他们尽可能远离自己的感受。第二，他们（通常是隐蔽地）反抗父母的控制，好像要避开追寻舒适和联接会带来的危险，转而全神贯注地去跟无权力的感觉进行抗争。

在治疗这样的患者时，权力和控制的议题可能会以一种特别恼人的频率突然出现。我们可能会掉进和患者争斗的泥潭，就治疗费、时间安排以及我们选择的工作方式等不断挣扎。同时，患者可能会经常将治疗师看作是要强加个人意志的控制者（实际上是治疗师可能感到遭受围攻）。关键是要确定这种挣扎对于患者的意义何在。常见的是，可以这么说，这些挣扎的意义可能代表着像是与父母间的又一次较量，而且也回避了潜在的依恋议题：人们通常都不会愿意和那些跟自己争斗的人接近。

　　与这类患者一起工作的挑战在于，既不能用屈服来避免有关控制的争斗，也不能简单地尝试支配他们。以前一种方式活现出来会让我们心怀怨恨，以第二种方式活现出来又会让我们心存内疚。表面上，这两种方式都不具备治疗性——然而，假设我们能够察觉到自己在活现中身担的角色，那么，二者都可以帮我们打开探讨控制的争斗意义何在的大门。就像下面这个临床案例简要说明的一样：

　　对于"Selena"这位患者，费用总是一个非常有争议性的话题。她是一位在商场上数次起起落落的女人，就像她所说的，她决意不再受人欺骗。为了让她能够接受治疗，我了解到她大概可以担负的水平，提供了减免后的费用。但她觉得费用减少得还不够，她又还了价，我同意了。

　　可是，过了一段时间后，我得知患者并未透露其家底相当殷实。在这种情况下，我建议我们也许可以重新讨论一下费用减免的问题。我的建议让患者感觉到被背叛、被剥削以及很脆弱。她猛烈地抱怨我利用了她的坦率，她接着说她应该早就看出来，而不是去信任一个事实证明只会对钱更看重的治疗师。此后她很快就中断了治疗。然而几年之后，她又回来了，尽管她个人的经济状况颇有改善，但我还是同意降低了她的费用（只是没有以前降得那么多）。后来她的生意又红火起来。

过了一年多，我对费用的事情只字未提，她也没有提起过。对我而言，她那种容易感到被剥削的脆弱已经足以让我把这个问题搁置一边了。最终，我认识到自己对此保持缄默，是因为我害怕重新激起她的愤怒和怀疑——在保持沉默中，我体验着Selena 自己的愤怒、冷漠和害怕被趁机利用的脆弱。我花了有一个月的时间去鼓足勇气，告诉她我准备要提高她的费用了。

她带着一些歉疚的微笑告诉我，她很好奇什么时候我会要提高她的费用。她问我只是要提高她的费用，还是要提高所有患者的费用。我告诉她我提高其他患者的费用已经有好一阵子了，而我很犹豫提高她的费用，因为在我们第一轮的治疗中，我提出讨论费用曾让她如此纠结。她说看到我这么考虑她的感受，让她很感动。

虽然我很想保全我新近改善了的形象，但我还是继续向前推进，我告诉她，其实我之所以对费用闭口不提，是因为我害怕激起她愤怒和被背叛的感受——她的这种感受如此强烈，以至于之前让她无法待在治疗中。我接着说，然而，对费用闭口不提，也让我离她更远了，而这并不是我所想要的。

我问她听到我说这些有何感受。她说在她没有像现在这样这么信任我之前，我没有提高她的费用，对此她仍然很感激。但是，她得知她的愤怒和怀疑对我的影响已经这么成问题，而且，推而广之，也可能对别人造成了影响时，她感到既好奇又不安。有意思的是，她已经完全忘了，她曾经突然间离开治疗的原因正是由于费用的问题。

在控制方面的争斗对于不同的患者有着不同的意义。失去控制，对于有的患者来说，就等于患者的身份、自给自足或自主权受到了威胁。放弃（或者共同拥有）控制，会被感觉为投降或者屈服。对于 Selena——特别是在治疗的早期——要在关系中服从于感觉上是来自他人的控制，这种感受会让她感到危险。当治疗取得进展时，她能够开始去想一想，与对亲近、脆弱和依赖的担心相比，她的那种危险感更不真实。简而言之，在这里，当控制这个议题本身变得很重要时，它对许多冷漠型患者也会很重要，它与此同时也是一个避难所，用来逃离与亲密及依恋相关联的风险。通常，当治疗向前推进，我们和患者的关系更加深入，关注的焦点会从攻击转换为爱——从被控制或控制他人的风险，变为爱及被爱的风险。

神经生物学注解的结语

我们的右脑被描述为**社交－情绪的大脑**。理想情况下，治疗师和冷漠型患者的关系会滋养"右脑心智"（Ornstein 1997）的发展和整合，而这样的方式是患者原有的依恋关系没有做到的。

正常情况下，**关系的**联接滋养着**神经的**联接，联接起思考和感受、语言和体验以及与他人有关的对自我的感觉，这些正是患者缺失的主要部分，这些患者是跟着冷漠型的父母长大的回避型孩子。要记住，依恋和照看行为、脸孔识别，解读自己和他人非言语的、身体的线索，都是右脑的功能。为了回避亲密和感受——这些大部分由右脑来调节的活动——冷漠型患者学会了主要驻留在运用线性逻辑和语言进行组织的左脑世界中。

要循循善诱地把患者的"右脑心智"引进到与治疗师的关系中，则需依靠**右脑对右脑的沟通**（Schore，2003），这种沟通很大程度上是非言语的以及内隐的，但也可以通过唤起情绪的和具身的言语交流来展开。当然，一位（冷漠的）治疗师专门通过左脑来处理事务，那他不大可能会激活患者未发展起来的与建立亲密关系和感受有关的能力。另一方面，一位（迷恋的）治疗师难以驾驭左脑的语言和解释性的资源，也无法用一种患者能够有所反应的语言来讲话。依靠着我们自己的心理组织，我们可能需要让心理状态足够平静，以便或者通过感受来给我们的想法提供信息，或者让我们的感受可以有效地被转译成想法。

　　与冷漠型患者一起工作时，进入一种觉察性状态的能力也许特别有用，因为觉察促进了治疗师身上那种开放和整合的体验，而这正是我们希望能够鼓励患者去体验的。对于我们与患者关系中的非言语层面和情绪层面的潜流，觉察性姿态既提升了我们去感觉的能力，也提升了我们清晰表达的能力。重要的是，促进**患者**发展这种觉察能力也是很有帮助的。冷漠型患者（正如其中的一位患者描述自己的那样）经常盘悬在生活上空，永远无法真正落实在自己的身体里。作为治疗师，如果我们要让患者有能力建立起联接——以他们可以达到的深度——联接起他们自己，联接起那些他们可能爱着的人和那些爱着他们的人，我们就需要与这些患者一起尽最大可能完全临在当下和落在实处。

注　释

1. 当我的患者把我的矜持归结于我需要把自己的弱点藏在铠甲之下，而且这样他也维持了对我的理想化，也许他的解释是对的，但却不全面。我的矜持，从治疗关系上来说，也反映了我完全被我所遵循的有关治疗关系的观点所误导，那些观点在我现在看来是非常成问题的，即使不完全是有害的。当然，以那个传统的观点来看，告知患者治疗师内心正在经历什么，对患者不会有任何好处。相反，现在我相信，这样的了解常常也能很好地为患者所用——而同时拒绝表露也常常会造成损害，就如同我和 Andrew 工作时的例子那样。

223

第十三章

迷恋型患者：为自己的心智留出空间

在依恋方面以迷恋型心理状态为主导的患者，很多方面和冷漠型患者正好相反。后者常常显得精力不足，切断了自己的感受，跟他人亲近时感到不舒服。前者好像在大多数情况下生动而活泼——但是又会被自己的感受所淹没，全神贯注地去避免跟他人的距离。至少表面上看来，冷漠型患者在自尊或自主性方面没有什么问题，而那些迷恋型患者则充满了自我怀疑，担心自己过于独立了。冷漠型患者在依靠别人方面总是困难重重；迷恋型患者难以相信有时候可以依靠自己。如果说冷漠型患者似乎切断了主导社交—情绪的右脑资源，迷恋型患者则似乎难以驾驭以语言为主导的左脑能力，无法有条理地理解那些杂乱无章的体验。转述 Diana Fosha（2003）的说法，那些冷漠型的人能够应对，但是不能**感受**，而与此相反，那些迷恋型的人能够**感受**（而且**昏头转向**），但是他们不能**应对**。

可以把迷恋型患者看作是落在一个诊断的连续谱上，一端是歇斯底里，另一端是边缘。前者似乎不知所措，茫然无助，但是表面上合作，而且有时富有诱惑性。后者显得愤怒，过分苛求，而且很混乱。在迷恋型主题上这两种变异所涉及到的患者，他们的生活最根本上受制于被抛弃的恐惧。

这样的患者具有"渴望融合"（merger hunger）（Goldbart 和

Wallin，1996）的特质："因为他们最大的威胁是分离、丧失和孤单一人，亲密被体验为最高利益：它是解决方案，永远不会成为问题"。可是事实上，这些患者追求亲密的方式，常常到头来反而把解决方案变成了问题。迷恋型患者过度激活的策略使他们获得了一点点安全感，但是为此他们付出了高昂的代价。

由于早年依恋对象的反应无法预期，这种经验教会了迷恋型患者，要获得他人的关注和支持，最大的希望在于把自己的痛苦凸显到让别人无法忽视的程度。这个解决方案的问题在于，他们需要不停地扫描查找外在和内在的线索，用来放大自己的痛苦。因此，对于与威胁相关的想法、感受和身体感觉，他们会倾向于过度察觉，并且试图夸大它们的重要性；同样，对于关系中的另一方可能不赞成、退缩或者拒绝等实际的和想象中的信号，他们高度警觉。迷恋型患者这种保持依恋系统长期激活的需求，不仅削弱了他们潜在的情绪平衡能力，也损害了自尊和对他人的信任。

所以，在心理治疗中，如果要帮助这样的患者提高情绪平衡能力，增强自尊和信任，我们必须提供一个关系，给他们呈现出能替代过度激活策略的另一种选择。实际上，这意味着在这个关系中，患者可以依靠治疗师情绪上的可获得性和接纳，而不是感到只有通过防御性地放大自己的情感、无助和（或者）表面上的合作，才能获得具有这种品质的反应。换句话说，我们需要向迷恋型患者提供一个让过度激活的策略逐渐变得不那么必要的关系。

这一点看似容易，做起来却相当困难。引人注目的不安全感已经成为从不可靠他人那里获得关注的最可靠的方法，因此要他们放弃这个方法很困难。此外，对于淹没性的感受、不安全感和不信任，这些患者并没有把它们体验为自己的一种"策略"，是他们可能会（至少在意识层面上）想要改变的策略；相反，他们将其体验为真实生活的各个方面，以此来锚定有关自己是谁的感觉。迷恋型患者在对待自己和他人的方法中，会无意识地（有时候是有意识地）对这些不堪重负的方面抱住不放，因为它们不仅支撑着一种"策略"，**而且**还维系着一种身份认同。

患者感觉需要抱住这种自我挫败的方法不放，在涉及到这个方面时，我们牢记这一点会很有帮助，那就是一般意义上，在治疗过程中，治疗要允许患者在保持原样的同时发生改变（Bromberg，1998b）。迷恋型患者要通过强烈的感受和追求亲密，来组织对自我的感觉，对这个重要性我们不但不予以否认，而且还需要留出空间，容纳**更多**有关感受和亲密方面的内容。具体而言，我们需要回应患者呈现出来的痛苦背后潜藏的更深层的感受。而且，我们需要推动患者在亲密方面形成更为扩展的看法，在亲密中他们可以更加全然和真实地存在，而不是消失在对他人的可获得性的迷恋中。

226

当我们针对突显出戏剧性的这些感受——恐惧、愤怒以及渴望——而工作时，我们把患者过度激活的策略带到了聚光灯下，这些策略曾经一度是适应性的，现在却是自我挫败的。患者对于怎样做才能得到亲密有非常狭隘的认识，对此，我们要照亮那些他们以前不得不否认的身份认同的方面——尤其是力量、雄心以及需求，患者害怕被抛弃的恐惧使这些方面存在的空间所剩无几。

确切地说，如何能最有效地运用这种双重聚焦的方法工作，既关注情绪也关注亲密，在某种程度上取决于我们对患者的评估——具体而言，在一端被定为歇斯底里、另一端被定为边缘的连续谱上，他们处于什么位置。（请注意为了便于教学，我在此将迷恋型患者描述为"亚型"，似乎他们总是能够被沿着这些轴线清晰地加以区分；我的临床印象中他们是能够被区分的，但并不是一成不变的。）在陌生情境实验中，矛盾型的婴儿与父母重聚时表现出来的不同行为，可以预示出我们临床中见到的迷恋型成人患者的不同行为——看上去很无助的婴儿，会发展出更加歇斯底里的风格，而在黏人和愤怒拒绝之间摇摆的婴儿，则会变成那些看上去更加边缘的人。

无论如何，有一些迷恋型患者很明显被无助感"主导"着，而另一些患者则过快地表达出他们的愤怒和他们迫切的要求。（后者常常具有明显的创伤和丧失的历史，因此，他们也可能被描述为未解决型。）在迷恋型主题上的这两个变体，它们各自需要的治疗方法略微有所不同。

无助的模式

之所以用"歇斯底里"这一术语描述这一类的患者，是因为他们看上去情绪高昂，甚至戏剧化，与大多数迷恋型患者的表现一模一样。这些歇斯底里样的患者，与那些更麻烦的同类近亲相比，他们能被区分出来的特点在于，他们依赖的需求不那么极端，当自己的需求受挫时，反应也不那么过激。因为这些患者在感觉到自己的生活好像处于长期的紧急状态方面，倾向性没有那么强，他们用来满足自己关系层面需求的方法，也相对能更加令人心动，因而也更容易达成。

227

一般而言，他们更多以无助而非愤怒与他人联接。虽然他们对自己的索求毫不掩饰，但在满足自己的需求上他们却表现欠佳——甚至包括真正了解自己的需求。他们的重心看上去位于自身之外的别处，好像他们更加活在他人的心里，而相对更少是活在自己的心里。他们不顾一切地避免被抛弃，其恐惧如此强烈，以至于他们无法坚持自己的权利，而且过于讨好别人。

当他们进入到治疗中时，常常会呈现给我们其矛盾之处。他们也许看上去具有相当丰富的心理资源，而且或许也非常成功。但在治疗的设置里，他们的行为举止却表现出，对自己的痛苦在处理和理解两个方面都很无力。治疗早期，因为希望得到治疗师的帮助，他们给治疗师带来的深刻印象是渴望求助的患者，对投身治疗准备就绪，而且很有能力触及情绪，以唤起我们想要有所帮助的愿望。很快，我们也许对这些患者发展出来一种期待，觉得他们容易合作共事。但是，第一印象可能会误导。与我们眼前所见相比，其实既有过之，也有不及。

通常，与他们自己所认为的状况相比，这些患者有更强的能力处理和理解自己的感受，了解自己体验的程度也比他们愿意承认的要高，而且作为一个人所拥有的资源，远比他们准备承认的要多。另一方面，他们表面上准备就绪，要参与到治疗关系中来，更多只是作为迹象表明他们想要顺从和讨好的愿望，而不是作为他们合作能力的一个指征。他们期待与治疗师之间的亲密可以带来安慰，为了保证能得到这种安慰，这些患者"知道"他们必须维持表面上无助的样子，同时这样还可以帮助治疗师感觉良好。

这一点上，我们面对的挑战在于，切忌混淆表面现象与其背后潜藏的现实，切忌误把患者的防御策略当作我们要着手处理的困难。如果只看到无助的表面意义，我们或许会尝试提供一些帮助，而这种方式反而会证实患者自己是无助的这种感觉。而且，如果我们沉迷于此或者接受诱惑，去扮演一个伟大的治疗师，我们或许会忽视患者想要成为一个完美患者的需求。在这种情况下，我们可能就错失了患者与恐惧和不信任做斗争的机会，正是这些恐惧和不信任让她感觉到顺从和讨好是如此必不可少。

对于这样的患者，我们要对自己过度想要担当拯救者和想被理想化的渴望保持警觉。但是，这样的事经常会发生，当我们发现自己在活现这种冲动，我们也有了一个入口，既可以做些不同以往的事情，也可以借此说明患者体验中关键的方面。以下临床素材的生动呈现再次表明，治疗师既可能制约也可以推动患者在治疗中的进步。

一位极为能干的心理专业人士，我称之为 Elaine，在一系列惊恐发作之后前来寻求我的帮助。在治疗早期，她告诉我无论何时，只要我们的对话中发生了沉默，就会让她强烈地感到焦虑。表面上，我最不想要做的事就是让这位忧心忡忡的患者更加焦虑。我养成习惯去填补每一个沉默的空档，而不是继续讨论这个议题。过了好几个月的时间，我才认识到这样做对她毫无帮助。我有点儿战战兢兢地做了个决定，下一次再出现沉默的时候，我就顺其自然了。

不出所料，一阵安静来临的时候，Elaine 开始感到特别焦虑。但是我们能够就此讨论。事实表明，她的焦虑在沉默中升高，因为靠自己去理解自己的体验让她感到非常无助——她说，感到无助让她很害怕。我提示说，这有点儿像是一个难解之谜，她是一个靠理解体验来谋生的人，在理解自己的体验时却感到无助。在后续的对话中，她开始察觉到一种被她自己称作"过剩的无助感"，是被她小时候的习得磨炼出来的。她认识到，当她要跟无法预测能否得到的母亲建立联接时，在那时以及现在，感到不知所措都是她最好的办法。同样，她跟父亲的联接，也主要是围绕着她自己没有能力解决的问题——小时候是家庭作业，后来是学术或工作上的问题。

治疗进一步往前推进，当 Elaine 变得对沉默更加自在了，她认识到之前当我们之间没有语言联系的时候，她感受到一种具有威胁性的孤单，似乎没有了语言，她就不能把我和她维系在一起。现在，通过一种全新的方式，在沉默中，她有能力体会到我们之间有更加确定的和持续存在的联接。跟我在一起又能够独自一人，然而是两个单独的人在一起，这对于她来说是弥足珍贵的体验。

我害怕激发出 Elaine 的焦虑，结果在一段时间内我和她的防御共谋了，而没有抓住那些必然导致这些防御的潜藏着的体验。在这个过程中，我不经意间印证她感觉到的无力应对自己的感受——最重要的是她对被抛弃的恐惧。另一方面，一旦我认识到自己正在做什么，并且找到一种足以容纳自己焦虑的方式来改变自己的行为，她那"过剩的无助感"——描述过度激活策略的版本之一——就可以开始被理解了。后来，当她能够很放松地"独自在一起"时，我对她这个成果的理解是，这反映出她在逐渐内化对安全基地的体验——不再需要（通过无助或痛苦）强制我跟她在一起，因为现在，大部分情况下，她相信我是跟她在一起的。

对于像 Elaine 这样的患者，减少对过度激活策略的依靠，与不断增长的把治疗师体验为安全基地的能力密切相关。当然，最初这些患者会把被抛弃的恐惧带入治疗关系中。他们无法依靠治疗师情绪上的可获得性或者良善的意图。对于矛盾型的婴儿，是否可以得到母亲的先占观念挤占了他们探索的空间，患者也一样，他们的精力会全神贯注在维持自己和治疗师的联接上。

但是，只有当迷恋型患者感受到不那么被迫监视或控制治疗师的反应时，他们才能够把注意力更加彻底地转向自身的体验。当我们促成一个关系，相对于塑造患者的关系而言，这个关系提供给患者的更多——而且要**让患者**做的也更多——这时我们使自己成为了一个安全基地，而不仅仅是一个完全随机应变的应急支持的来源。

在较早前引用过的有关对发展具有促进性关系的关键特点中（Lyons-Ruth，1999），有两点在这里尤其显著：包纳性和"发

展性梯度"的必要性。具体而言，我们必须以建立一个关系为
目的，这个关系可以鼓励患者尽最大可能地与她的体验联接起
来——尤其是那些在最初的依恋关系中没有空间可以容纳的体
验。而且，与患者起初感觉自己可以做到的程度相比，我们必须
对患者期待更多。也就是说，我们必须识别并且列举出患者自身
的资源，这些资源也许是患者不愿意或者没有能力在自己身上
识别的。

包纳性

迷恋型患者的情绪里经常有一种"受他人指导"的特征。他
们表达感受时，其目的往往不在于表达自己，而在于获得他人的
关注或帮助。迷恋型患者认为如果不这样做，其他人就不会跟他
们在一起了。当然，这是过度激活策略的关键所在。

我们的技巧是不以过度担心和过度保护（一种诱惑的可能
性）的方式与这种策略共谋，与此相反，无论在患者"公开"表达
这样的情绪，还是在他们不表达的时候，我们让患者能得到我们
的程度不多也不少。同样重要的，我们需要调用一种共情性的
"盖氏计量器"（Geiger counter）*，提示我们关注患者那些只能通
过间接方式表达的"个人私密"的情绪。

这一点上，注意患者非言语的身体语言——以及聚焦于我们
自己的主观体验——又一次提供了最佳的途径，来触及患者已经
学会将其排除在外的体验。显然，这方面的细节会因为患者的
特殊生活经历而不尽相同。但是，根据我自己的临床经验，我发
现它们常常以这样的顺序出现，并且逐渐整合到患者的自我感
觉中：不信任而且害怕被抛弃；之后是愤怒和与此相关的说"不"

---

* 一种专门用来探测电离辐射强度的记数仪器。——译者注

的能力；最后是悲伤和真切的需求，以及说"是"的能力——并且真的是这个意思了。

发展性梯度

有个患者跟我预约了初始访谈，接完电话我意识到，在对话过程中，我从语言表达和理性思考上都抑制了自己，目的是为了不在这些她明显具有缺陷的方面与她形成反差，以免"伤害"到她。但是当我们实际见面的时候，我察觉到，跟电话里听上去的样子相比，她有能力更加强硬，表达也更清晰（虽然她并不经常运用这种能力）。显然，她在用自己的脆弱性打前战，而我最初对她的回应明显地并且是毫无帮助地在过度保护她。

对于这个患者（以及其他和她类似的患者）要期待有加，而非降低期待，有证据表明这一点至关重要。当然，我们要从患者所处的水平上开始工作，但是当我们太容易地假设她只能走这么远，常常会让患者失望。更有帮助的方法是假设患者与他们的表现相比，实际上有能力在更深的层面上感受和思考。事实上，迷恋型患者无一例外都趋向于低估自己的力量和资源——如果我们似乎听信了患者负性自我评价的表面含义，会造成很大的问题。

有时候，我会即兴地去面质患者过度谦虚的自我评价："你说过没有人可能会对你感兴趣。但是我在想：他们不喜欢你哪一点呢？"在当时，这样的干预好像毫无成效，但是从长远来说，它有时会成为一种试金石——是患者防御性否认自己力量的一个生动的反映。虽然提供这样的帮助是出于支持性的精神，但是这种面质却常常不受欢迎，因为它和患者对自我的感觉不一致，而且对患者适应性的策略是一个挑战。一般说来，也许更有帮助的做法是，单纯地探讨患者对自己能力的看法，以及他们的看法是怎么发展的；此外，内隐地表达我们确信患者的能力超出他们自己所认为的程度，通过这样的方式干预非常重要。

例如，有个患者在会谈开始时说，她对最近和丈夫之间的几次互动感到愤怒而且抓狂，她觉得丈夫对自己充耳不闻、视而不见，还无端挑剔。我们一起解构给她带来麻烦的这一系列场景，她认识到——几乎一瞬即逝地——她丈夫实际上完全没有忽视她或者攻击她："他并不是真的不听我说话，或者不认可我，是因为我就是这么感受的。我也是这么感受到他的批评。我知道他尊重我并且爱我，他没有在攻击我，他只是有另外一种见解。但是**感受上**不是这样。"

当我问到感受上是怎样的（"你感受到他在忽视你，在攻击你，同时你的一些其他部分在想，他并没有这么做，你觉得这一切是怎么发生的？"），她回答说，"说实话，我真的不知道"——好像很明显地我们的探讨就走到头了。"但是仅仅因为你不知道，就意味着你没有能力去思考这件事吗？"事实上，她在之后继续的探讨中颇有收获。

因为情绪的强烈呈现或许曾经帮助过这些患者对糟糕的情境加以最好的利用，所以他们趋向于让自己的感受淹没自己的思考。诚然，我们不得不为他们的感受留出空间，但是我们必须也要鼓励患者思考自己的感受。作为治疗师，如果我们想帮助激活迷恋型患者的反思性自我，我们需要平衡二者。我们不得不替患者思考，但是不能做得太多。我们需要做出心智化的示范——也就是说，与患者连接并被唤起自身的感受时，我们把对感受的思考清晰地表达出来。更好的做法是邀请患者一起参与我们的努力，或者要求患者对自己的体验以言语的方式来思考并表达出来，而不是由治疗师独自承担起理解患者体验的责任。

作为治疗师，我们要切记，患者实际上害怕发展出一种自信和独立的感觉，因为自主性和自发性在很早期就被打压下去了，因此与患者对于怎样最好地牢牢抓住他人注意力的信念是不一致的。所以，我们会想要传递出我们的察觉，对患者而言，要相信自己的资源是一件多么困难的事。

更进一步，这一点也许尤为重要——鉴于患者的自主性受到了约束——要去注意患者和治疗师关系中浮现的愤怒、指责或者失望，并且为它们浮出水面留出空间。当治疗双方可以相对安然无恙地度过这样的对抗，这就巩固了患者那初来乍到的觉知，即自主性及分离性其实能够和亲密共存，与患者最初依恋体验中的学习是相反的。但是，这些早年的教训是否得到更新，在很大程度上将取决于在新的依恋关系的情境中，患者和治疗师之间发生了什么。

关系：模式和陷阱

虽然如同所有的依恋关系一样，患者和治疗师的关系确实是共同建立的，但同样确定的是，迷恋型患者如同变色龙一般，趋向于适应他人的期待，在这方面他们的方式是特有的。害怕得不到我们的恐惧驱使他们渴望融合，使他们太容易让自己淹没了——结果我们得到的常常是他们认为我们想要的。因此，治疗关系的形态更多是迷恋型患者在和治疗师互动中，其依恋策略所发挥的作用。

当然，每一个这样的关系都是独特和无法预测的。无论我们的治疗意图有多么清晰（对表面情感之下潜藏的内容进行调谐，不去共谋，不去强化无助感），一定会有意外发生。如果不这样发生，我们就是在治疗一个理论上的患者，而非一个真实的患者，或者把我们自己指挥得如同治疗机器，而非自然的、有情绪的并且有自身脆弱性的人。但是尽管如此，这些意外具有特征性的模式和反移情的陷阱，是很多迷恋型患者治疗中的标识。对于这些模式的了解并不能阻止我们落入其中——也不应该阻止。因为，在我们如何了解患者和患者如何了解我们这方面，识别出我们与患者互动的本质，也许是其中最重要的部分。与此同时，这一类的常识有助于我们辨认出自己在关系中不知不觉参与其中的特性，从而在某种程度上拥有更大的灵活性。

患者在无法得到治疗师这一点上的持续恐惧，导致（但是有时候也是隐藏在背后的）患者热情地建立联接。她需要从亲密中获得保证和安慰，这可能通过很多种途径进行表达。无论它们代表了什么，患者表面上的无助，展现出来的痛苦、顺从、诱惑，以及（或者）成为一个"好患者"的努力，都是在内隐地试图缩小距离，并赢得治疗师的支持。我假设，在治疗中这些前奏出现得越早——并且它们的活现越强烈越僵硬——患者的不信任和被抛弃的焦虑也就越严重。作为治疗师，我们对这种前奏的反应，在某种程度上，将会被我们自己的依恋风格所塑造。

如果我们更加安全，而非相反，就更容易跟患者潜藏的更深层的感受共鸣，那是她想要建立联接的婉转恳求：害怕得不到照顾，对不得不失去自我才能牢牢抓住别人的注意力感到愤怒，以及刻骨铭心的需求和悲伤。在一个安全的心理状态中，我们不仅能相对自由地互动，也能帮助患者理解她在共同建立的互动中的角色。

如果我们的心理状态是更加冷漠的，我们可能就需要对许多潜藏的陷阱多加小心，这些陷阱与患者的依恋策略和我们自己的恰恰相反这个因素有关。由于在或多或少的程度上对于感受和亲密的害怕，我们也许发觉自己不太自在，或者甚至由于患者强烈的情感和融合的渴望而就此放弃。为了感觉更舒适一些，我们选择帮助的方式可能是，试图用理智化的理解把患者强

烈的感受"圈养起来"。我们并没有跟患者更深层的感受产生共
鸣——或者没有注意到患者所说的和她所感受的，二者之间并不
匹配——而是，我们可能过早地通过话语和解释提供令人（我们
自己）放下心来的结构。对此，患者的反应很有可能是感到孤独
和误解，或者会顺从地加入进来，跟我们一起"假装"治疗性的
探讨富有意义——或者两者兼具。

　　另一种可能是，我们在患者身上发现了自己否认的情感和依
赖性，而不是在自己身上，这也许无意识地解脱了自己。在这种
情况下，我们可能会倾向于和患者的防御性策略共谋。例如，当
我们隐隐约约为自己没有这样的需求而感觉心安理得时，我们
就可能会过多地接受她情绪需求的表面意义。同样，为了支撑自
己的自尊，我们或许立即承担起杰出的治疗师的角色，这是被表
面上无助（但是暗地里掌控）的患者理想化出来的。在这个活现
中，我们或许是无意识地、但却是有目的地忽视了患者的不信任
和愤怒，同时在患者那一边，她自我保护性地操纵着我们的自恋
需求。

　　如果我们在依恋方面处于更加迷恋的心理状态时，那么，我
们和迷恋型患者之间的关系所面临的主题则有所不同。一方面，
我们可能会更加有能力共情患者的体验，因为这些体验和自己
的体验相互重叠；另一方面，我们自己被抛弃的恐惧使我们除了
共情之外，很难有更多的作为。比如，如果我们希望处理患者的
无助中一定程度上是防御性的特质，我们就需要传递出和她不
一样的看法。但是，这样做时需要有某种程度的分离性，我们可
能很容易把分离性与攻击性相混淆，或者与威胁到我们和患者
关系的体验相混淆。因此，我们自己在依恋中的迷恋性可能使我
们倾向于"加入"到患者的痛苦中，而没有采用最终可能会帮助
她更好地去应对的方式进行干预。出于同样的原因，我们也许会

屈服于"拯救"患者的冲动，而不是帮助她认识自己的资源。此外，我们自己对于宁可要感受而非去思考的成见，会干扰我们调动出（既包括我们自己的也包括患者的）"左脑解释者"的能力，这种能力有助于理解情绪体验，把它作为可以使用的信号，而不是体验为负担、症状或者纯粹的事实。

性欲移情

除了在前面提及的迷恋型患者在治疗中通常发生的互动之外，我们也常常遇到被我描述为"亲密移情"以及同时出现的互补性反移情。这些互动具有某种维度上的性、浪漫和（或者）难以平息的渴望，它们通常被放在性欲移情的标题下讨论，多数情况下其本身就意义深远，但是也可能模糊了潜藏的依恋主题。

如同许多作者曾经指出的那样，性欲的移情—反移情情况的本质，其发展很大程度上取决于相关患者和治疗师的性别（Person，1988；Wrye 和 Welles，1994；Kernberg，1995）。我会把依恋风格添加为具有影响力的第二种因素。

简而言之，亲密和（尤其是）性欲化移情，总体而言更有可能出现在女性患者和男性治疗师之间——至少鉴于女性一般来说倾向于害怕分离，而一般而言，男性则会有更大可能害怕亲密。因此，对女性而言，尤其是那些迷恋型的女性，追求与治疗师之间浪漫或者性的联接，通常不仅代表了对距离的防御，也代表了对更加根本的依恋主题的防御。与此相反，对于男性而言，**回避**对治疗师的浪漫或性的感受，通常代表了另一种防御，防御了更深入的参与，也防御了将性与依恋分隔开的具有男性化特质的解决方案。当男性，尤其是冷漠型的男性，**的确**发展出对治疗师的性欲感受，那些感受仍然容易反映出回避亲密和依赖的倾向，因为对一个男性而言，将治疗师性欲化可以成为一种手段，借此贬低治疗师作为患者可能想要依赖的依恋客体的价值。

　　患者的性欲移情对于治疗师情绪方面的影响，也许会根据我们在依恋方面的心理状态而不同。如果我们的风格是更加冷漠型的，或许乐于接受患者浪漫的或性的渴望，因为它增强了我们的自尊。或者，我们体会到这种渴望是对自己惯有的与其他人之间的距离的挑战，所以或许觉得被打扰。但是，如果我们的风格更倾向于迷恋型，我们或许乐于把患者的渴望作为亲密的信号予以接受。另一方面，同样的渴望也可能会被体验为深深的窘迫不安，因为它代表着我们必须拒绝的一个邀请——并且我们假设患者会觉得我们拒绝的是她本人，而不仅仅是她的渴望。

　　最理想的是，我们能允许自己成为患者渴望的那个客体，既不过分鼓励，也不强制叫停。当我们能为这种渴望留有一席之地，我们便有机会来探讨它在治疗关系中的角色——以及，推而广之，它在患者其他亲密关系中的角色。性是不是被用作依恋的替代品了？是婉转迂回地想要得到依恋？还是借此回避了依恋？患者对治疗师的渴望永远无法得到彻底的满足，这个不争的事实是治疗背景中最重要的一点。因此，它也许代表着患者的欲望遭到挫败的模式再次呈现，这是患者早年依恋关系中，以及或许也是目前关系中的特点。有时候，对于迷恋型患者，在她发展出更深厚的信任和爱的能力的过程中，性欲移情是一个重要的中间站。但是，如果治疗师对于患者的渴望要么过于沾沾自喜，要么过于窘迫不安，乐观的发展就会受到阻碍。

　　就像我在一开始提到的那样，可以把迷恋型患者理解为一个诊断上的连续谱。目前为止，我一直聚焦在连续谱另一端的患者，他们具有歇斯底里样的特点，包括无助感、情感上放大，以及具有诱惑性的顺从。我下面要转向连续谱中对立的一端。

愤怒和混乱的模式

235   研究表明，有很多边缘型患者，即便不是大多数，在依恋方面都具有迷恋型的心理状态。这些患者经常被归入一个特殊的亚型——由创伤事件导致的恐惧的迷恋（Patrick，Hobson，Castle，Howard 和 Maughan，1994；Fonagy 等人，1996）。在迷恋型连续谱中处于更加有问题这一端的患者，他们体验中的过往史似乎具有创伤反复发生或者丧失未能完全解决的特征。用 AAI 的术语，这种患者既是迷恋型的，**也是**未解决型的。因此，我在此将要表述的很多内容，可能不仅适用于迷恋型连续谱中更有问题一端的边缘型患者，也同样适用于未解决型患者。

迷恋型的边缘患者通常把生活体验为持续发生着的危机。他们的情绪不仅痛苦，而且其剧烈程度到了天塌地陷的地步。这些患者感受着内在的混乱和空虚，而无法感觉到一个稳定的自我感。他们的关系常常是疾风暴雨般的，并且结束往往有被背叛的感觉。他们在依赖的恐惧和无底洞一样的需求之间挣扎，看上去不顾一切地想要得到帮助，但又深信不疑自己的需求会赶走帮助，为此备受折磨。在绝望之中，他们也许想要接近，但是恐惧和愤怒又使他们退缩。作为治疗师，与这样的患者一起工作，我常常觉得像是想要去救一个落水者，但是却被打了回来，仿佛你不是在施援手而是在落井下石。与这样的患者在一起的挑战是设法不要让自己被推开。

在描述人类婴儿的心理出生时，Margaret Mahler 使用了"孵化"这一术语（Mahler 等人，1975）。作为治疗迷恋型边缘患者的治疗师，我们确实像是被赋予某种使命，像母鸡抱窝一样坐在小鸡旁或鸡蛋上，而它在竭尽全力，或者用最恶劣的手段，把我们从窝里面赶出去。为了提供（或者保存）患者需要的新的依恋关系，我们必须能够给予患者兼有共情和限定设置二者的复合物。只靠两者之中的任何一种，都不足以单独"容纳"这样被感受淹没同时又让人感到不知所措的患者，或者"容纳"被精于此道的他们在我们身上唤起的恐惧、愤怒以及无助感。当治疗关系**能够**变得足以容纳，患者就有机会发展这种内在的和人际的稳定感，这是她最早的依恋关系未曾提供的模式。

共情

　　除非我们能够理解，并且在某种程度上能够共鸣患者的内在体验，否则我们无法相助。如果没有治疗师共情性的调谐，患者有可能感受到未被认可和孤独，更糟的是，感受到威胁和被背叛。但是这样的调谐通常很难达成。它至少取决于三个方面：我们利用相关理论与研究的能力，我们对自己个人的体验开放的程度，以及我们有能力通过把相互间产生的障碍以中立化的方式与患者互动，至少是暂时性地，以达成共情和联接。

　　恐惧地被创伤所占据的这些患者，他们对父母的体验常常是相当外显的——或者体验到被父母抛弃——致使他们感觉被淹没，时不时极度恐慌。如同一般的迷恋型患者的父母一样，他们的父母是不可预测的，这一点可以确定，但是他们也可能是愤怒的或者无法获得的，这些方式让人害怕。

236

　　一位患者告诉我，他的父亲是一个酗酒的警察，会无法预测地变得残忍起来。患者的任务就是当父亲看上去处于暴力一触即发的边缘时，要用某种方法取悦父亲，或者分散他的注意力。有时候这个患者能成功做到这一点。当他做不到的时候，就成为父亲暴怒的靶子了。有一次，他父亲甚至拔出了手枪，指向患者的头部。

　　这类患者的悲剧中，一部分在于童年时期成为受害者的场景，会在他们后续的关系中继续发生，更为重要的是，也包括了他们和自我的关系。Fonagy（2000）认为这些患者已经内化了一个"异己性"（"alien"）的自我表征，取代了"先天的"或者真实的自我，这个异己的自我纳入了那个施虐的依恋对象的反应方式。而由于这个异己自我既是迫害者，又和真实的自我大相径庭，所以必须被驱逐出去。其结果，是要把这个危险的内化了的表征投射出去，从而保证了把其他人体验为迫害者。当这些其他人无法获得时，患者会感到要被迫通过恶性的自我攻击来迫害自己，有时候会包括自我损毁。Fonagy 的理论有助于理解那些干扰性的行为，否则，它们也许会成为我们共情的障碍。当我们和患者的互动似乎快要演变成患者过去的互动，这种理解可能尤其重要——这种情形正像我刚才提及的那个有创伤史的警察的儿子一样。

　　在一次不同寻常的合作性会谈之后，这个患者在会谈应该开始的20分钟后到了，他对自己的迟到只字不提。他应该付费了，但他告诉我忘了带支票。他说他对治疗感到厌倦，所有这些谈话都碍手碍脚的，没有这些，他也许会感觉更好一些。

　　对他的迟到和忘带支票，我发觉自己感到有点儿被激惹了，但是当他开始攻击我们共同的工作时，我感到自己变得非常愤怒。之后我想到我正在应邀变成他的那个愤怒的迫害者，因为如果我还是那个合作者的话，就会把他一个人留给他内心中的那个迫害者。更进一步，他也许会体验到，是我在怂恿他愚蠢地冒着（也许无意识层面是危及生命的）危险来信任我。

　　我说出我的疑惑，问他是否更想找一个对手，而不是去感受亲近。我接着说，我猜想上一次那样的会谈，我们能够非常亲近地一起工作，也许足以让他感到很焦虑。当他非常愤怒地对我的意见提出异议时，我毫不惊讶。但是我的解释对我们双方都很合用。它让我能够跟他呆在一起，而不是被他推开。当我们一次又一次地重新体验类似的情景时，这也是一个对他终究能够越来越有用的解释。

显然，在努力把握更有问题的迷恋型患者的体验方面，我们有更多的理论和研究可供使用。分裂、嵌入在体验中、心智化的失败，以及自我被强大而恶毒的他人所淹没这一重要的隐喻，这些都是很有用的建构，我们会很快回到这些方面。但是超越理论之外，个人的体验是能够提升我们对患者同情之心的一种资源，他们明目张胆的自我损毁和屡屡令人心烦的行为，是很难忍受的，想要去共情就更加困难了。

在这一点上，我发觉能在自身找出对患者体验的共鸣之处非常可贵。例如，一位患者顽固不化地抱怨过去的不公平，而这似乎只会伤害她自己，当我感觉到被她激怒的时候，对我很有帮助的方法是去回想一下，有些时候，对于我来说要做到原谅有多么困难。我很确定，我们对他人最深层的理解是基于共同的体验。当然，即使对我们自己而言，有时候共同特征可能很难被识别出来，或者共同特征让我们太不舒服了，以至于不愿意去承认。

要让共情成为可能——包括我们对患者的共情和患者对自己的共情——能化解共情障碍的干预经常是必不可少的。共情最主要的障碍是治疗师的负性反移情。当我们感到害怕、愤怒、被贬低，或者被患者控制时，要充分设身处地理解患者体验中的情绪合理性，会变得十分困难。而且，如果治疗师没有这么做，患者也没有基础去拓展对自己的共情。

感受负性的反移情或许是无法避免的。为了理解患者和她可能唤起的反应，负性反移情甚至可能是最好不过的一个途径。从另一方面看，落入负性反移情既不是必然的，也并不可取。有时候，找到一种方式用言语表述我们不舒服的体验，无论是内心的悄然表述还是向患者表达，都足以调整缓和我们的感受。但是有时候却并不尽然。这时就需要限定设置了。

限定设置

当我们谈到限定，并不是尝试去控制患者。尝试一件不可能的事情并非聪明之举。但是，我们的自我控制能力让我们有选择地告诉患者，考虑到一系列特定的环境，我们会做什么，或者不会做什么。这里的准则是：如果你做 X，我就会做 Y。如果你向我扔东西，会谈就到此为止。如果你能允许我和你的医生或者精神科医生沟通，那么我会继续见你。如果你给我打电话，要谈自杀的感受，我唯一能跟你谈的是，我是否需要打电话给警察把你送到医院。显然，不同的限定是不同的治疗师需要在不同的情境中用于不同的患者的。但是，对于我描述的这类患者，为了保护双方和治疗本身，有一些限定几乎必须永远保持不变。它们防备着所有让人担心的过于强烈的负性反移情，这些反移情让共情变得不可能，而且在治疗过程中，它们排除掉了患者把治疗关系体验为安全基地的潜在可能性。

按照我们限定的设置行事，在最初开始的时候常常具有破坏性，比如当患者无法告诉我他不会自杀，我打电话叫警察到他家里，患者对此恼羞成怒。但是这样的破坏也是修复的机会。最终这个患者能够认识到，我的行为是出于想要保护他的意愿，而非想要伤害他，或者施加我的控制力。和这样的患者在一起，治疗师愿意参与进来，一起挣扎努力，这一点绝对必不可少；如果做不到这一点，患者可能会感到我们已经放弃他了——这种感觉也许是合理的。当然，如此必要的参与和挣扎努力也是要付出代价的。然而，当我们的努力促成了更深层、更亲近和更富有成效的

238

关系——而且尤其是当患者变得好起来的时候——这样的患者可能会成为对我们最能产生影响的患者。

关系：模式和陷阱

这些更加受折磨、以愤怒主导的患者，在某种形式上，他们呈现出来的心理特点和那些以无助感主导的迷恋型患者是相同的——然而前者把这些共同的心理特点中的每个方面都放大了。他们的感情、嵌入体验中的感觉、心智化的局限以及相关的冲动，都更加极端。虽然这两类迷恋型患者都驻留在曾经被殖民化的心理空间中，可以说，是被他们早年的依恋对象殖民统治过，但是那些对象的特点却有所不同。

在无助型的患者身上，他们的主观体验中，内化的他人是如此凸显，以至于占据了大部分的心理空间，留给自我界定的空间已经微乎其微。他们内心的对话里，主要的声音是来自他人对自我的反应，响亮而清晰，而他们自己的声音却含混不清。在关系中，患者内心被相应的他人占据，而她自己的需求、观点和雄心变得模糊不定。

对愤怒型的患者，似乎内化的他人不仅非常凸显，还很恶毒，而且看上去经常性地威胁到自我。在关系中，这个恶毒的他人常常被那些患者投射给（或者投射进入）也许想要依赖的人，包括治疗师。其结果是大多数情况下，患者主要的精力专注在挡开感知到的危险，而不是去识别和尝试满足自己的欲望。

在和这样的患者构建工作姿态时，牢记 Fonagy 阐述的安全型父母如何对孩子进行反应会有所帮助。这些反应传递出：父母共情孩子的痛苦；父母理解孩子的愿望、感受和信念是其行为的背景；并且，最终，父母有能力应对孩子觉得不知所措的体验。作为治疗师，我们需要以类似的反应为目标，回应那些内在体验和人际体验都颇具威胁性的患者，具体而言，因为他们同情性地理解自己的能力十分有限，对自身意图的觉知也十分微弱，并且在自己的体验能够被调控这一点上信心不足。

由于很大程度上缺乏反思性或心智化的自我，这些患者生活在一个主观的世界里，这个主观世界的特征的界定更多是通过外在可见的而非心理的现实，是通过行动而非语言或想法，是通过身体而非心智。所以，我们需要表明自己是站在患者的立场上的，我们可以理解，也能够应对。对于这一类患者，最初以不同的方式能够产生影响的，更多在于我们**做**了什么而非说了什么，更多在于我们**表现**出什么，而非告诉他们什么。

当他们的行为经常性地把我们推开，似乎难以理解，而且让我们感到需要凭运气才能勉强应付过去的时候，谨记这一点会很有帮助，这些患者正在经历着与内在巨大的情绪力量挣扎对抗的过程。把这种极度痛苦的挣扎外化或者**人际化**——把它递交到我们手上，或者"分担"一下——这可能是患者的一种途径，借此患者既可以调控淹没性的感受，也能沟通这些感受。

在一次令人难忘的会谈中，那个曾被父亲拿枪威胁过的患者告诉我，知道可以用自己的枪随时让自己的脑袋开瓢让他有所安慰，他最近买了把枪，就放在靠近床头的抽屉里。只是把枪拿出来握住它，把手指放在扳机上，就能让他感到更安心一些。他让我放心，他现在并没有自杀的意图，但是他觉得自杀会是他最终的命运。

第一次听到他有枪这件事，我感到自己开始变得极度焦虑起来，更不用说愤怒了，我被放在这个位置上，要去应对一个自己没有什么办法能掌控的威胁。（我也有一段特别难过的回忆，是关于我在夫妻会谈中只见过一次的一个男性：在我要见他们第二次之前，她妻子告诉我他开枪射死了自己。）

　　我问这个患者把枪的事情告诉我之后有什么感受。他说他觉得从两方面都解脱了：在有枪这件事上，还有知道现在我也知道这件事了——这样就没有秘密了。太好了，我想，我很高兴你对我如此坦诚：现在我将不得不罚你了，你以信任我的名义撤掉了你自己的保护毯。我觉得他像是在拿枪指着我的脑袋。我告诉他，枪让我害怕，想要自杀的患者有枪真的让我很害怕，而且如果我一直感觉到这么害怕，我什么都帮不了他。我对他说，如果还想要我继续跟他一起工作，他必须把枪带来交给我。

　　关于这一幕有很多地方可以拿来讨论。现在，让我来用它说明这一类患者的几个要点：首先，患者的主观世界是一个身体行动构成的世界，治疗性对话在这种情况下尤其是一种行动的对话。其次，患者通过行为唤起我的体验，借此跟我沟通他的世界的性质：在某种意义上，我感觉到**他的**恐惧、无力和愤怒，与我的感受并行。第三，了解到他的行为具有沟通性的作用，那么我的行为也需要如此，这让我的干预更加坚定而不带有惩罚性或威胁的色彩——换句话说，它有助于我去应对。第四，在后续会谈的过程中，我们能够把表面看似平静、其实内心深处很绝望的行为，放回到当时的情境而讨论，即他无法容忍的感受和在希望得到我的帮助方面的内心冲突。这些体验让患者能够（转述Fonagy，2000）在一个善良的他人的心智里，发现自己是一个思考着并感受着的人。而且，是的，他后来确实把枪带来交给我了。

　　当然，这样的患者会反复地"测试"我们，希望我们通过测试的次数能大于失败的次数。但是即使我们失败了——比方说，变得具有惩罚性或者拒绝给予——也有机会去修复。更进一步，我们可以在这个情境或者其他情境中向患者展现，是有空间容得下失败的，而有些失败是不可避免的，并且失败是可以忍受的，只要我们在这个方面不把部分和整体混为一谈。换言之，我们可以向患者展现出，关系和情感的世界并不是全有或全无，并不是非黑即白，并非机不可失、失不再来。在患者习以为常的分裂的世界之外，还有一个更加整合的世界。

但是，要再次重申，这些分裂的患者不用语言清晰表达感受，而使用行为去表达，后果是危险的，有时甚至危及生命，对待他们，我们想要有能力保持一种关心和整合的视角，有时候只能是枉然。时不时地，面对压力和工作的要求，我们不可避免地会感到被淹没、害怕、无助，以及（或者）暴怒——非常像这些患者和父母在一起曾经感受到的，他们的父母把自己的困难放在孩子身上，让他们不堪重负。作为这些患者的治疗师，我们的可取之处也许在于当既成事实发生之后，我们可以在事后找到支持，从他人那里，从我们自己身上，以及某种程度上来自理论的支持。此外，很多这样的患者，即使不是全部，实际上都能有效地使用他们和我们的关系让自己好起来，得到治愈。

觉察与冥想之地

我所讨论的使用"高度—过度激活"策略的患者，看上去和高反应性的自主神经系统有关。按字面本意看，也可以从象征意义上看，这些患者具有亢进的惊跳反射（startle reflex），而回复平衡方面却很缓慢。他们对感知到的威胁容易产生剧烈和急速的反应，好像杏仁核的反应未经海马调节一样。当自主神经系统的交感神经分支被激活，他们会变得激动不安，仿佛进入或战斗或逃跑的模式中。当副交感神经被刺激时，他们会变得昏昏欲睡，可能看上去比较解离，或者可能是"僵住"。

因为冥想似乎有可能让身体平静下来（也能促进心智化），在这类迷恋型亚型的患者治疗中，冥想发挥着尤为有利的作用，所以我曾经教这些患者做冥想。跟一些这类的患者，我会在每次会谈之前做一个简短的冥想。这种患者经常在显然激动不安的状态下来到咨询室。通常，我们会先聊几句，在冥想之前了解一下他们的感受。做完五分钟或十分钟的冥想，这些患者常常看上去更平静一些，而且似乎更有能力思考自己的体验，而不是感到在情绪和生理反应上被这些体验所淹没。

　　他们自动化过激反应的背景也许就是他们早年的依恋体验，无论是急性还是慢性的创伤使然（Schore，2002）。如同我已经谈及的，在依恋方面有更严重的迷恋型心理状态的患者，他们带进心理治疗中来的，通常有过去历史中未解决的创伤或丧失。

第 十 四 章

未解决型患者: 治愈创伤和
丧失的伤害

AAI 识别出的未解决型成人，不仅有像上一章所描述的迷恋型的人，也有另一些冷漠型或者甚至安全型的人。这个发现也许说明了这样一个事实，我们大多数人的过往史中都有创伤和解离的"岛屿"（Bromberg，1998a）。但是，通常情况下，在未解决型心理状态和严重的心理问题之间，似乎确实存在一种关联。边缘、解离和创伤后应激障碍都显然与创伤没有得到解决有关，同样也跟童年时期的混乱型依恋有关（Dozier 等人；Hesse，1999；Solomon 和 George，1999；Liotti，1995；Solomon & Siegel，2003；van IJzendorn，Schuenzel，& Bakermans-Kranenburg，1999）。

在识别未解决型患者时，对触及到个人的创伤和（或）丧失的体验时，患者在推理和话语方面的失误，我们需要保持警觉。要记住，持续对人格产生混乱的影响的，并不是淹没性的痛苦体验本身。相反，具有决定性的是患者在这类体验中**缺乏解决方案**，具体的表现就像 Main 和 Hesse 描述中的那种失误（Main，1995；Hesse，1999）。我们越能察觉这种失误，就越能了解创伤和（或）丧失在患者的治疗中有意义深远的影响。但是重要的是，针对创伤的影响而工作不是自成一格的。与所有依恋取向的治疗一样，关系是治疗行动的根本所在。

几年前我遇到一对夫妻，他们表面上来寻求帮助促进他们的沟通。在第二次会谈中，丈夫跟妻子 Sarah 交换了眼神，同时还说了些我完全听不懂的话，中心要点好像是看她能不能谈谈……某件事。我记得，他卯足了劲儿点出了主题，然后她接受提议讲述了这个故事。原来在她十几岁的时候，有一天放学回家，她发现母亲已经被父亲谋杀了。

听到她披露出这个可怕的创伤性丧失，让我大吃一惊，几乎无言以对。Sarah 那边神色平静，但明显是很绝望的，她坚持这事件及其后果跟今天的她毫不相干。当我鼓励她如果感到足够安全的话，就对自己的体验开放一点点的时候，她的反应非常引人注目。

在会谈开始那会儿她似乎还很能参与，而且富有情绪，但是现在说到她发现谋杀一事时，她的语调变得平铺直叙，带着一种阴森可怕的冷漠。她的讲述有好几次都中断了，代之以很长时间的沉默，沉默的时候她看上去转向内心，关闭了自己，好像正变得迷失起来。每一次她都仿佛需要我或她丈夫问个什么问题，说点儿什么话，才能把她重新带回这个房间。在讨论她那灾难性的过去时，她会间歇性地误用现在时态。

所有这些未解决的创伤的标志——Sarah 意识状态明显的切换，她那冷漠阴森可怕的语调，用现在时态来描述过去，以及那些长时间的停顿——可以被理解为体现出混乱和迷失的"解离的再现"。显然，在某种意义上，这个患者无法不带着再次创伤的感受来讨论她的创伤体验。

在我的竭力劝说下，她开始了自己的个体心理治疗，随着时间的推移，我听说她渐渐能够整合并处理她原来不得不解离的创伤。在我们进一步的夫妻治疗中，她说当她很长时间来尽量不去回想自己的过去，这些时间里她的过去都一直如影相随："就像在我鞋子里有一个尖锐的小石子儿，当你鞋里有个尖锐的石子儿，除了脚步变形，你别无选择。"

像其他患者一样，对未解决型患者的治疗其困难是异乎寻常的，可能的回报也是异乎寻常的——但又更加突出。对大多数患者，促进整合是我们工作中重要的一个部分。对于未解决型患者，解离是如此主要而典型的特点，促进各种各样的整合更是工作中的重中之重。同样，对大多数患者而言，与治疗师的关系是治疗中一个重要的部分，而对于未解决型患者，治疗关系本身**就是**治疗。而且，最终，是关于记忆，相比别的患者，未解决型患者在这方面更加问题重重。

所有的患者都受到前语言期依恋经验的影响，这些体验被铭记和存储下来的方式是通过内隐的程序记忆——这是构建起右脑工作模式的砖砖瓦瓦，这个工作模型塑造了患者最初与人联接以及感受和思考的模式。这种内隐记忆的存贮不仅是在语言的发展之前，而且也是在一些大脑结构形成之前——尤其是海马——这些大脑结构把记忆放在它们发生的情境中，在其中它们的意义得以理解。

但是请回想一下：由于创伤，发展中的海马会暂时降低活性。所以，对于未解决型患者而言，不仅仅前语言期体验的内隐记忆——常常具有混乱的特点——而且还有后来的**创伤性**体验，它们是无法用言语表达的、无休无止的和缺乏情境的。由于不能有意识地从记忆中提取这样的体验，创伤患者倾向于只是重新生活在这样的体验中，并没有感觉到这是在回忆。

多数情况下，这些患者成长于混乱的依恋关系，这些关系至少在两个方面具有创伤性的意义：它们带来淹没性的痛苦，**而且**它们没有给儿童提供任何安全的情境，以供儿童应对这种痛苦。这种体验是经常性和灾难性的破裂，却没有被修复。这种体验让

244

这些患者在自我、他人以及二者的关系方面，形成了多重的、无法连贯一致的模式。这些是未解决型患者带进心理治疗中令人深感挫败的模式。

作为被弗洛伊德称之为一种不可能的职业的从业者，我们对于这些患者的使命，在于向他们提供不同的体验和不同的关系模式。那就是，我们需要建立一种新的安全、可靠和具有包纳性的依恋关系——而且在这个关系中，破裂可以被修复。这个关系也应该能促进患者各种资源的发展，包括解决过去的创伤所必需的那些资源。这里的问题在于，患者意识层面也许希望从他们的痛苦中解脱出来，但是无意识层面却强迫性地跟我们重新建立起从前的、极度不安全的关系，在这种关系中，他们既得不到帮助，也看不到希望。而在一个感觉不安全的治疗关系情境中，解决患者的创伤当然是不可能的。

克服患者对安全感的恐惧

未解决型患者很难忍受和一个可以共情地调谐的治疗师之间有安全的关系，这一点道出了多数治疗的自相矛盾之处。建立一个让患者**能够**在其中真正感觉到安全的关系，是至关重要的，也是困难重重的。应该把这一点既视为治疗的最终目标，也视为开始解决患者创伤的先决条件。这样的表述方法也许听上去有些自相矛盾，除非我们能理解建立安全的关系和勇敢地面对创伤，二者是相互交织的过程。如同我所要解释的，在患者与治疗师的关系中，患者逐渐取得安全感方面的成果**确实**是在解决创伤，与此同时，不断增加的创伤的解决方案，也逐渐消除患者身上的必然规律，即，把治疗关系（以及其他关系）重新体验为好像是和从前的威胁在一起约会。

创伤可以区分为两种，一种是"大T创伤"（"large-T trauma"），比如9·11事件，或者我的患者发现母亲被谋杀了；另一种是"小T创伤"（"small-T trauma）——在和依恋对象的关系中，儿童反复体验到恐惧、无助、耻辱和羞愧，以及（或者）被抛弃感，而依恋对象对此从未修复（Shapiro和Maxfield，2003）。小T创伤也被称作"关系的创伤"（Schore，2002）和"累积的创伤"（Kahn，1963）。这样的创伤使得儿童——以及长大成人后具有这种倾向——采用原始的自我保护机制，包括解离和投射性认同。在与治疗师的关系中，患者危险的内在世界复活了，其中这些防御负有主要责任。

针对这些防御而工作——通过之前描述的共情性调谐和限定设置——能够逐渐修改患者对治疗关系的体验。当患者感到这个关系越来越安全了，就建立起一种新的工作模型，以"对抗"那些在患者童年的创伤反应中产生的工作模型。在这个意义上，体验到日渐加强的安全关系，间接地调整了原始创伤的影响，同时也开启了一个新的阶段，患者的新工作模型对创伤可以更直接地面对。

但是，再一次要牢记，针对治疗关系工作和面对创伤，是相互交织的过程。处理关系经常会引起与创伤有关的感受，同时，讨论创伤体验也经常涉及关系中的议题。只是为了更加清晰起见，我在讨论这些工作方式时，就好像它们是完全独立的，而且有先后的顺序。在某种程度上确实存在一种顺序——先是关系中的安全感，然后处理创伤——就是以这样的顺序一遍又一遍地重复着。

通往逐渐增强的安全关系之路，通常都是极为坎坷的，其原因恰恰是，患者用来避免痛苦的过去的那些防御方式，到头来往往使痛苦的过去被激发出来，在当下又被重新创造了。于是，治疗的挑战就在于，对于被唤起的过去，以坚定但又共情的方式进行反应，这种方式是通过楔入新旧两种依恋关系的过程中一点一点逐步建立出来，旧的依恋是患者为之愤怒和恐惧的；新的依恋中有希望的可能性是患者起初难以想象的。

246

　　换句话说，我们的目的是使那些完全嵌入在体验中的患者——他们因此倾向于简单地把每种感受和信念都和现实等同起来——能够看上一眼，这个世界也许和那些感受及信念有所不同。随着时间的推移，患者在我们的眼里看到自己，在双方互动的参与中，证明原本紧紧抓住不放的预期并不成立，这两者结合在一起，可以开始激发出患者的能力，能对他们的体验从不止一个角度进行考虑——那就是心智化的能力。过去的创伤、防御和患者与治疗师的关系，一些有关它们之间相互作用的想法，在临床实践中又是怎么呈现的呢？

　　这是一个相当长程的心理治疗，在第一次会谈刚开始的时候，患者——我称之为 Casey 的患者，是一个在急诊室工作的医生——告诉我他父母都杀了自己。也许观察到我的面部表情，他很快澄清说，他们是由于酗酒和其他相关的自我忽视"慢慢把自己杀死了"。在治疗中，我们用了几个月的时间面对了一系列的丧失，Casey 自己开始变得想要自杀。他现在明显是不顾一切地想要得到帮助，但却无法找到或者无法利用帮助，其原因很快变得显而易见——尽管它只是先让我见到的。

　　Casey 在很小的时候，就被要求担当像父母一样照顾别人的角色，去照顾他那脆弱的母亲、暴躁的父亲以及年幼的弟弟妹妹们。尽管在这个角色里，他很清楚地感觉到被抛弃和被忽视，但是这个角色使他能够避免一些（虽然不是全部）突如其来的暴怒和虐待，以免自己的世界经常性地被撕扯得支离破碎。照顾他人成为他自我认同的一个来源，也是防备袭击的安全保障，然而，这个角色，尤其在他和父母的关系中，是他出于恐惧而扮演的角色。

　　长期以来，Casey不得不承担起根本不该让他承担的责任，他对此很愤怒，他"决定"不把父母曾经强加给他的重担强加给别人——其结果是他被看作像直布罗陀的岩石一样，岿然不动。但是，这种反依赖的防御显然不仅僵硬，而且易碎。面对真实的和威胁性的丧失时，他陷入具有自杀倾向的抑郁中，我猜想，这些丧失释放出过去被抛弃和创伤的幽灵。但是，尽管感受犹如天塌地陷，他还是在抗过了一段极其艰难的时间之后，才坦率地承认他需要帮助，或接受我的帮助。

　　有一年多的时间，我们的治疗感觉像在经历一系列接踵而至的突发状况，许多情况下，似乎对我的影响并不亚于对患者的影响。期间有无数半夜打过来的电话，自杀的威胁、姿态和尝试，也有多次的收治住院。我感到不得不跟患者抗争，才能保住他的性命，我也几乎时不时被那些愤怒、焦虑、混乱和强迫性卷入的感觉搞垮了——似乎在我的照料过程中，任何一次失误都有可能导致死亡，或者一些其他的灭顶之灾。

　　从这些冲突中往后退一退（当我能间歇性地做到这一点），我认识到，这些感受或许跟Casey儿童时期体验到的那些感受有关。作为孩子，他感觉到父母不仅是威胁性的，而且很有可能已经"正在谋杀自己"。他之前从来都不曾有机会整合这些淹没性的感受，当然现在就更加无从下手了。取而代之，他解离了这些感受，并且设法（很大程度上无意识地）从我身上唤起他自己无法承载的体验。

　　出于我自己的经历，我轻而易举就跟它们认同了——从这个意义上说，并不是因为我确实了解一模一样的创伤，而是我自己的体验已经把我装备好了，对Casey做出深层的共鸣，并且有的

247

时候，在面对 Casey 与父母创伤性关系中被他解离的那些方面，我就跟着一起活现出来了。

解离、投射性认同和反移情

在回来接着讲我跟这个患者的工作之前，我需要把它放在防御的情境之中，这种防御是保护这样的患者免于创伤的影响，虽然很不幸，也导致了他们创伤中的因素会被反复地重新激活。这样的防御在唤起治疗师的反移情方面发挥了作用——而且，由于治疗师身上被唤起的部分，通常会跟患者一起活现出来，所以这些防御在塑造治疗关系上施加了相当大的影响。

让我们从"解离"入手，这个专业术语有两种不同的含义。解离是指各种各样的"瓦解"（disintegration），包括出于自我保护，把无法忍受的心理状态（其中例如，某人的父亲谋杀了母亲）从另一些心理状态中分裂出去，那些心理状态相对比较能够忍受，也容易整合到一个连续的自我感觉中。解离也可以是指一种防御性的转换，一种类似恍惚的意识状态，这种状态就好像我那个夫妻治疗中的患者，当她母亲被谋杀的创伤浮现出来的样子。这两种类型的解离，在未解决型患者的体验和心理治疗中都起到核心的作用。

首先，在很多这一类患者的心理中，整合失败是普遍性的。分裂——也以"原始的解离"而著称（Kernberg，1984）——是边缘性人格障碍的防御性标志。它涉及到全有全无、非黑即白、非此即彼等形式的感受、思维，以及与此相连而产生的有关自我与他人的体验，这些体验是被间隔开的、过于简单化的、不切实际的和不稳定的。很多未解决型患者的主观世界中，人类不是英雄就是坏蛋，不是迫害者就是受害者，不是拯救者就是求救者。而

且，考虑到这样的患者具有混淆部分和全体的倾向，他们与跟他
们互动的其他人，会很容易从有价值的一类人滑落到它的对立面
去。这让患者和他人的关系——包括与治疗师的关系——变的不
稳定，犹如暴风骤雨一般，使他们对关系的依靠异常困难。

从另一个略微不同的角度去看，未解决型患者的内在世界，
在不同程度上，是建立在曾经防御性地彼此解离的工作模型和
心理状态上。例如，对于一个受虐待的儿童而言，为了避免生活
在永久性的恐惧状态中，这个儿童在充满恐惧的被虐待的体验
中发展出来的工作模型，或许就必须要从其他没有那么可怕的
互动中产生的模式中解离出去。这样一种经历给成年后的内在
世界留下了严重的不连续性，导致内在世界非常容易从常态瞬
间切换到淹没性的心理状态。

从神经生物学的观点上看，需要解离的早年关系所付出的一
部分代价，是那些拥有可怕的依恋对象的儿童，可能无法全面发
展出整合性的神经结构（比如海马、眶额叶皮质和胼胝体），这
些结构本可以帮助调节大脑的紧急反应系统，即杏仁核。由于没
有这种整合和调节，杏仁核的过度活跃很有可能使相对无害的
刺激，在很多未解决型患者身上唤起极度强烈的自动化反应。

除了塑造这些患者心理生物学的结构之外，解离也起着
第一道防御的作用。解离常常被描述为"无处可逃时的逃离"
（Putnam，1992），它不仅是整合失败的问题，而且还是一种催
眠状态，这种状态下，出于防御的目的，自我和现实的关系被更
改了。解离和其他所有的防御一样，以很高的代价提供了自我
保护。通过让现实变得不那么真实，通过拉开距离，或者变得昏
昏欲睡，诸如此类，未解决型患者能够弱化那些体验对自己的影
响，那些体验是被淹没的恐惧。但是，同一种更改过的状态，虽
然挡住了痛苦的现实，却又使这些现实失去了得到有效处理的

可能性。其结果是那些未解决型患者似乎活在这样一种状态下，如同地下室浓烟滚滚地在着火，而他们拒绝承认从下面传上来的烟味。他们总是处在快要被淹没的边缘，仿佛（打个比方）在永无休止地等待着另一只鞋掉下来，而没有认识到那只鞋早已经掉下来过了。

另外，作为一种更改过的状态，解离经常带来"离开身体"的体验，会造成大量很成问题的结果。为了避免痛苦的体验，身体在心理层面被抛弃了，某种意义上身体丢失了，它不再是这个人自己的身体。对很多未解决型患者而言，在这个过程中，情绪的躯体性标志变得无法获取，或者难以解读。Bessel van der Kolk 在谈及创伤幸存者时这样写道："他们无法把身体状态转换成言语和象征，导致他们把情绪纯粹体验为身体的问题……（他们）从身体器官方面体验痛苦，而不是把痛苦体验为心理状态"（van der Kolk，McFarlane & Weisaeth，1996）。被患者解离的身体因此会变成一个个心理问题打斗拼杀的战场。在一定程度上，作为结果，这种患者经常有很多身体问题。更加错综复杂的困难在于：因为他们与身体之间过度缺乏联接，所以他们通常难以好好照顾自己。最终，当解离的患者开始感到跟自己和自己的身体联接过于切断的时候，他们可能会紧张到惊恐发作——不得不采取激烈的措施重新建立联接。当解离让这些患者产生令人不安的脱离身体和不真实的感受时，割腕、烧灼或者打自己等形式的自我损毁，能够使他们重新感受到更加具身。针对身体而工作——未解决型患者心理治疗中的一个关键特点——是我将要在第十六章中讲述的内容。

解离使那些被 Sullivan（1953）称为自我中的"坏我"（"bad-me"）和"非我"（"not-me"）的部分分裂出去了，这让未解决型患者能够跟一系列主观上无法忍受的体验"划清界限"，包括过去和现在的体验。虽然被防御性解离掉的部分也许被驱逐到觉知的最外围，然而它并没有消失。形象地说，未经整合和否认的体验、记忆、表征及感受，似乎总是要寻找一个家。

如果它们不能从心理层面在患者身上安家落户，就一定会在其他人那里重新落脚。这就是防御性的投射性认同，而且在治疗的设置中，这个"其他人"当然就是治疗师。患者把解离的体验重新安置到我们身上，在这个过程中，患者对待我们的方式是通过在我们身上唤起他们自己无法忍受的部分，而我们会去跟它认同。

从广义上设想，反移情产生于患者的投射性认同和我们自己的心理两者之间的相互作用。作为未解决型患者的治疗师，反移情也许是我们无法避免的，我们会以患者投射性引诱我们的某种形式活现出来。反移情在被识别并加以处理之前，只是会倾向于活现出来而已。因此，如果想要成功地跟患者形成一个比那些创伤性的过去更好的关系，努力识别出移情—反移情情境展开的过程是十分必要的。

对反移情的觉知可以遏制破坏性的活现。这也许是一个最重要的理由，让我们关注自己在与未解决型患者的关系中做了什么、感觉到什么和想要什么。因为我们能在多大程度上识别出自己在治疗关系中参与的特点，决定了我们有多大的能力可以在这样的道路上引导自己，使我们的困难，也就是所谓的"负性"反移情反应能够最终被容纳，而不是简单地被见诸行动，以及（或者）遭到否认。

在这一点上，我已经发现，在与未解决型患者相处时，根据他们在自我和他人方面的工作模型去思考，会有很大帮助。理论（Liotti，1995，1999）已经总结出，解离的创伤患者——像之前讨论过的 Casey 一样，那位医生，他的父亲很暴力——在与其他人的关系中，他们的不同体验可能达四种之多。在依恋对象的手中，他们体验到被虐待、被忽视、丧失，或者累积性的关系创伤，他们具有自己是受害者的工作模型。体验到自己既要对创伤负责任，又因为创伤而感到愤怒——并且也可能和攻击者认同——他们也具有自己是迫害者的模型。体验到与依恋对象之间涉及到"被当作父母"的角色颠倒——回想一下那些混乱型婴儿通常会变成会照顾人的（换言之，也是会控制的）儿童——他们具有自己是拯救者的模型。最后，因为经常求助于解离的方式，他们具有自己在认知上无法胜任或认知混乱的模型。

要切记，在移情和反移情互动中得以实现的是一个**关系**。例如，我不断地发现自己感到被迫要去拯救 Casey，或许跟他自己很像，感到被迫——出于恐惧——要去拯救他的父母。同时，在我们的互动中，Casey 看上去并不会照顾自己，这跟他感觉到父母也不会照顾他们自己是一样的。在这种方式中，当患者似乎认同了自己的父亲或者母亲时，我的反移情认同则与他工作模型中"自我"的成分有关。另一方面，稍后这一点会变得更加清晰可见，我在反移情角色里很轻易地就当起了 Casey 那愤怒或者抛弃他的父母，同时 Casey——可以理解，对这样一个形象无法信任——在小心翼翼地靠近我，即使靠近，之后也总是要退缩。

克服患者对安全感的恐惧（续）

在 Casey 最危险的那个阶段，我每周见他三次，而且几乎每天都要跟他进行简短沟通。我很清楚，我和他的医生，以及他的药剂师，我们都在奋力挽救他的生命。但是，由于这个患者的解离和自我药物治疗起到的"缓冲"作用，他在危机和否认之间循环往复。处于危机之中时，为了得到帮助他不顾一切地、愤怒地胡乱扑腾；而处于否认状态时，他又固执地声称不需要帮助。在后一种模式下，他经常威胁说要停止治疗——而且告诉我，如果他真的停止治疗了，我必然知道他会杀了自己。在与这个患者的关系中，我发觉自己有各种各样的愤怒、害怕和混乱，但是又几乎总是充满着保护他的需要。

　　我有时候可以理解，在某种程度上，所有这些感觉都是Casey 的内在世界以非言语、投射和活现的方式进行沟通的结果。当我完全嵌入（换个词来说，是"卡住"）到我对我们关系的体验之中，这些沟通好像扼住我的喉咙，以至于我依次轮番地当起了Casey 的迫害者、受害者、无能的帮助者，或者拯救者。当我能够让自己从这些掌控中脱身出来，这些感受让我可以共情患者那些解离的体验。它们也为我需要如何进行干预提供了相关线索。

　　Case 曾经一度开始经常在治疗中迟到，我则开始感到越来越愤怒。不言而喻，他混乱和自毁的行为，是一种想要得到帮助的请求，而他在帮助自己方面实际上却什么都没做。我觉得他促成了一种关系，在其中我被赋予了要独自为他负起责任的使命，这一点非常像我所假设的，当他还是个小孩子时，他对自己要一个人担当起父母强加给他的责任非常愤怒。

　　后来，在一次会谈中他来的很晚，他只字未提为什么迟到，还再一次威胁说要停止治疗。起初我被激怒了，而后感觉自己正在被扔掉，我对自己这种相当痛苦的感觉很震惊。但是伴随着这种感觉，一个形象清晰了，这个形象让我对 Casey 的行为在感受和理解方面都发生了转变。

　　受到这个启发，也经过一些十分必需的督导讨论，我跟Casey 说，我理解他也许希望停止治疗。我告诉他，我脑海里有一个他小婴儿时被抱着的形象——然后忽然间掉下来了。我想，我们的关系感觉上好像是接到再一次被抱起来的邀请，然后——

251

不可避免地——要掉下来。

显然，现在轮到他感到震惊了。他两眼直勾勾地盯着我，一言不发，但是，这好像是很长一段时间来他第一次真正地临在现场，然后，他说他对我如此深刻地感受到他的体验深感"敬畏"，而且，确实如此，对他来说，他无法相信我不会让他掉下来。掉下来只是一个时间早晚的问题。然而他坚称，他自己也渴望能够另有不同的假设。在之后短短的沉默中，我感觉到我们之间有了一种共识，这时的沉默就如同我们在情绪的风雨飘摇中找到了一片安宁。

好一会儿之后，我对他说，如果我真的能够抱住了他，而且不让他掉下来，那我就必须要求他去尝试允许自己被抱住。我还说，我并不能百分之百地相信他能做到这一点，但是从我的角度，我会尽力相助：明确地说，我将不会同意他停止治疗，或者就这一点来说，我也不会同意他一直这么迟到下去，以至于我们在一起工作的时间只剩不到半个小时。我说，如果他以后迟到超过20分钟以上，我就不见他了，但是我会照常收费。他没有反对，而且他来做治疗更加准时了。重要的是，我设定了一个限制，这个限制保证了我对他少一些愤怒，也不太会把他"掉下去"。我猜想这个限制同样让 Casey 感到情况没有那么"糟糕"，不那么难以处理，而且可以更有效地被抱持。

在这里我想要表达的是两者之间治疗性的协同增效，一方面是共情性的调谐，另一方面是设定恰当的限制。对这样的患者，两方面都十分必要，而且仅靠其中任何一个方面都不够充分。如果没有我们共情性的调谐，患者会觉得既不被了解也不被体会。如果没有设定保护患者和治疗师必需的限制，我们可能会感觉到太无助、太愤怒了，以至于无法提供共情或任何其他有意义的帮助。我也希望传递出从我们自身主观体验获得帮助的必要性和影响力——我们的感受、印象、冲动——还有理论，都在帮助我们去感知，未解决型患者实际上需要我们做些什么。

也许像 Casey 这样的患者，他们最紧迫的需求，虽然也是持续的，是需要我们协助他们处理淹没性的情感。我们调谐性的共鸣和共情，我们设定的限制，我们稳定的存在，以及我们的关心，这些情感调节中互动的所有因素，都是我们希望能提供给患者的，这种提供方式是他们最初的依恋对象没能做到的。我们用来命名患者感受的词汇，以及对它们给出上下文情境，也都是这种相互间情感调节的关键因素。当我们成功地提供了这样的帮助，就证明了患者移情性的预期是不成立的，而且促进他们把治疗关系感受为一个安全的基地。

有效提供这样的帮助也许十分困难。在未解决型患者开始相信新的关系具有情绪调节的可能性之前，一轮又一轮的调谐、调谐失误和互动的修复，通常是必要的。不断重复的一系列破坏和随后的修复也是必不可少的，因为我们在承受痛苦方面给予患者的帮助，常常被他们感觉为毫无帮助。这种帮助可能被体验为控制、侵入和（或者）调谐不当。或者它会被当作一个危险的邀请，会使患者冒着再次"掉下来"的风险。

这种反应通常反映出，患者和最初的依恋对象之间缺乏足够的情感调节的互动——也反映出曾经存在的创伤性互动。对这些互动的内隐记忆在与治疗师的关系中复活了，而此时，未解决型患者多半并没有察觉他可能活化了记忆。但是，当饱含情绪的一系列破坏和修复重复发生，似乎驳斥了患者被创伤所驱动的预期，此时情况可能就会有所变化。当患者慢慢地能把治疗关系感觉为可以依靠的安全资源，他也许逐渐变得更加有能力识别出让自己不堪重负的这种倾向，即，把现在体验为好像跟过去没什么区别。

用言语表达创伤

253

　　Yassir 是一个巴勒斯坦的建筑承包商，他断断续续地跟我做了几年的治疗。在最近的一次会谈快进行到一半的时候，他好像变得不自在起来。他开始冒汗，看上去很焦虑。原来他出现了幽闭恐惧的感受，很害怕，却不理解为什么会这样。当我们探讨他幽闭恐惧的感觉时，他忽然间回想起自己八岁时在 Jericho 的体验，那时 1967 年那场战争刚刚开始。*

　　他用现在时态叙述了这个记忆。到处都是空袭警报和飞机的声音。他在外面的街道上，往上看去，战斗机在空中格斗。他朝着一个安全的地方跑，结果那儿是一个危险的挤满了人的炸弹掩蔽所。他下了台阶后，觉得快要窒息而死了。他想要爬出来，但又被拖回去。他感到恐怖。

　　然后他谈到一些后来几个月发生的事情：他们全家逃亡到约旦——途中到处可见烧毁的汽车、死者的尸体和受伤的人——而且他的家人随后又在某个夜晚秘密地渡过约旦河回来，那里的河水齐肩深，小孩子都得被举过头顶。说到这一点时，他特别安静，我问他体验到什么。他说他知道我对此难以置信，但他的回答却是，完全一片空白。

　　接着他说，"在这儿真快憋闷死了。"

　　我稍后再回来继续讲述这次会谈，但是我先要强调一下，对于多数未解决型患者而言，回忆起创伤性事件的体验并且用语言表达出来，这一点很重要，而不是单纯地在与治疗师的关系中再次体验与创伤相关的感受，却没有恰当的"时间标记"（time

---

* 指第三次中东战争爆发，Jericho 为约旦河西岸卷入战争的城市之一。——译者注

signature）。未解决创伤的闯入性回忆（intrusive memories）以及对这种回忆的防御，都会导致一种无助感。命名与创伤有关的感受会带来不断增加的掌控感。此外，那些未经处理的创伤的记忆被"冻结"在时间里，其后果导致历史性的过去会被体验为主观性的现在。当患者回顾旧有的创伤体验，并且没有感到被再次创伤时，创伤记忆就发生转变了。引述 Stern（2004）的话，它们现在有了一个"新的记忆情境"，当淹没性的事件在感受层面被重新回想，这种情境具有转化性的作用，而且，在一个跟更强壮或更智慧的他人之间建立的（相对）安全的关系中，这些事件的意义能得到进一步阐述。在这种情境中，未解决型患者的创伤会被限制在它自身的时间和空间里，而非一种无所不在的干扰性的存在。

在为过去的创伤建立一个新情境的过程中，我们也需要在令人不安的过去及其对这一刻的影响之间建立起联接。于是：

当 Yassir 说到这个屋子很憋闷，我问他是否此时此地感觉到幽闭的恐惧。当他回答说，"是有一点儿，"我就已经去把办公室的窗子打开，窗帘也拉到一边了。他做了几个深呼吸，立即好像是活过来了。我们探讨了为什么他不能早一点儿跟我提要求，要他知道自己想要并且需要的，也就是想要房间里有更多的新鲜空气。这个探讨引起了他对幸存者内疚的思考。

在战争爆发的前一年，他母亲生了一个严重残疾的儿子，那时他那个曾经一度还是个"大人物"的父亲得了一场心脏病，之后屈就到街头以卖彩票为生。就是在这一段时间里，Yassir 断定他的需求（"需要新鞋子，需要受教育"）必须放在其他人的需求之后。因此，需要说出自己的欲望时他就会抑制自己。我们也触及到他日常体验中那种几乎无处不在的恐惧，对此他好像随时就将其理智化了。很显然，在他创伤性的历史和现在的焦虑不安

254

之间建立联接，将会是持续不断的工作过程。

像很多未解决型患者一样，他非常不情愿放下自己的防卫。到目前为止，他仍然都不能很确信自己害怕的灾难早已经发生过了，他会强撑着自己，等待下一个灾难降临。

心智化和觉察

回想创伤而不被再次创伤、命名与创伤有关的感受和身体感觉、让内隐记忆由隐而显——所有这些都发生在安全感不断提升并且情感调节有效可行的治疗关系的情境中——这是未解决型患者心理治疗中的关键要素。心智化和觉察也属此列。

当我们根据患者行为背后的感受、需求和信念做出反应时，就启动了他基于生物学基础的心智化能力。患者具备了这种能力，就可以越来越多地从自己的即刻体验中后退一步——比如说，恐惧的体验——以便能理解它。这样的反思可以为感受和行为带来更大的控制感，而且使二者都更富有意义、更具预测性。其结果也有助于促成一种安全感的品质，这种品质通常是未解决型患者尤为匮乏的。

最终，对未解决型患者的治疗师和患者自身而言，觉察对双方都有着重要的影响。对于治疗师，进入觉察状态的能力可以减轻在治疗创伤患者时产生的反移情压力。对于未解决型患者，从情绪上而言，觉察性冥想有可能为他们提供暴风雨中的避风港（Linehan，1993）。如同将要在第十六章中讨论到的，对身体觉察性的注意（而且尤其是对呼吸），可以成为治疗惊恐发作和解离的一剂解毒良药，同时也是逐渐调低患者自动化过度反应的一种折中方案。最后一点，对想法、感受和身体感觉进行观察和做出标识的觉察性练习（而不是去回避它们或被它们扫地出门），能够支持患者尚处萌芽状态的心智化能力（Allen & Fonagy，2002）。因为未解决型患者自身情绪、感觉和信念的影响力几乎是难以抗拒的，这种练习可以成为非常有用的支持。

第五部

使临床焦点清晰化

当我们提供给患者一个安全基地，就提供了矫正的关系体验，这种体验本身就可以带来治愈作用。从这个观点上，患者在与治疗师的关系中发展出来的依恋纽带也许才是治疗性干预的关键所在。依恋关系还可以作为一个异常有效的情境，使患者体验中解离的方面得以整合，使患者在反思和有觉察性地生活两方面的潜能都得以滋养。治疗师如何能尽最大可能充分利用这个新的发展性情境，是以下三章讨论的重要主题。

第十五章详细阐明了我们可以使用自己的主观体验和对共同创造的活现的觉知，作为通往非言语领域的途径，这些通常也是被解离的部分。

第十六章专注于身体。患者的躯体感觉、表情、动作和姿势都在无言地表达着——治疗师亦如此。通过与身体工作，我们可以触及并帮助调节患者的情绪。并且因为前语言的体验和创伤会留存在躯体和心理两个方面，对身体的关注能使无法用言语表达和解离的体验重见天日。

第十七章描述了心智化和觉察相互补充，成为心理解放的途径。前者通过理解使我们获得解脱，后者则通过接纳、临在当下和察觉使我们得以自由。作为治疗师，我们可以试图通过很多不同的方式提供帮助，让患者对于体验的姿态转换到更有反思性和觉察性的方向上。在此我们对患者能有多大的帮助，最终取决于我们能够多有效地培养自己心智化和觉察的能力。

第十五章

非言语领域（之一）：针对唤起与活现而工作

　　在依恋取向的心理治疗中，我们的目的是与患者发生一个新 *259*
的关系，相比最初那些塑造他的关系，这个新关系更能调谐，更
具包纳性，也更可以彼此协作。出于种种原因，与患者间建立这
样的关系，需要把焦点集中放在治疗对话中那些基于情绪的非言
语潜台词。患者前语言期的依恋体验、无法用言语表述的创伤、
不得不解离的感受和需求——所有这些可以被获取的主要途径，
不是由患者直接用语言把它们表达出来，而是患者把它们从我们
身上唤起，跟我们一起将它们活现出来，或者使它们具身。

　　所以，当我们倾听患者的言语并以我们自己的言语去反应
时，需要尽最大可能去关注那些塑造言语交流的情绪性、关系性
以及内脏／躯体方面的潜在流动。言语自身也许会传递出一些重
要意义，也许不会。而内隐的、非言语的潜台词却几乎总能做到
这一点。恰恰是对**此地**发生之事的**感受**——即，对治疗关系中实
际正在发生之事的感觉——能够带领我们进入到眼下最突出的
部分，无论是在患者的体验里，还是在双方共同建立的互动中。

　　为了减少自己的注意力被患者的言语所独占的风险，我们
需要提醒自己去"解读"患者的身体语言——面部的表情，声音
的节奏和语调，呼吸的速度和位置，以及姿势、手势的细微之 *260*

处，诸如此类。同样重要的，我们需要记得暂停一下，做个深呼吸，目的是能够理解**我们**内在正发生着什么——主要不是那些漫无边际的想法，而是我们身体和情绪的体验。我们感觉到自己全然临在当下了吗？是否敏感地注意到自己的情绪？我们是和这个患者一起参与其中吗？如果没有，我们的体验其特点是什么？它跟患者的体验可能会有什么样的关联？我们在此观察自己，既是为了更多地了解患者，也是为了更多地了解自己对患者做出反应的品质及意义。

依恋研究毫无疑问地证明，父母的心理状态对婴儿发展的影响至关重要。临床体验（可以这么说，包括我们自己作为患者和作为治疗师的体验）表明，治疗师在依恋方面的心理状态对于患者在心理治疗中的发展，也具有类似的至关重要的影响，虽然影响或许没有那么巨大。

要察觉到我们自己的心理状态对患者的影响，需要很敏锐地关注患者对我们所说所做的反应，或者对我们未能去说和未能去做的反应。识别出这些情感反应当然需要注意患者的言语，但也要注意他的非言语沟通。在此，我们聚焦在患者的体验上，既关注体验本身，也把它作为一种途径，帮助识别出我们自己在关系中参与的特点。

当然，这把我们直接带入到移情—反移情活现的议题中——即，患者和治疗师通过行动表达互动中的主体性。如果活现是持续的和不可避免的，问题就不在于我们**是否**参与了活现，而在于我们是**如何**参与的。我们究竟与患者一起**在做**什么？我们想要担当什么样的角色？我们正在选择哪些方面作为聚焦重点？我们在回避些什么？从自己这一方面，可能是什么样的潜意识动机驱动了我们这一边的活现？

因为活现产生于**相互锁定**的移情和反移情的影响，所以察觉到我们自己在互动中的参与因素，通常是看清患者参与因素的开端。

在患者和治疗师追求共同目标的过程中，这种自我觉知经常能推动直觉性的干预，使调谐与合作的感觉得到增强。逐步深化这种"合适"的感觉，是治疗双方建立起新的依恋关系的重要途径之一，这个关系能够使患者不安全的工作模型转化为"挣来"的安全模型。

如同第八章中所解释的，治疗师和患者通过"关系中的即兴举动"（Lyons-Ruth & Boston Change Process Study Group，2001；Change Process Study Group，2005），摸索出他们实现感受上能够适配的方法，由此双方共同参与了一个不断尝试的过程。一方面，这个过程的展开是内隐的（并且最初是非言语的），治疗双方去感觉，并且针对自己内在发生了什么、对方内在发生了什么以及双方之间发生了什么，做出相对应的反应。另一方面，让这样内隐的体验变成**外显的**，可能是认识过程中的关键部分，它能提高心理治疗中"一直挪动"（"moving along"）的可能性，也因而提高了"前进"（"moving forward"）的可能性。

为了帮助临床工作者更有效地针对内隐的和非言语层面的治疗性互动而工作，我提供了一个简快的理解方式，患者对自己无法用语言清楚表达的部分，会倾向于使它们被唤起、活现出来，或者去具身。虽然在随后的这一章和下一章安排了相应的讨论，但是这些临床中的分类从来都不会像理论部分中的分类那样清晰可见。患者在我们身上唤起的，我们常常会活现出来。患者具身的，他们常常在我们身上唤起。如此等等。

此外，如我之前所言，治疗关系的暗流确实很少会朝着单一的方向流动。我们被患者唤起的程度可能和我们唤起患者的是一样的。我们对引发活现所要承担的责任也和患者差不多。我们可能也会倾向于象患者一样，毫不知情地通过身体表达我们的感受。

然而治疗关系不仅以这种相互性为特征，它也具有不对称性的特点。当患者和治疗师不可避免地相互影响，并且存在很多共同的弱点时，治疗师的培训、临床体验和个人接受的治疗（不再单纯是个人的历史了），通常会带来患者可能缺乏的优势。这些包括——最重要地——一种发展良好的能力，可以容忍、识别并搞清楚我们自己的感受，以及他人的感受，也包括从体验而来的、对潜意识力量的认识。

另外，治疗师和患者的角色是非常不同的：一个是在提供帮助，另一个是在接受帮助。毕竟，是患者的脆弱、不满和期望，而非我们的，才是治疗关系的主要焦点和最根本的**存在理由**。在这种不对称性创造出来的情境中，我们也许既比患者感到更安全，也比我们平常时候的自己感到更安全。作为结果，我们往往较平常更能够提供灵活性和共情的调谐（包括对非言语情感体验的调谐），这就让一个安全的依恋关系成为可能。

如同第十章中讨论的，当互为主体和关系的理论被拿来针对非言语体验，即依恋研究所确定的中心部分而工作时，它们是独一无二的强大资源。确切地说，这一组理论清楚地表明了，我们可以如何最有效地处理治疗关系中被唤起和活现出来的内容。换言之，这些理论帮助我们去识别、理解并干预移情—反移情中内隐的、非言语的互动。这些最初是潜意识的互动，既可以是不可估量的宝贵资源，也可以是最富挑战性的障碍。但是在详细讨论它们之前，我要先谈及一些在非言语体验领域内，关于体验的感知和表达的个体差异方面的研究和临床理论。因为治疗师和患者如何沟通和解释他们之间交换的非言语信息，对于他们把双方同步发生的感受靠拢在一起，共同到达某个境界，在程度上有着巨大的影响。因为我们这些有着不同的依恋风格的人，会倾向于通过不同的方式进行非言语沟通，了解这些差异，对理解我们自己和理解患者都同样有用。

非言语沟通

在最初的关系中，以"敏感的反应性"来帮助促成安全感，很大程度上要取决于依恋对象的能力，这个人要能够准确解读出婴儿的非言语信号，而且非言语性地做出随机应变的反应——那就是，对婴儿信号的反应是调谐的、匹配的或贴合的。同样地，我们对患者共情的调谐，也很大程度上取决于我们准确解读患者非言语线索的能力，以及非言语性地（也有言语性地）予以反应的能力，其方式能够让患者感觉到他们自己的内在状态不仅仅被理解了，更被治疗师以某种方法**感受**到了（Schore，2003；Siegel，1999）。

也许我们每个人都希望能流畅地运用非言语沟通的语言，但是理解和传递非言语信息的能力却人各有异。社会心理学研究表明，有安全感的人在非言语沟通上，比那些不安全的人更加老练（Schachner，Shaver，和 Mikulincer，2005）。他们解读他人的非言语信息往往更加准确，同时他们自己的非言语信息也往往更加清晰和直接。

不安全个体的非言语沟通会出现问题，其情形部分取决于他们的依恋风格。让我们从表达的维度开始。与安全的个体相比较，那些被社会心理学家描述为"回避的"个体（即，冷漠型）通常很受局限。他们的面部表情表达得较少，他们很少注视和碰触他人，他们声音的语调也更少传递出积极感受。在依恋相关的情境下，他们看上去较少去寻求非言语的支持，而较多的是转过

263 脸，注视其他的地方。与此相反，被描述为"焦虑的"（迷恋型）个体，他们的非言语行为往往表达性很强，尤其是当他们寻求支持的时候，以及（或者）当他们的情绪比较负面的时候。

就他们对于非言语线索的敏感性而言，特别在表达需求或痛苦的线索方面，回避型的个体似乎会忽视这些线索，或者视而不见。与此同时，那些焦虑的个体倾向于反应过度，时不时会对他们想象的信号产生反应，而非去准确地知觉。一般而言，不安全的个体会对他人做出带有偏见的评价，但是这种偏见各有特点。研究表明，回避型成人容易假定他们和其他人是不同的，是截然分开的——他们倾向于从他人身上看到（被投射的）他们自己的**不想要**的个性特征。相比之下，焦虑型的成人倾向于假设其他人和他们是一样的——而且他们倾向于从其他人身上看到（被投射的）自己的**真实的**个性特征（Mikulincer 和 Shaver，2003）。这些偏见的模式（"错误的区分"或"错误的一致"）和投射（那些不想要的或者真实的个性特征），也许在患者的移情反应中也产生了作用。它们可能也是我们反移情反应的一个因素。而且，当然，二者是相互影响的。

例如，一个出于内疚感倾向于否认自己的攻击性的冷漠型患者，常常从我的语调或者我的面部表情上解读（或错误解读）出愤怒。从一个角度看，我可以理解他带有倾向性的解释，是投射和错误的区分的结果：根据他对于我非言语线索的解读，我生气了，而他没有。另一方面，这个患者的移情毫无疑问地有时候就被我的反移情"认可"了。他那鹰一般充满敌意的眼睛，和我自己倾向于假设我们**共同拥有**一种脆弱的感觉（错误的一致），两者结合，唤起了我的过度保护和过度控制的反应。对于我非言语地透露给患者的方面，我不得不如此小心翼翼，感觉好像被套着紧身衣，渐渐地，我开始被他激怒了。

同样有趣的是，一个常常深陷痛苦的迷恋型患者，她不知道如何了解这样的情况：当她看到（或者以为她看到）其他人难受的非言语信号而做出关切的反应，却被告知他们实际上感觉还好。至于我们的关系，她告诉我她觉得我们俩不会成为好搭档，因为我们都太情绪化了。这是错误的一致吗？当然，在她感觉我们有共同的心理这件事上，我们曾有过十分有趣的对话。

在关于偏见和投射的研究方向上，相关发现表明，回避型和焦虑型的个体同样都具有一种从他们伴侣的行为中解读出敌意意图的倾向，即便暗示这种意图的线索根本不存在（Schacter, Shaver & Mikulincer，2005）。总体而言，似乎依恋历史有问题的患者在准确解读非言语线索方面会遇到困难，比如面部表情，所以他们容易错误地去解释他人的情绪和意图（Schore，2003）。

对于这样的患者，治疗师尤其要更加清晰通透，而非含糊神秘。当我们像谜一样让患者猜不透时，我们会不经意间强化了多余的负性移情。当这样的患者似乎错误认定了我的感受时，我常常会予以重视，有意地表露我的情绪体验。当如此这般的表露遭遇到患者怀疑的态度时，我会要求患者听我说话的时候**看着我的面部。他从我脸上看到了什么？他听到我在说什么？这两个渠道是彼此符合的吗？还是不相干？**当然，患者也许会注意到一些我自己并没有察觉到的体验，在这方面我很清楚地留有余地。在这种尊重的背景之下，我的目的是要强化患者有意去关注非言语线索的能力，从而在解读它们时具有更高的准确性。对于患者而言，这是第一步——虽然常常让他们不知所措——但至少可以使他们开始质疑一下自己对这些线索的自动化解释。

根据神经科学研究的证据，我们在此讨论的情绪的非言语传递和接收是右脑的特性。与此相联系，Schore（2005）提出建议，关注患者的左侧面部也许能让临床工作者的工作做得更好，因为左侧面部是被非言语的社会－情绪的右脑主导。确实，研究表明面部的左侧比右侧有更多的情绪表达（Mandal & Ambady, 2004）。Schore 的建议看上去也许呆板且微不足道，但是我发现它对我尤其有帮助。我们应该"随着右脑去调整频率"，与患者的左侧面部一致，当然，这是一个很具体的建议，它举例证明了我们把关注焦点放在患者的非言语线索方面具有更广泛的必要性。

很多非言语沟通是内隐的——是一种快速发出信号和产生反应的情感性基质，在每时每刻都塑造并且又再次塑造我们的口语对话。很多时候，我们希望患者和治疗师之间持续不断的视觉和听觉线索的交流，可以产生一种安全的氛围，在这个氛围中，两个人可以在情绪层面感受同步。另一方面，在他们共同的外显关系中，也可能会有一些干扰的暗流只能通过非言语表达——并且患者可能是那个无法或不愿意把这些说出来的人。

对于这两种非常不同的体验，任何一种是否能被清楚地提出来，常常取决于治疗师。我们可以选择让内隐的互动外显出来，或者我们可以选择不这么做。如果我们决定让内隐的外显，那么就要回答进一步的问题：我们应该直接表露自己跟患者互动中的体验吗？或者相反，我们应该间接地，即通过共情的评论或解释的形式使用这些体验吗？当我们感受到患者在我们身上成功地唤起他们自己的体验时，这些类似的问题就变得非常迫切。

对唤起的要做些什么？

对于患者在我们身上唤起的体验，我们认为自己**应该**怎么做和我们实际上**将要**怎么做，也许会是两件不同的事情。前者常常取决于我们意识层面感觉到什么有可能对患者最有用。后者取决于许多其他因素，大部分最初并非是意识层面的。这些因素——包括我们自己的心理、情绪，以及当时的先占观念及其对患者的影响——与我们有意的意图互动，产生的反应是不可预期的，并且在相当程度上处于我们的意识控制之外。这些并非预谋的反应常常会富有成效，有的时候它们则会成为问题。

Neil 是一个五十多岁离婚的男性律师，有些嬉皮士性情，他寻求我的帮助以克服他的焦虑。共同工作了几个月之后，我们理解到，虽然焦虑是他最为显著的痛苦感受，但是焦虑只是他诸多难以忍受的感受之一。有一天，我们的会谈以一段很长时间的沉默开场，最终是我打破了沉默，我问 Neil 此刻他内心发生了什么。他告诉我，他开车来的路上从广播里听到 Jerry Garcia* 去世的消息，刚才他体会到"一小阵痛苦的忧伤"。但是，他接着说他有一群朋友，对他们这些60年代出生的人而言，Grateful Dead** 的吉他手曾经是他们这一代的楷模，是真正的英雄。他们一定会感受到什么。

接着又有一个短暂的沉默，那时候我发觉我自己在想，去感受这些对于**他**该有多困难。我想邀请 Neil 多说说他的一小阵痛苦的忧伤。在某一刻，我开始察觉到我自己的忧伤。那天早上我也听到 Garcia 的死讯，但是我的反应后来就悄无声息了。现在我的这个感受变得更加强烈和更加清晰起来。我感觉到 Neil 察觉到了我的情绪，当然，并不是指之前的那些情绪反应，我估计沟通我的体验也许会给他的体验带来更大的空间。我说："我不太确定这会不会对你来说也一样很重要，只是我发觉我刚才在回想我开车过来时听到 Garcia 去世的消息。我想我停下来没有让自己去感受太多，是出于我必须控制好自己的情绪，因为我担心我就要开始工作了。我想，有的时候这真的是个问题，我们每

---

* 美国著名音乐家，吉他手、歌手及词曲作家。——译者注
**Jerry Garcia 所属的乐队名。——译者注

一个人可以允许自己去感受的能有多少呢？"说这些话的时候，我觉得我的眼泪涌出来了。之后我看到他也变得泪眼朦胧了。过了好一会儿，他简单地表示，也许他感受到的"比一小阵忧伤更多"。然后他就变得极度焦虑。

简单描述至此，我和 Neil 之间的互动，从几个点上都说明了针对患者在治疗师身上唤起的体验而工作的有效性——同样也有那些治疗师在患者身上唤起的体验。

首先，这种工作方式也许会促成治疗关系具有包纳性，以及要求患者所做的要比他们可能期待自己的多一些——研究者已经发现，发展性的关系有两个特点与安全的依恋联系在一起（Lyons-Ruth，1999）。请注意 Neil 在我这里唤起的悲伤——和我表露之前不太愿意全然去感受的自己的悲伤——把 Neil 的情绪和他对这些情绪的焦虑直接带进了这个房间。他习以为常而解离的感受，在我们的互动中复活了，它们可以被体验、被理解并且有可能被整合。以这种方式和 Neil 一起工作，也带来一个"对话的升级"（Lyons-Ruth，1999），从而开始给可能被描述为"未经**感受**的已知"创造出空间。对于像 Neil 这样依恋的导向看上去是以冷漠型占优势的患者，确保治疗性的对话不仅仅让思考的心智参与进来，而且让"感受着的身体"也参与进来，可能尤其重要。

其次，我们的互动表明，要记住重要的一点：在患者和治疗师的关系中，唤起的影响会往两个方向流动。当 Neil 说到他的（防御性将其最小化）悲伤的体验，唤起了我自己的（之前将其最小化）悲伤。我相信，后来我跟 Neil 通过我的话语和我的泪眼沟通的悲伤，唤起了他自己的眼泪，以及片刻之后他自己的焦虑。

在特定治疗双方的体验中，这一类情绪性"感染"能达到多大分值，可能取决于很多因素。从一个角度上看，它可能常常是固有的。我们已经被镜像神经元的进化装备好了，都有这样的硬件系统参与到其他人的主观体验中。从另一个角度上看，它也许取决于作为一个治疗师，我们多大程度上愿意并能够让自己在情绪上接受患者的影响。最后，有可能无论患者成功地唤起了什么，一定是参与其中的这一治疗师身上"能够被唤起的"。也就是说，治疗师也许有一个内在的"挂钩"，让患者可以挂上他的帽子。广义而言，我这里是在指治疗师性格中的特定性，也可以从狭义上理解为治疗师生活体验中的细节。比如，如果这个去世的音乐家对于我完全不重要，我怀疑我大概不可能对 Neil（很大程度上）感受不到的感觉有如此深刻的共鸣。

现在让我们短暂地回到治疗会谈中。

Neil 变得泪眼朦胧之后，很快他看上去非常不舒服。当我问他怎么了，他告诉我他开始感到越来越焦虑，并且担心这种感受也许会失去控制。我说在我看来，流泪对他来说是非常可怕的。他说他知道这毫无道理可言，但他还是确信如果自己哭了，他会为此感到渺小和软弱，这让他挺害怕的。我发现自己在想之前我感到必须去控制自己想要哭的冲动：我就要开始工作了。接着我记起来最近读过 Stephen Mitchell 的一篇文章，文中提到某位患者引用另一位分析师曾对他说过的话："男人就是干活儿和干女人。"

这里我们来回顾 Ogden（1994）"分析的第三方"（analytic third）的概念——这个概念是指，在临床工作时段中我们的主观体验（包括表面上看来杂散的想法，像以上这个刚才所举的例子）产生于参与者双方潜意识的心理上的交融，因此可能既反映出患者体验的方面，也反映出治疗师体验的方面。

我问 Neil，是不是可能觉得如果哭了就很不男人了。他的反应是用现在时态详细讲述了回想起来的一件事：他在母亲的葬礼上。母亲死于心力衰竭。他正挣扎着忍住自己的眼泪，然后他惊讶地看到——是他平生第一次也是最后一次——他父亲在哭。他心想："真是个懦夫。"这个记忆让我们开始讨论 Neil 要牢牢地钳制住自己的"负性"感受的需求，也讨论了他对我看上去如此容易就被自己的感受压倒的担忧。这个讨论也把 Neil 对母亲的丧失和未完成的哀悼带进了治疗里。

我想你们从中可以看到，患者和治疗师关系的展现，是如何通过相互回荡的影响而螺旋式不可预期地演变。Neil 唤起了我的反应，我的反应又唤起了他的反应，他的反应又引出我进一步的反应，如此往复。大多数这样反弹回来的感应，其影响仍然是内隐的和未说出口的。当患者和治疗师情绪上同步一致的时候，也许谁都不会体会到有必要把互动的（和谐的）特点外显出来。然而，当治疗关系让人感觉不舒服、呆板、敌对或者被阻断的时候，要做的可能就会非常不一样。那时，如果我们可以使内隐的内容外显出来，通常在某种程度上，就可以促进患者与治疗师的关系最终能被体验为安全、调谐、合作和包纳性的关系。这里的关键点在于——就像我们的第一个依恋关系一样（Koback，1999）——双方之间沟通的渠道保持开放。在早期的发展中，这样开放的沟通很大程度上取决于照看者对婴儿非言语信号的敏感性。在治疗性发展的情境下，它取决于治疗师对患者非言语信号的敏感性，包括那些通过唤起治疗师的体验而传递的信号。

当我们跟患者建立关系时，我们主观体验的精确含义常常很难确定。我们这个主观体验里有多少实际上是被患者唤起的？有多少是所谓的我们自己的？关于这一点，我发觉这样假设是有帮助的，假设我和患者在一起时，我正在体验到的几乎总是两个人双方同时都具有的，而非某一方单方面的。例如，和 Neil 在一起时，我的悲伤早已经在那里等待被唤起。同时，对于自己的悲伤他很难承受，所以，我认为，他就让我"分担"了这个悲伤。

268

　　澄清患者唤起的意义，也许有助于判断反移情反应之间的区别，即一致性的（共情的）和互补性的反移情反应（Racker，1968）。可以认为第一种的起因是，在患者否认其**自我**体验的某个方面（例如，对 Neil 无法感受的悲伤，我发觉我自己感受特别强烈），患者唤起了治疗师的认同。可以把第二种的起因视为，对于患者已经内化的对他人的体验，患者唤起治疗师对其中某个方面的认同。作为这一类互补性认同的一个例子，我记得在后来我和 Neil 的工作中，我发觉我对他似乎并不参与进来跟我的互动感到很愤怒。探索这个体验时，我似乎很可能在认同他母亲那样的形象，一旦他"太独立了"，用他自己的话来说，母亲就会变得很愤怒。

　　虽然这样对反移情结构化很有用处，但是我们永远都不应该假设治疗关系中的影响只会朝着单一方向流动。如同我早前提到过的，实际上我们设法针对自己被唤起部分的工作，结果是好还是坏，将取决于我们认为什么会对患者最有益处。也有一些并非无关紧要的因素，即我们相对持久的感受、思考和建立关系的模式——我们的内部工作模型——还有被治疗之外的环境所激发的我们心理状态的暂时切换。

　　一天早上，在我去见当天第一个患者的时候，我自己处于一种少有的被影响的心理状况中。几乎在我们刚坐下来不久，患者就声明，虽然这样做对于他来说很困难，但是他需要告诉我，我最近在共情性地处理他的需求方面是何等的不足。这样的对话并不新奇。之前有好几次，他已经直接跟我沟通过他对我的不悦，我并没有感到过度窘迫，部分原因是我认为他的抱怨无论其价值何在，都是"移情测试"的一部分。在治疗早期我已经开始明白这个患者——他的父亲是自杀的——他需要我的反应能够帮助证明他害怕的事情并不成立，他害怕自己的愤怒和力量是致命性的。因此，我愿意洗耳恭听他的批评，并且担负起我这一部分角色的责任（当我看到我是有责任的），这样极其有助于打消他的疑虑。

然而，在这个特别的会谈里，当他开始详细说起他的不满，我觉得我自己变得愈加冷淡和没有同情心。我听着，但是没有共情。看上去我好像缺失了必需的内在资源，无法从情绪上伸展到能替他设身处地，那怕只是一小会儿。过了片刻，我干脆就再也听不进去了。我以一种紧张、不自然并且隐约有些生气的语调告诉我的患者，我完全不知道对于他的抱怨我能说什么：它们仅仅是**他的**抱怨而已。

不出所料，他显然对我的反应很吃惊，尽管还没到震惊的程度。他看起来非常困惑和不安，开始往回追溯：可能他对我一直很不公正，他对我太狠了，也许他一直都对我期待太多了，如此等等。可以说，是他那几乎是触手可及的痛苦让我惊醒过来。在我恢复到足以能够把握自己后，我跟他解释说，今天早上在见他之前，我自己经历了一段很有压力的时间：不是很严重，我让他放心，但是其结果导致我现在身处一种不能像以往那样去回应他的处境。听到我的解释后他放松下来了，他用这件事和他以前的治疗师以及他父母相对照，每逢有什么问题的时候，他们都做不到承认也许是他们自己的困难在从中作梗。然而，他仍然很难感受到全然放心。这个会谈时段快要结束时，我们又再一次回到这个主题上，他担心也许我就是不情愿或没有能力去处理他的愤怒。

这个饱含情绪的相遇是一个特别明显的例子，说明在实际状况中它的发生常常会更加微妙——也就是说，我们那些被患者唤起而受影响的体验，常常都是我们无法削减的主体性的一部分功能（Renik，1993）。在之前的会谈里，我的患者表达出来的不满，已经唤起我最起码的焦虑痕迹了，在这个会谈中，我只是描述了它带给我的愤怒和被挫败的感受。

想一想这两个非常不同的反应，如同一个连续谱上对立的两个极点，表明针对患者实际上是同一个方面的反应，治疗师的体验有时候会产生改变——而这种只对其中一个极点（不被影响或者被过度影响）的反应通常都会遗漏了一些什么。比如，在这个会谈里我感到资源枯竭，听不进去患者更多的抱怨了，提醒我有可能在面对他早前的批评时，我的平静带有否认的意味：或许我努力相助，而他在这方面具有"破坏性"，对此我不太情愿去体验我自己的反应。

我们永远都不会成为一个空白屏幕，可以让患者投射他们移情的形象，同样我们也无法做一个干干净净的容器，去承载患者在我们身上唤起的内容。我们最好的期望，是能够尽最大可能识别出这个不那么干净的容器有什么特性——亦即我们自己的主体性——它塑造了我们对患者唤起的影响产生的反应。因为尽管我们也许相信，我们是在有意识地**选择**对患者做些什么，但却常常是由我们**无意识**的需求、感受和意图所决定的。这些就是通过非言语沟通的途径传递给患者的。

患者和治疗师施加给对方的非言语影响的相互性，以及各自无意识产生的内在影响，使我们要善加利用似乎是患者在我们身上唤起的内容，将会成为一件极其复杂的事情。这就和照看者的任务是要对儿童的非言语线索做出反应的复杂性一样，在这一点上，治疗师任务的复杂性是真实且不可避免的。忽视这一点会给患者带来危害。另一方面，考虑到这一点，既能帮助我们了解我们对患者仍然**不能**"知道"的部分，也能帮我们把注意力集中在我们需要关注的地方——也就是，关注患者和治疗师各自的主观体验，以及二者之间的关系。

270

　　同样的相互性和无意识的影响，使我们利用患者在我们身上唤起的内容而工作的努力，一瞬间就变得复杂起来，也推动着我们去努力，这是我们针对活现而工作的最核心部分。

对我们活现出来的要做些什么？

　　在治疗关系中，和其他的关系一样，言语不仅仅是言语。它们也是行动："讲话即在行动（speech acts）。" McDougall（1978）在讨论到**患者的**言语时指出了这一点，但是它同样适用于临床工作者的言语："患者的目的似乎在于使分析师**感受**某件事情，或者刺激他去**做**某件事情，而非寻求沟通那些情绪、想法以及自由联想"（179页）。如同这个术语本身所暗示的，"活现"是把内在的体验转变为行动。从定义上看，活现涉及到**行为**——包括言语的和非言语的行为。但是，即便活现是在讲话过程中逐渐呈现出来的（在治疗中常常这样发生），它们的实质意义并不在讲出来的言语方面，相反，而是在于由言语实际**做**而产生的非言语的潜台词上。比如，患者的言语会把我们拉进来或者推开了，让我们想要说话或者缄默不语，让我们感觉舒适或者增加我们的焦虑。当然，我们的言语对患者也具有同样的影响。

　　在移情—反移情的活现中，从言语和非言语层面被活现出来的是一种独特的关系。它可能是父母—孩子的关系或是一个浪漫关系，可能是一个同盟或者敌对的关系，可能是一个感觉到安全或者感觉危险的关系。其变化也许是无限的，取决于两个独特的个体之间互动的变化——患者和治疗师——双方都把他们自己的多元自我的大家族带进了这个关系中。

　　可以说，活现是在一个交汇之处出现的场景，一方面是患者潜意识的需求和脆弱，另一个方面是治疗师的，双方交汇而成。

无论好坏，在这个交汇之处，患者和治疗师的关系模式相遇了，并且互相扣合。如果我们用两个圆环来象征移情和反移情，可以看到，活现是从两个圆环部分重叠的共同空间里浮现出来的。

在活现中体现的治疗师表征世界的那些方面——她最初的依恋体验的传承——被无意识地激活并演绎出来，对患者来说也同样如此。只要这个活现没有被识别出来，治疗师和患者一样，都只是一起嵌入在他们的体验中。同样地，和对方的关系中，每一方都在自动地、没有反思性地行动。在没有察觉到这一点的情况下，他们双方不仅仅针对现实层面人与人之间的相遇进行反应，同样或者更多的是，也针对目前双方都没有察觉到的内在压力进行反应。

只要活现持续在觉知之外展现，通常都会限制我们的体验和理解，它们以这样的方式，使治疗性的对话变得更加缺少包纳性和合作性。但是，一旦活现可以被意识化，它们就有可能提供一个通道，由此可以获取患者、治疗师以及他们共同的关系中非常重要但还没有被识别出来的方面。除此之外，对这些共同创造的场景进行探索，而不是盲目地任其发生发展，这个过程本身就构成了具有包纳性、合作性和心智化的关系上的矫正性体验。在这个意义上，活现是（引述 Renik，1993b）富有成效的治疗技术无时不在的原材料。同样地，要避免它们不仅是不可能的——也是完全不足取的。

和其他所有的依恋关系一样，治疗关系是共同建构的，活现尤其生动地表明了这一事实。在这个关系中发生的必然是患者和治疗师双方影响的复合物。从双人心理学的观点上看，这些影响既是内在的，也是人际的。患者的以及治疗师的体验和行为一样，都将不可避免地被无意识地塑造着，而塑造的力量既包括独立于这个关系的他们是谁，也包括对这个关系进行反应的他们是谁。

那么，我在上面这一段里所写的即便不一定是不证自明的，也看上去无可厚非。确实，与他们的患者相比，治疗师受到潜意识影响的程度当然一点儿都不会少。而且确实，患者和治疗师也旗鼓相当，都受制于他们不断彼此施加给对方的不可避免的交互影响。一旦我们承认临床中的事实如同双人心理学所描述的那样，这些对称性的真实性或许看上去毫无争议。然而，我们临床实践的方式却常常未能充分考虑到这个理论。作为治疗师，我们实际上所做和所想的，似乎常常是出自于一个半人的心理学，而非双人心理学：换句话说，我们倾向于透过双人心理学的镜头，却只看到病人一方。让我说得更具体一些。

有时候，由于过时的培训，由于几乎始终在起作用的我们自己的需求和防御，我们跟患者一起工作时，倾向于认为他们比我们更加受制于潜意识的影响。我们几乎是自动地反思患者行为和沟通中的潜意识意义，与此同时，我们自己言语和行动背后潜在的潜意识动机，却并没有引发这种自动的探查。

我们要按照这个理论的描述，针对彼此交互的影响而工作时，这种方式也会同样发生偏差。在此考虑一下投射性认同的概念，在这个概念框架下，我们完全相信，我们的体验也许被患者的无意识动机的行为而唤起。我们一般不太会去认为，患者的体验也许会以完全同样的方式被我们的无意识动机的行为所影响。

我们习惯性地去思考患者和我们自己的这些方式中的不对称性——它们的出现是如此自然而然——使辨认出活现并有效地针对活现工作变得难上加难。如果不管怎样都会有偏差，那么应该让偏差发生的方向和自然而然发生的方向相反。如果我们能从关注自己开始，而不是一开始就把注意集中在**患者**的行为有什么意义上，这样通常能让我们做得更好一些。

跟患者一样，我们自己未经思考和未经感受的已知也会被**活现出来**。注意到**我们**说了什么和做了什么，以及**我们**正避免说什么和做什么，可以由此打开一扇窗户，看到我们自己无意识参与到活现中的实质。而且因为活现是共同创造的，是彼此交互影响的产物，我们作为治疗师的行为举止通常具有与患者的体验有关的意义——而不是偶发的。因此，开始察觉我们在活现中无意识参与其中的实质，几乎总是能够帮助我们弄清楚患者参与其中的实质和意义。

关于这一点，我们需要铭记在心的是，作为治疗师，我们的行为被潜意识动机所塑造，其程度与被意识层面的意图所塑造的程度是同样的，至少不亚于后者。那么，在一个层面上，我们或许有意地试图跟患者形成一个新的更好的依恋关系，为了达到这一目的，我们也许努力去调谐，有反应地倾听，试着共情性地与患者的情绪共鸣，帮助他们理解自己体验的意义，诸如此类；但是，在另一个层面上，我们总是无意间和患者一起活现出来一些场景，它们滋生于我们自己的潜意识需求、内部工作模型和防御，等等。

至少从一个角度上看，这样的活现和患者的需求是一致的，也和我们自己的需求一致。例如，我们有意提供的共情，也许对患者有治愈作用，即使它一定程度上是被我们潜意识的需求所加强了，我们需要被看作是善良的，而非评判的或控制的。与此类似，也许患者最需要的恰恰是一个面质，即使这个面质一定程度上是被我们的潜意识需求所激发的，我们需要感觉强大，而不是无助或者失去控制。在这些例子中，我们常常感到我们做的就是所要做的，比方说，因为我们的共情或面质最终都是为了患者的最大利益。然而，我们想要有所帮助的努力——无论用意多么良善——总是会被我们没有察觉到的动机所环绕。

273

这些动机通常塑造了我们和患者在一起时的行为，产生一些并非我们有意而为的结果。例如，当我们不断地提供共情的时候，可能很好地契合了患者忽略自己对我们的不信任和愤怒的需要。我们的面质也与此类似，有意而为的面质有时候是有用的，但是也可能并没有帮助，例如当在患者需要感受到靠自己是无力掌控的时候，面质跟患者感到无助的需求就共谋了。显然，我在这里所描述的活现，是来自患者和治疗师的潜意识需求之间的相互重叠。

类似这样的活现可能难以识别，因为它们是如此彻底地嵌入在我们作为治疗师平常的和无自我意识的所作所为之中。有个诀窍，就是要牢记我们永远无法逃离我们自己。在我们和患者一起的参与过程中，从最深思熟虑的干预，到最显而易见的出于反移情的失误，每一个方面都有我们的主体性渗透其中。因此，我们应该假设，就像患者一样，我们也会**持续地**参与到活现中。如同我前面提到的，在这里我们可以反问自己的关键问题，并不在于我们**是否**正在参与一个活现，而是我们正在**怎样**参与进来。

识别活现

就像只有当反移情感受的剧烈程度使人变得局促不安时，我们才能把它们识别出来，同样，一些活现最终变得如此显而易见，并让人困扰不安，以至于我们无法视而不见。但是这些只是例外。根据定义，活现最初是无意识的，而且在相当长的一段时期内它们会保持在这种状态中。

因为我们永远都无法完全看透自己，察觉我们在活现中的角色是相当富有挑战性的。我们所做的很多事情自己都不知不觉，因为那仅仅是就"我们是谁"所做的自动和内隐的表达而已。此外，不可避免的，我们的自我知识无法完备，恰恰是因为我们会被推动着保持在这个状态里。换句话说，对那些好像会给我们带来麻烦或不安的方面，我们倾向于忽视或者压抑对它们的觉知。

无论多大程度上我们缺乏可以促进自我觉知的自我接纳，谨记这一点可能会使我们受益，那就是，找出我们在活现中担当的角色，其目的不是为了证明自己的缺点或者心理病理性的部分。相反，我们只是试着察觉我们实际上正在做什么。我们要更好地促进这一类的自我探寻，最好是采取一种觉察的姿态——那就是，对当下时刻具有接纳性的觉知。有了这样的姿态，当我们与患者联接时，也许更加有能力把我们正在做的事情，看作是有待观察和注意的"事实"而已，而并不去判断其好坏和对错。

在我们识别出自己对某个特定患者的行为所具有的不同特点后，我们需要尝试尽可能客观地回答以下两个问题：在自己的心理领域，我们的行为其最初的根源可能会在哪里？我们的行为正在怎样影响着患者？对于我们在活现中正在做的事情，我们愈能察觉其意义，愈能把这样的觉知带进跟患者的对话中，这个对话就常常愈能变得更具有包纳性，并且我们在活现中的角色也更加不会受到限制。

活现的模式

就像我已经提到过的，活现可以表现为多种形式。但是，在非常广泛的意义上而言，这些双方共同创作的脚本从特征上分成两大类：共谋和互撞（Goldbart & Wallin，1996）。

共谋的治疗双方已经在潜意识中签订了一份"协议"，用来满足双方各自对自我保护的需求。在这个协议中，一方个人的防御或镜映或咬合了另一方的防御。

例如，一对以冷漠型风格为主导的治疗师和患者相互镜映，也许共谋去避开那些强烈的感受。这样做，他们可能把双方都很熟悉的一种情绪疏离的关系活现出来。在这样的关系中，极其重要但会激发起焦虑的议题就一直被回避着——直到活现被识别出来。共同的恐惧和防御会促成共谋性的活现，这些活现实在太稳定了，部分原因是由于治疗师和患者天衣无缝地镜映出彼此的样子，他们对此都同样已经习以为常了，因此很难被识别出来。

当治疗师和患者的防御方式不同，但是仍然咬合在一起，至少暂时如此时，或许会导致共谋没有那么稳定。比如，迷恋型依恋的治疗师也许会容纳，或者甚至去表达被冷漠型患者否认的所有感受。这种活现对患者也许有心理上的方便之处，因为只要治疗师看上去还愿意承担此任，几乎好像把患者的感受当成自己的感受，患者直接应对自己在关系和情绪议题方面的焦虑就被免除了。与此同时，治疗师如此孤注一掷地努力要引起患者的注意，也许正在重新活现一种角色，这个角色让人有把握而熟悉，即便也是熟悉而痛苦的。

这样的一种共谋，双方防御方式各有不同，常常有可能会转变成互撞。这种情况下，患者会感到越来越被治疗师显而易见的情绪接触的需求而控制，或感到有负担，同时，治疗师也越来越被患者坚定不移的疏远而激怒。现在治疗双方可能发现他们彼此不和了。

这不一定是件坏事。只要治疗师和患者还共谋着，在他们共同建构的活现之下潜伏的那些真正的恐惧和需求，就还有可能保持藏而不露。但是，当共谋垮掉的时候，互撞就发生了，之后一些艰难而又可能让人解放的真相，也许会第一次出现，并变得清晰明朗起来。

这样的有利结果取决于治疗师的能力，即重新调动出足以心智化的能力，去识别自己已经嵌入其中的活现，并且开始理解这些活现的意义。如同共谋一样，互撞也可能是发展成活现和治疗僵局的素材。无论活现是共谋的还是争执的，把活现转化为合作性探讨和矫正性体验的机会，都需要治疗师有能力采取心智化的姿态，至少是间歇性地。

有一个非常出色的物理学家（我称他为 Jackson）找我做了几年治疗，他冷漠型的依恋风格让他对自己的感受非常疏离，并且妨碍了他表达感受的能力。有一天，会谈开始时，他告诉我他希望在他年少时，有人曾经直言不讳地跟他谈论他自己，就好像他刚刚跟十几岁的儿子谈论过的一样。接着，他非常怀疑那时候他是不是也像他儿子现在这样，非常抗拒听到艰难的真相。他说即使现在是个成年人了，他可能仍然在希望有一个权威人士能"直言相告。"但是这个想法让他害怕，因为他知道他被告知的可能不会是自己想要听到的。

这次会谈的几天之前，我曾经想到过我和他的关系。那时候我想，从情绪上而言，尽管我意识层面打算帮助他走得更深一些，但是我们好像一直在水池的浅水区玩耍。因为知道有关冷漠型患者在治疗中的需求，我避免过度理智化的方式（或者我以为这么做了），我试着把注意力聚焦在 Jackson 的感受和对它们的防御上。我很难理解为什么对我而言，帮助我们打破用头脑谈话的模式会如此困难。

现在当 Jackson 表达出他希望有个人权威性地"直言相告"的矛盾愿望时，我想我听到了对我们这个关系问题的暗示。但是当我提出他这番话可能是一种间接地谈论我和他的方式时，他提了个问题表示异议："我们不是已经一起决定了，我需要变成自己的权威，而非依靠你吗？"

然后在我心里，我听到我自己在说，我不想跟他进入就这件事的对谈（colloquy）。**对谈**？这个我在心里悄然说出来的词引起了我的注意，因为这种词我可能永远都不会在谈话中使用——

276

也许，除非是跟这个特定患者的谈话。

接着我认识到，很有可能，我潜意识中需要支撑我的知识分子地位，与他的知识分子地位有关，导致我会故意用一种高度精确表达和过度小心的方式跟他谈话。当我说出这个有关我们沟通过程的想法——以及我自己的心理如何有可能抑制了直截了当的谈话，也就是他似乎想要得到又很恐惧的谈话——Jackson说他完全都不知道一直在发生的是怎么回事儿。当他对自己的智力充满自信，在这点上从来不会对自己有任何担心时，他无法想象我也许会把自己看作是一个智力方面有劣势的人。

于是我记起来几年前，当他告诉我他觉得我是一个"天才"时，我既高兴又非常惊讶。现在我提议说，在对比我们两个人的智力方面时，我的不安全感也许是**我的**议题，而同时对他而言，可能这种对比激起的不安全感是有关另一种不同的智力——也就是情绪智力。

这时他说，在很小的时候，他的自信全都来源于聪明过人和表达清晰，但是他也感觉到不得不抑制自己以免遭人挑剔。我回答他说，今天我察觉到**我**曾经是如何抑制自己的，一部分是通过跟他之间使用的语言，但是也有一部分是我不情愿做更直接的干预，比如当他看上去总是停留在一些细节上的时候。随后，他过度琐碎而不切正题这一方式的意义开始浮现出来：他拐弯抹角地沟通自己的情绪体验，而不用去实际感觉他的感受，这些方式对于他来说是安全的。他说，这样做的时候，他也在防备着一种危险——看到或者被别人看到自己其实是"一个情绪上的弱智。"

当我们从这个回合认识到以前我们无意间共谋的实质，我们两个人都有一种轻松了的感觉，并感觉有希望重新开始。为了避免我们各自但又互相关联的不安全感，为了保证这里的情形安全并在掌控之中，我们之前无意识地活现出来一种情绪上加以克制的关系。但它也是一个我们俩都越来越感到残缺不全的关系——而且它本来不必如此。患者的话（对我们沟通的不足之处是一个隐喻性的信息）加上我对自己行为的观察（我说话时很有竞争性地过分咬文嚼字的方式），帮助我辨认出并且开始明白自己在共同创造的活现中的角色。分享这个觉知带来的对话也让患者的角色显现出来。在这个过程中，我们深化了彼此间的关系，并且拓展了我们在彼此面前各自都可以安全地去感受、了解和沟通的感觉。

　　通常，对我们和患者在一起时自己行为的实质进行细腻的探究，或者忽然产生的觉知——那些重复性的或者明显不符合自己性格的——足以移开我们眼前的障碍。但是，有时候活现只能在督导或者自己的个人心理治疗的帮助下才能识别出来。在读研究生的时候，我曾向督导和其他的同学报告一个案例。在我和一个喜好争论的女患者的关系中，那些似乎是非常习惯性地爆发的冲突让我感到烦恼。听完了一次会谈的录音，我的顾问们忍俊不禁，他们心照不宣地彼此交换眼神，直到其中一个人捅破了窗户纸，我才知道他们在笑什么："你就没想到你们两个人不是真的在吵什么架，其实是在打情骂俏吗？"最终，在我和患者的交流中证实了喜好争论——实际上是一种互撞——患者和我正在活现的确实是一种防御，用来防御让我们都很忧虑的彼此互相吸引的感受。

　　有时候患者起到了顾问的作用——成为一个解释治疗师体验的人——他们的"干预"有助于让藏而不露的紧身衣变得清晰可见，在这样的紧身衣中，活现可能同样禁锢着治疗搭档中的双方。在下面的例子中，我的患者让我能开始察觉我的冲动，这个冲动差点儿就活现出非常大的麻烦。

　　在我快要外出度假的时候，我见了我称之为 Daniel 的患者，对于我们一起的工作即将被打断，他坦露自己有些焦虑。他刚刚开始一次新的恋爱，而且担心自己要独自面对我们已经开始讨论的有关性的议题。我们谈话的时候，我注意到他变得越来越不安。我问他，跟我一起讨论这些议题，对他来说是怎样的。他有些勉为其难地告诉我，当他愿意谈论性方面的冲突时，他看到我显然很振奋，这让他感到也许是出于我自己的原因，我把这样一个主题强加给他了。他说，讨论性对他是有好处的，但是，这就好像是要去健身房练出魔鬼身材一样，他不需要为这件事本身而去选择这么做。

我马上就辨认出患者归结到我身上的那种热衷此道的特质。我已经振奋起来了，一部分原因是他决定迎接这个心理上的重大挑战，另一部分原因是我（并不是唯一地）发现性是一个很能让人参与进来的话题。但是我怀疑，我这么热切也是因为我觉得有关性的谈话能满足我想把我们俩的关系更加拉近的冲动。这个假设的背景是我和父亲在一起时的体验，他是一个社会学家，做了很多有关性行为的研究，写了大量的东西。他对性的开放和好奇让我们在这个主题上很容易建立联接。或许，我潜意识地假设，在类似的对话中，我的患者和我可以体验到同样可贵的联接。

在会谈中我决定不去表露这些细节，但是利用它们去理解——并且对此更加欣然接受——我在这个活现中的角色，原来我在扮演我（好）父亲的角色，而患者把我体验为他的（坏）母亲。

在十几岁的时候，他那个通常很疏远的母亲向他吐露，他父亲在性方面很无能：如果她想要亲热的话，就不得不在卧室里粘着他不放，即便这样他也常常做不成事儿。从他母亲和一两个前女友那里，这个患者已经接收到不舒服的信息，为女人提供性爱是男人的义务，如果他真的是个男人的话。我鼓动 Daniel 在性欲方面进行探索，让他很容易就把我和她们放在一起了，尽管与此同时他也"知道"，我并不是真的在重复她们的观点。

讨论我们的互动时，Daniel 再一次感到心烦意乱，他注意到他已经习惯把好事儿变成坏事儿的需求对自己的影响。他想到他是如何自动地把性（"诸事之中首当其冲"）体验为不想尽的义务，把治疗师的（无可否认过于热衷的）帮助体验为不堪重负的过分要求。我们能够理解在他那一边的活现中，尤其反映出他的内疚需要他以自己的痛苦来吻合母亲的痛苦——她那种"拒绝幸福以示抗议"的方式。"就好像我不得不和母亲一起被钉在十字架上，"他说。对此我引用了 Tom Waits 的歌词来回应他："从十字架上下来吧，我们可以用它做木材。"在冷静的探索之后，患者对 Waits 的歌词捧腹大笑，这好像把我们从共同创造的活现中松绑了。

未被识别的活现

当然，并非每一个活现的结局都会像我刚才描述的那样皆大欢喜。起初，我们可能和患者一样嵌入到活现中，一样无法利用心智化的能力，这个能力本可以帮助我们识别出无意识地驱动我们行为的那些动机。或者，我们仅仅是没能监视那些活现而已。出于这样那样的原因，很多活现都没有被识别出来。

有时候在这一点上的结果是相对无害的，甚至是良性的。在治疗中并不是每一个共同的体验都要被——或者应该被——明确地探究它们潜意识的意义。此外，一些未被识别的活现恰恰是患者需要的，我将对此做简短的解释。

但是，多数情况下，对于正在发生的活现保持不知不觉，其结果可能会很成问题。这样的不知不觉会导致一种治疗关系，这种关系无法为患者那些最急切需要被认识的方面留出空间。例如，在情绪疏远的关系中，对自己的角色没有察觉的治疗师，或许不经意间，强化了冷漠型患者也对自己的感受保持相对疏远。通常，这样的一种缺乏觉知的情况，会被治疗师不恰当的信念所强化，即治疗师相信自己实际上在把握治疗的方向，是在处理患者对感受的防御。在这一点上，可以参考我之前描述的我和那个物理学家患者之间的活现。

然而，更大的问题在于，那些未被识别出来的活现侵蚀或危害到正在进行的治疗。在这一点上，我很遗憾地回想起我和一个男性患者的关系，我和他一起呈现出来的活现，重复了他和父亲之间曾经历的某些方面，他父亲很退缩，但是会间歇性地爆发。我则拼命去做一个不同类型的依恋对象，无法面质患者的挑衅，在这种方式中，我无意识地重复了自己经历中的一些方面。同时，我并没有察觉到这一点，而是变得越来越愤恨。终于，在一次会谈中，患者对我异常无礼——我大为光火。患者一开始无言以对，随后就爆发了。尽管我努力去修复这个已然造成的伤害，那次会谈还是成了我们的最后一次会谈。

活现的重复性，活现的修复性

在我们针对活现方面的工作中，那些促使我们维持原状的力量和那些促使我们改变的力量是交织在一起的。如同第十章中讨论到的，在新与旧之间，安全与冒险之间，以及"重复的关系"与"需要的关系"之间，活现反映出一种动态的张力（Stern，1994）。

治疗师和患者都一样，在与人相处、去感受和思考时，会无意识地受制于需要重复惯有模式的需求。像我已经提到的，我们的内部工作模型以及其中被编码的规条，像一种隐形的紧身衣，让我们倾刻间便受到束缚，并且看不到自己所受的束缚。于是，在移情—反移情的活现中，治疗双方起初对无所不在的制约因素并没有察觉，都各自扮演了自己的角色。这是活现的重复性维度。

　　另一方面，大部分治疗师和患者也都无意识地（也会有意识地）被激励着以一种新的方式体验自己的存在，比他们那些从具有塑造作用的关系中学到的方式更加包纳和开阔。与"强迫性重复"（Freud，1914/1924a）以及不安全的工作模型的自我强化倾向（Bowlby，1969/1982；Main，1995）形成对比的，是心理的"自动回正"倾向（self-righting）（Siegel，1999）、能力动机（competency motive）（White，1959）以及发展的天生驱力（Weiss和 Sampson，1986），也有依据生物学基础的行为系统所具有的依恋和探索的倾向（Bowlby，1988）。我会把这些潜在的动机描述为活现的修复性维度。

280

　　有的时候，有待识别的（并且有可能是永远不会被识别的）活现反映出此种"进步性"动机的直接影响。例如，治疗师这一方有意提供有助于促进安全依恋的调谐性反应，患者这一方很显然也在好好利用这一点，双方也许在本来就具有修复性的活现中上演了互补性的潜意识需求。在形成安全性背景和体验到极度"合适"（Stern 等人，1998）等方面，这样的活现可能是关键所在，而这些是推动治疗性改变成为可能必不可少的要素。

　　然而，比这些活现更加富有戏剧性和激动人心的，是那些**重复性**的活现被识别出来、被探索，并且因此被转化为**修复性**的活现。

　　有好多年，我对一个男性患者做治疗——我称他为 Al——他二十年前曾猥亵过自己八岁的女儿。这个长大成年的女儿，有几次要求父亲前来参加她和她的治疗师一起的三方会谈。这些艰难但显然富有成效的会谈，加上 Al 个人治疗带来的变化，一起促成女儿一定程度上处理了自己的创伤。现在 Al 的成年儿子 Clark 提出要求，想就姐姐的创伤对自己成长经验的影响以及对现在自己与父亲关系的影响作类似的讨论。当我的患者跟儿子提议，他们可以要么自己彼此交谈，要么在一个治疗师面前交流时，他儿子选择了后者，并且表示他更希望父亲的治疗师在场，而不是他自己的。

在马上就要见儿子之前的那一次会谈中，Al 开始说他对即将到来的会谈感到担忧。当他问我能否给他提供一些指导，以确保这次会谈有所帮助时，我回答他说，我认为先多说说他担忧的感觉可能更有帮助。他并没有这么做，相反，他告诉我他需要清楚自己想要跟儿子说些什么。然后在一种突然故意压低的声调中，他开始说话，几乎好像是在做彩排说台词儿，或者好像他儿子 Clark 已经在这儿和我们坐在一起了，而且使他感到坐立不安。Al 说的话本身并非毫无意义，但是他说话时的拘谨样子好像削弱了它们情绪上的影响力。当他描述自己那疯狂的父亲、自己过去的痛苦，以及孩童时期把关系性欲化作为庇护方式时，他几乎像在说别人的事儿一样。

听他讲话的时候，我开始察觉到，在这个时候我要对他共情变得异乎寻常地困难。我已经认识他好几年了，我觉得去感受情绪上跟他同步，去感觉他情绪上的此起彼伏，去理解它们的意义，通常还是相对比较容易的。但是，现在他儿子在我心里出现了——或许也在他自己心里出现了——好像什么事情因此而发生了改变。突然，我好像发觉我之前从来都没有让自己去彻底感受 Al 所做之事的严重性。我想到，为了让自己感觉能够跟他在一起，并且提供帮助，我不得不在情绪层面把自己放在一个能和他过去的事实保持安全的距离上。这样做的时候，跟他的情绪疏远是重复自己过去的某些方面一样，我也在重复着自己过去的某些方面。我们似乎一起活现出来一种共谋性的防御，或许，我们现在可以不用这种防御了。

我记得当时我打断了他，说了以下的话："Al，我不太确定你是不是跟我有同样的体会。但是我得说说我的体会——我猜你也是——我觉得就好像Clark已经跟我们一起坐在这里了。并且对我来说，感觉到他已经在这里了，让那些你曾经不得不与之搏斗的事实，还有你已经做了的事实，都变得更加真实，无限期地和痛苦不堪地真实。而这一切，让我看到我有多么需要——也许是我们**两人**都多么需要——让这些事实感觉上不太真实，才能让它们某种程度上是可以忍受的。"

在这一刻，Al看上去备受折磨，还有些困惑不解，他的目光转向别处。然后他说："我不想让我爸爸……我是说，我不想要……我是说，我不想让Clark一直回避实际上已经发生的事情。"

我说，"但是我想你刚才有个口误——你先说是你爸爸，然后是你自己，再后来是Clark——或许你是指你觉得你**已经**不得不回避事实了。"这一点上他颇哀怨地以一个问题来回应："我问过爸爸，他为什么一直不停地喝酒，你知道他说什么吗？'问你妈去。'"补充说明一下，早在Al还是个小男孩时，这个父亲就已经常年完全拒绝跟妻子说话：作为七个孩子中的老大，Al成了中间人，他被要求把父亲的话传给母亲，再把母亲的话传回去。

我说，"要知道，如果我试着想象一下，要是我跟儿子讨论这种让我觉得如此羞愧而痛心疾首的事儿，那会是种什么感觉……天哪……"接着我停了下来，因为找不到什么词儿来描述这么难以承受的感受，哪怕是在想象中。我看着Al，他的头向后歪着，他的脸在极度的痛苦下扭曲着。之后是好长一阵子的沉默，我打断了这个沉默，问他可不可以说说在想些什么。

他声音哽咽着，回应说他正在想起自己14岁还上学的时候，有个朋友问起他是否还好——而他就彻底崩溃，哭了起来。他告诉我，那并不仅仅是因为他父亲，那些谎言和沉默，肮脏不堪的房子，以及他在其中长大的那个荒诞的家庭。或者确切地说，更多是由于那些有关**他**是谁的羞耻和内疚，它们带来的可怕和毁灭性的重负，使他不得不把这些感觉推开。

我回答他说，我注意到一个可怕的悖论：为了保护自己不被外在因素引起的羞耻感所影响，他让自己的行为性欲化，这种方式使得他的羞耻感跟他曾被别人强迫着忍受这件事之间没有那么大关系，而是跟他强迫别人去忍受更加有关。然后 Al 说，他对自己所作所为的羞耻感是如此难以忍受，以至于他常常仍然需要把这种感觉推开。"你把它推开，"我说，"但是你还在扛着它。"

我们继续讨论不把自己痛苦的感受推开，对他可能意味着什么——以及它们有没有可能会回到他痛苦的体验中，变成他痛苦的一部分，但是只是一部分，而不是可耻的、被否定的核心自我。这次会谈结束时，我们有了一种共同的感觉，现在我们在新的阵地上站在一起了。我终于能够容忍自己彻底感受他所做之事的严重性（我已经感受到在他身上所发生之事的严重性），这个事实让他能承受更多极为痛苦的羞耻感，也能感受到尽管如此，他还是能够被理解和被接纳的。

我们要道别时，他问我能不能给他一个拥抱。"当然可以，"我说。我要在这里补充一下，对我们的大部分关系而言，我是不想去拥抱他的，我推测由于我所防御的感受的缘故，要我全身心去拥抱他是不可能的，无论是情绪层面还是其他方面。现在，我们之间的拥抱完全是自然的和合乎时宜的：我相信，这是一种身体上的表达，表达出我们共同认识到情绪理解的深度，表达出我们在会谈中新创建的联接。

在像这样的临床工作时段中，治疗师有机会把重复性的活现转化为修复性的或者需要的。如同我和 Al 关系中的这种情况，转化的历程常常是从治疗师识别出自己在活现的参与开始的。

透过其中一个受害者的视角去见证"越界的创伤"（"trauma of transgression"）（Kramer & Akhtar，1991），而不是迫害者的视角，我开始能够察觉自己无意识回避了的对 Al 行为的感受。对我而言，这种回避是我过去的一种需求的新的表达形式，我需要避开自己最糟糕的成长经验中的情绪冲击。这种防御性排斥是我跟 Al 关系中反移情的一部分。Al 有的时候要设法以类似的方式——仅仅是有的时候——通过缄默不语或者回避，来缓和他猥亵自己女儿的感受的冲击力：在他和我的关系中，这些防御是他由于移情性的不信任而保护自我的特征。此时发生的重复，就如同在所有的活现中发生的那样，实际上，都是通过治疗师的反移情和患者的移情两方面的重叠——就是适配而来的。

就是因为这种可预期的适配的事实，使治疗师对自己在活现中角色的觉知成为如此重要的资源。识别出我们的参与的特点，可以帮助患者有可能把以前不能或者不愿意用语言说出来的体验的方方面面，逐渐清楚地表达出来。

按照我们对活现的觉知而行动

作为治疗师，一旦我们识别出自己在某一活现中的角色，就常常会有一种解放了的感觉，至少在某种程度上，我们不再受制于它。接下来我们该怎样准确地利用对活现的察觉，这件事在理论基础上通常是无方可依的。理论或许可以给我们提供一些大致的线索，但是实际上什么能"发挥作用"，是根据特定的治疗师和特定的患者在关系中的特殊性。由双方主体性混在一起而构成的独一无二的"互动矩阵"（Greenberg，1995）成为一种情境，治疗师对患者的干预是在这个情境中获得了自身的意义。

这个患者需要什么？考虑到自己的心理构成，我们能够提供

283

什么？根据对自己这些问题的回答，也根据自己对当时的需求的感受，我们倾向于——或多或少具有一定反思性地——做出这样的反应，或有意公开我们的体验，或对患者的体验给出共情性的意见，或者提供对双方互动的观察。换一种说法，我假定一个有效的反应或许会包括解释、幽默、接纳性的沉默、加以限定的设置，当然，还有其他任何看上去可以让患者从活现的掌控中逃脱出来的技术。

加工内部体验，分享内心历程

通过鼓励试验性的和即兴的治疗干预方法（Renik，1999a；Ringstrom，2001），关系和互为主体的理论拓展了一个广阔的"关系举动"（relational moves）的领域（Lyons-Ruth 等人，2001；Stern 等人，1998）。尤其在有关活现的方面，向患者示范出我们重新获得了挪动的**自由**，以这样的方式进行干预是我们作为治疗师的关键——也就是，我们可以自由地去思考、感受和行动，而在识别出活现中我们受到束缚（以及加以束缚）的参与之前，我们就是做不到现在这样自由的方式。

这样的关系举动可以是内隐的和微妙的，或者它们也可能非常直接。它们的发生或者轻而易举，或者困难重重，这取决于我们自己和患者两方面被自己的潜意识需求所控制的顽固程度。它们在患者那里唤起的反应，要么表明治疗师的举动是有效的和解放的，要么表明它们是有破坏性的和不受欢迎的。无论哪种状况，这些关系举动带来的潜在的治疗性在于，它们展现出治疗师已经改变，不再被活现的紧身衣所束缚。当治疗师改变了，通常关系也会发生变化，因此，有时候患者就改变了。当然，这不一定立竿见影马上发生。按照我们对活现的觉知而工作是一个过程，并非一次事件。

在有关活现的文献中，许多作者建议，为了减弱重复性的掌控，从而能学习和体验一些新的东西，我们可以在两种姿态之间灵活地交替转换：一种是解释性的，另一种是个人化表达性的。Hoffman（1992，1994）以辩证方式讨论了这些交替的治疗性姿态，它们一方面由真实的自我表达构成，另一方面则出于由严格的理论训练而来的理解。Burke（1992）通过勾勒出"相互性—不对称性之悖论"（mutuality-asymmetry dilemma）探讨了同样的领域，与此同时，Mitchell（1995）描述了当代克莱因学派以及人际的取向对互动的观点。

在解释性的姿态中，治疗师担当的角色是参与其中的**观察者**，而在表达性的姿态中，治疗师担当的角色是观察着的**参与者**。对于前者，重点在于要足够好地容纳并在内心加工我们在活现方面的体验，从而能理解活现，并且能够与患者交流这种理解。对于后者，重点在于通过具有表达性和真实性的方式对患者做出反应，其情绪上的扣人心弦足以打破活现的"咒语"。

我来就每种方式都给出一个实例。两个例子都涉及同一个未解决型的患者——我称作 Ellen 的女性——她被父母轮流的忽视和虐待所创伤。我对她的治疗进行了七年。以下的临床会谈说明了对活现的解释性干预。

在一次会谈中，我开始察觉到我和 Ellen 的关系中，最近反复出现了一种互动模式。尤其是当治疗需要暂时中断的时候，她认识到自己对我的依赖让她有一种近乎难以忍受的，混杂着害怕、羞耻和愤怒的感受。她对此的反应是常常会告诉我想要减少来见我的频率。有时候她会跟我吵架，或者威胁说要结束治疗。我做出的反应是既内隐又外显地跟她沟通，不仅告诉她我了解她艰难的感受和对这些感受的防御，而且还告诉她我确信，她的依赖是真实的，不是一件丢人的或者超出正常范围的事情，相反，这反映出一种可以利用我对她的付出而健康成长的能力。

285

对 Ellen 依赖我时感受到的恐惧和愤怒，我做出的反应表面上看起来是调谐的和妥当的——但现在看来，一切都不出所料——在考虑我的反应时，我终于认识到自己在活现中的角色。在我自己的行为中，我看到自己要去"拯救"她的愿望，换句话说，想要把她从小心谨慎自我保护的孤独中领出来，再带进关系的世界里。我怀疑在这种互补的方式中，她所渴望的是跟我之间"真实"的关系，在这个关系中，她会象征性地跟我一起走出她的旧世界，走进一个新世界，但她知道这不可能实现。

当我跟她交流这种理解时，她的反应是立即觉得放松了，我猜是因为我的话让她不那么感到陷入在自己困扰又困惑不解的反应模式里。她说她从来没有从这个角度思考过依赖的意义，而这有助于她理解每当治疗需要中断一阵子时，她那种愤怒、羞耻以及恐惧的感受。她还说这种理解或许能够帮助她看到，由于她无法从我这里获得想要的**一切**，出于这种愤怒，她实际上也阻挠了自己从我这里要**一些**她完全可以期待得到的东西。但是，她告诉我，从这个方面理解自己也让她有些心烦。这一点上后来看是被轻描淡写了。总体上回顾，我可以看到，这次会谈中我们的对话是治疗里标志性的重要关头。

我要呈现的下一次会谈是两个月前进行的。它举例说明了试图"超越"活现的个人表达的利用。

Ellen 进到我的办公室，她看上去有些紧张，用一种似乎稍微有些怀疑的眼神扫视我一眼。坐定之后，她以那种让我听起来相当挑战的语调说，她觉得今天自己不想来做治疗。实际上，她已经想过她不会来了。那天下午这件事儿发生时，我觉得我跟她比以往更为放松，我稍后会解释这个原因。于是，我理所当然地产生了那熟悉的听之任之的想法，"又来这一套了"，同时，我也觉得，我们有可能针对她想要来见我的冲突进行一次富有成效的对话。"好吧，"我说，也许掠过一丝微笑的痕迹，"我肯定待会儿我们会在这个问题上有很多讨论的。"我是指我们将要进行冥想这件事，因为常规上我们在每次会谈开始时，要做五到十分钟的冥想。对我真诚的又有些打趣儿的话，她翻了翻白眼儿，我搞不清楚她是假装生气了，还是真的被激怒了。然后我们开始做冥想。

在继续之前，我要说明一下，就在这次之前的几次会谈中，我们已经在努力去处理和理解她愤怒的感受，还有我的。我认为她无视很多医学方面的危险而给自己设置了障碍。我曾经试图去理解她的体会。我设定一些底限以确保她是安全的。我也变得很恼怒。在 Ellen 那边，她已经愤怒地把我体验为惩罚她和侵犯她的人，而且最终会毫无帮助。

在这次会谈之前没多久，我认识到自己有可能在一个共同造成的活现中担当的角色，这让我如释重负。我看到对 Ellen 感到愤怒的方面，既反映出我自己在依赖上的冲突，也反映出我童年时期对自己父母的愤怒。我假设，Ellen 对我感到愤怒，不仅仅反映出她对依赖冲突，还包括对她那侵犯的、虐待的父亲，以及忽视的、装病和拒绝帮助她的母亲的怒火。从她那一边去看，我变成了她父亲，而她在努力挣扎着不要变成她母亲。从我这一边来看，我和自己发号施令却极度只顾自我满足的母亲在一起，而我在努力不要沦落为自己那表面上包容却私下里满怀怨恨的父亲。很显然，这个分析过度简化了 Ellen 与我分别和他人之间，以及我们之间的极其复杂的关系。不过，在这一点上，我的理解使我对现在这次会谈中感受的体验更加柔和、更加清晰，好像好一阵子以来，我现在第一次有了空间可以挪动。

做完冥想之后，我们睁开眼睛，Ellen 和我互相注视着。在我们目光接触中，我体会到一种非常突出的——并且令人感动

286

的——两人之间深刻联接的感觉。我暗自猜想她也会有同感。她的面部表情柔和起来，似乎有一种被接纳的感觉。在那个时刻，我看到 Ellen 如此安宁和坦诚，我之前从未见过她这样。

然后她换到躺椅上，开始以一种有点儿例行公事却又滔滔不绝的方式，说起她不想来见我这件事儿。她似乎在继续我们之前那些会谈中相当有争议的讨论，但是感受上的强烈程度跟以前一点儿都不一样了——或许，仿佛我自己从我们的活现中脱身出来的事实，已经跟她内隐地交流过了，并且已经部分地把她从这个掌控中释放出来。很显然，她的话并非毫无意义，但是这些话似乎跟这个房间发生的事情不再匹配了——肯定对我来说是不符合的。我觉得她感受到了我的感觉。在这一刻，解释是不合时宜的。她问我在想什么。

"我在想，你在说你不想来这儿，你很愤怒——当然，那些东西是我们最近一起体验到的主要部分——可是同时，你今天看上去有能力做到来这里，而且你不像是真的在生气。我不知道，只是在我看来，现在这儿有一种很强烈和不同寻常的感受，是我们之间联接和接纳的感受。当然，这是我的体会，而且我猜你可能有同感。"

"你好有洞察力。"之后是很长一段沉默。"那么，你觉得这是什么呢？" Ellen 说。

"我想这叫爱。"我这句话未经思考就脱口而出了。我注意到说这话时我带出几分轻松感，好像以某种方式传递了我是认真的，不是说着玩儿的，它肯定是件重要的事，但又不是那么太超乎寻常——而且肯定没有超乎寻常到说不出口的程度。

Ellen 眼含热泪看着我，点了点头。

我告诉她，我还是想回到冥想之后我们共同的表情上。"我只是觉得跟你之间有一种非同寻常的联接，好像我们两个人一起都临在当下，也都很宁静。你脸上有一种表情我以前从来没有见过，你看上去有一种彻底的平静。很显然我无法知道实情，但是我猜你那时的体会可能会跟我一样……我想知道，是这样吗？"她一边笑着，一边流眼泪，表示同意，她说她感觉那像是一个非常特殊的时刻：很放松，很亲近，而且很感动。

"但是看上去你感到不得不从这种体验中走开，好像你不能很舒服地呆在这种联接和平和的感受里。"

"我无法相信它。"

"你当然无法相信了。你父母肯定没有给过你任何理由让你去相信它，而且是恰恰相反。提心吊胆等待悬而未决的结果，这种危险一定让人感到难以承受，更不用说去期待那些你确信不会得到的东西了。"

又一个长长的沉默之后，她说，"David，你对我极为重要。现在我去期待一些什么比以前容易多了。我没有以前那样的条件反射的自动反应了，或者说认定每件事儿就是它看上去的那个样子。即使我的感受可能非常强烈，我不一定非相信它们不可了。周一的时候，我很想伤害自己，但是我想到你在说，"这会过去的，"那是唯一能让我停下来不去伤害自己的东西。就好像你一直跟我在一起。我还是会常常感到有东西压迫过来，但是我能重新看到一些希望，我能比以前恢复得更快一些了。"

当这个小时的会谈快要结束的时候，我发现自己不由自主地告诉她说她很美。这个事实好像无法否认。她回应说，"你是指，内在的美丽。"

"实际上，我不是这个意思。但是我确定这也是真的。"这次会谈结束之际，我们拥抱了一下。彼此目光对视着，我们显然都很感动。她轻轻地碰了碰我的脸颊。然后她离开了。

作为一个补充说明：当我们又见面讨论这次会谈时，Ellen

288

告诉我，她担心我会认为她碰触我的脸颊是越过了界限。我答复说我从来没有这么想过。这句话显然让她放下心来。当我提出她对那次碰触的担心可能完全脱离了我对这件事的反应时，她表示反对。当我们探讨那次会谈对她的意义时，她说她离开的时候带着一种欣喜的感受：如此有力地体验着我对她深刻的关怀促进了一种可能性，可能会有其他人也会这样深深地关怀她。然而她已经注意到，她有多快就抑制住了对这种可能性的感觉。她说，尽管如此，她还是可以在心里求助于这一点，如果她决定要这么做的话。

把跟 Ellen 的这两次会谈放在一起，将有助于说明在针对活现的工作方面有几个关键点。我会简短地依次逐条加以说明。同时提请大家注意，我会在这本书的最后一章中，再回到这些会谈上，讲述我对 Ellen 治疗的（某些）后续发展，并且进一步思考它带来的极端复杂的议题。

是矫正性情绪体验还是活现？

常常是二者兼具。要超越活现肯定有可能带来矫正性情绪体验。然而事后回想，这种体验自身常常会被看作是新的活现的一个组成部分。

比如，我刚才描述的跟 Ellen 一起的这次会谈，看上去涉及到了具有转化作用的"相遇时刻"。识别出我们熟悉的爱争论的活现，并且暂时从中抽身出来，我开始察觉到我和 Ellen 关系中十分不同的维度。在这个维度中，我们的相互联接性、共通点以及彼此的爱，都在前景中占了显著位置。在 Ellen 那一方，体验到我对我们关系的感觉发生了改变，使得她自己的体验产生变化——仿佛，在我对她的反应里，她是一个可爱而美丽的人，她就隐约看见自己一个新的形象，感觉到一种新的可能性。

虽然在这次会谈中，Ellen 跟我的体验显然看上去具有治疗性的影响，但是事后想想，它也有可能被理解为活现的一部分。这时我上演了自己（非常自以为是的）想把 Ellen 从她的过去拯救出来的渴望，与此同时，她感到被我不经意间激发的虚假的期待所诱惑——不仅包括被她看作很愚蠢的、跟另一个男性发展全面关系的希望，而且还包括不可能实现的、跟我会超出治疗关系的希望。在这个活现中，我内隐地怂恿她去想象一个跟自己相信的命运不同的、更光明的未来，这一点上她觉得被我捉弄了。可以理解，当治疗的暂时中断不可否认地设定了我们关系中的界限，她感到愤怒和羞耻。然而，对活现的识别还是让我们双方目前能够超越它，发现隐藏在对欺骗性承诺的体验背后那些真实的可能性。

新中有旧，旧中有新

在活现中，过去和现在交织在一起。从一个角度上看，我们跟患者活现出来的场景，是用回收翻新后的瓶子装旧酒。对我而言，"拯救" Ellen，暂时在一个全新的光线下看她，反映出我和自己母亲之间那熟悉的、暂时可以安心的经验。对 Ellen 而言，我提升了肯定导致失望的希望，重复了她与父亲的经验，他父亲在这一时刻会诱惑她，下一时刻又虐待她。

从另一个角度上，重复性的活现也是原材料，从中可能产生新的体验，好像从情绪上对旧的体验有了生动的领悟。通常，治疗师和患者现在能够讨论他们正在活现出来的场景——几乎可以肯定，最初发生的时候他们谁都做不到这一点——这个事实将它转化成一个新的体验，否则，可能感觉到的只是又一次的重复而已。

再从另一个角度上看，这里有一个悖论，新的体验——可以说，产生于对重复性活现的探讨中——能够驱使患者和治疗师都更深地进入到旧的王国。这次会谈中，我从跟 Ellen 之间容易争论的活现中脱身而出，促使相遇时刻可能发生，这就是一个典型的例子。我们的相遇部分地满足了她压抑的对爱和联接的渴望，这使她心满意足。但是，这也激励她去做可怕的冒险。根据这些危险，她已经准备好防御性地面对这个景象——她现在的治疗师像她过去的父亲一样，会把她哄骗到危险的境地。

解释，个人表达，治疗师的改变的能力

最理想的状况下，治疗师具有对活现做出反应的灵活性和觉知，既可以表达性地反应（如同与 Ellen 之间较早的那次会谈），也可以解释性地反应（如同两个月之后的这次会谈）。这样的灵活性对于解除重复性活现的掌控可能是必要的。同样的灵活性也可以使这样一种关系成为可能，在这个关系中，患者与治疗师的相遇在情绪上是鲜活的，而对反思也很欢迎。最终，灵活性能让我们对患者起到示范的作用，至少在两种方式上可供他们认同。

在一个相对控制的方式下，某种程度上我们能"展现某些情绪"（Maroda，1999），我们便能够生动地向患者证明，在关系中的感受是可以被安全地感觉和表达的。以这样的方式，我们示范了有效的情感调节。而且，我们能够把对活现的反思讲出来，既反思我们自己对活现的参与，也反思患者在其中的参与，在这方面我们便能示范心智化的能力。

当我们识别出一个活现，并且通过语言讲述的方式使它由隐而现，我们在向患者表达，行为具有可以领会的心理意义——在感受、想法和渴望的情境中，可以看到行为是能够被理解的。更进一步，当我们探索活现时，我们唤醒或深化了患者对潜意识心理模型的察觉，使他们对表征世界的存在和影响能够变得更有察觉。通过这些方式，活现提供了练习反思功能的情境，对治疗师和患者都一样。

虽然灵活性让我们可以进行表达性和（或者）解释性地干预，

因而毫无疑问值得拥有，同样值得去努力的是，我们每个人为了患者的利益选择做什么时，应该和我们是什么样的人相一致。由于人类对非言语信号的反应是可预测的，那么影响患者的就不仅仅是我们实际的做法，而且还有我们对自己的做法所感觉到的感受。例如，当我们对这样有意的自我表露感觉不舒服，即使我们选择去表达自己的情绪反应，患者还是有可能会留心我们不舒服的部分，会对我们的行为以及有关这个行为未说出口的态度之间的不一致而感到惊慌困扰。

但是，如此缺乏一致性的状况，当然也是造成活现的材料。作为治疗师，当我们发现自己的行为方式跟自己的性格特点格格不入的时候，我们需要思考原因何在。我们正在活现出来什么？我们对互动的体验跟患者有什么关联？然而，在重大举措中，是治疗师以特定方式做出改变的能力——有的时候跟治疗师的性格特点格格不入——使患者的改变成为可能。在此请回顾一下相关的研究，它们表明如果照看者改变了，幼童的依恋类别也会随之改变（Marvin，Cooper，Hoffman，和Powell，2002）。

移情—反移情活现产生于一种动力性系统，其中某一方行为的改变，不可避免地影响到另一方的行为。理想的状态下，治疗师有点儿像是一个擅长"从内部入手改变系统"的专家。在临床实践中，这意味着治疗师不仅要有能力识别我们自己嵌入其中的活现——这本身就是了不起的技艺——还要有能力改变参与的性质，为的是让使我们能去思考、感受，以及以更大的自由和觉知建立关系。

当不安全的依恋历史已经迫使个体的灵活性缺失了，这个个体的脆弱性和治疗师自身的脆弱性相互交汇，导致治疗双方的选择范围被缩小。活现就在此时发生了。但是那些找到必要手段去思考、感受，并且更自由地建立关系的治疗师，可以为患者

291

开辟新的选择。我们自己的局限和活现的压力构成了双重的掌控，每当我们的变化足以使我们从中脱身时，我们就表明改变是可能的，因此也逐渐促进患者在自己的渴望和恐惧两方面都发生改变。

第十六章

非言语领域（之二）：针对身体而工作

> ……改变最终需要与那些曾经被解离的身体体验建立联接。
> ——WILMA BUCCI（2002，第788页）

把对身体的关注整合到临床中，在这方面，精神分析——这种"以谈话为药"——以及其他的谈话治疗，总体而言所做的工作并不充分。事实上，我们所有的人都通过身体来体验自己和这个世界。通过心理模型的过滤，我们以五种感官为渠道载入对事件的最初印象，五官感觉跟本体感受的"内在感觉"相互作用，"内在感觉"告知我们自己的身体内部正在发生什么——心率、呼吸、肌张力、内脏感觉等等，诸如此类。很大程度上，就是这种内在感觉让我们知道自己的感受。我们在自己的身体里感受到自己的情绪，而且这些感受也塑造了我们的现实。因此，我们鲜活的体验以及对这些体验的记忆——尤其是情绪性体验——从根本上都是植根在我们的身体里的。

把聚焦身体纳入到依恋取向的框架之内，其重要性应该清晰可见：情绪是身体的一种体验（Siegel，1999；Damasio，1994，1999），而依恋关系是让我们在其中学会调节情绪的情境（Fonagy等人，2002；Schore，2003）。这种互动性的心理生物性调节，逐渐使我们能够把自己身体的感觉"转换"成可以识别、

命名、容纳和解释的感受（Krystal，1988）。

最初，从敏感地给予反应的依恋对象身上，婴儿通过体验到他们调谐的身体行为（触摸、凝视、面部表情以及语调），从中学习到身体感觉在情绪上的意义。当患者缺乏这种早期被调谐的反应，尤其当他们还曾有过创伤体验时，由于调节情绪的能力受损，通常他们会不堪重负。当他们仅仅从躯体感觉或者身体症状上体验情绪，到一定程度上他们就以身体而非心理来保存情绪体验（van de Kolk，1996）。在那个世界里，感受就是事实，因为它们是身体的现实。感受本身要么是压倒一切的，要么是被否认的，但是它们不能被用来反思。

治疗师把对身体体验的关注纳入到治疗过程中，这一点对很多患者都很重要——而对未解决的创伤患者而言，更是必不可少的。将身体语言转换成有关感受的语言，有助于促进互动性的情绪调节，这使患者有能力把治疗师体验为一个新的依恋对象和一个安全基地。而患者可以把治疗师用做安全基地的信心，反过来又能促进对身体体验进行更深入地探索，也能促进一种不断增强的感觉，即感受是能够被容忍的。日积月累，这种互动性的情绪调节帮助患者学会对自己的躯体感觉进行解码，以便情感可以被用来作为向自己及他人发出的信号。当感受能够以这样的方式作为对体验的沟通而被识别出来时——是能够加以解释的象征，而非不可改变的事实——通往心智化的大门于是就被打开了，而领悟、共情和内在的自由也随着心智化的过程相伴而至。

除了提高患者调节情绪的能力之外，关注身体有可能促进患者整合他们最初的依恋关系中无法容纳的体验。患者通过身体状态（比如失去知觉或躁动不安）和身体表达（比如哈欠或手势）流露出感受——以及对感受的防御——这是他们没有能力或者不愿意去承认的。

再者，身体既能记得住，也能流露出来（Rothschild，2000；

Hopenwasser，1998）。被解离的记忆通常在躯体层面储存起来，储存的方式不仅体现为现在可以激活的感觉，也体现为与患者原始的创伤体验有关的身体姿势和早年形成的动作。例如，一个抑郁并伴有慢性颈肩部疼痛的患者，起初，他认识到自己经常保持一种身体姿势，耸起右肩并且向内扭过来或拉进来，仿佛在保护自己免受打击。后来，当他第一次从情绪上把感觉到的愤怒和曾在身体上虐待他的父亲联系在一起时，我们看到他的右手攥成了拳头——那个拳头，他说，"是想要打回去但从来都不敢打回去的拳头"。

294

　　因此，除了患者在我们身上唤起的和跟我们一起活现出来的，他们通过身体所表达的也可以是一种途径，用来整合他们之前不得不解离的感受和记忆。其实很大程度上，通过会谈中激活身体和感觉层面的体验——然后把这种体验联系到能够用以反思的形象和言语上——我们就促进了整合，它是使治疗发生改变的基础（Bucci，2002，2003；Bromberg，2003；Ogden 等人，2005）。在患者的身体感觉、感受以及他们对感受所赋予的意义之间建立起联系，也促进了大脑皮层和皮层下区域的整合。这样的工作可能使患者有能力以一种身体**和**心理都得到整合的方式临在当下。这对未解决型的患者或许特别关键，他们因缺乏反思躯体体验的能力，所以活在一个"没有头脑"的身体中，而非一个有觉察性的身体。回避型患者似乎常常借住在脱离身体的头脑中，对于他们而言，针对身体而工作或许是决定性的，从而使他们跟那些已经疏离的情感和躯体体验重新建立联接。

察觉身体

要把身体变成治疗的资源，觉察是治疗师必须具备的（Linehan，1993；Kurtz，1990；Ogden，2006）。在觉察的姿态下，我们有意地引导注意力——我们自己的以及患者的——指向此时此地体验中的细节，尤其是**内在**的体验。而且我们这样做时，是以一种接纳的态度和强烈的好奇感对待所观察的内容，而不是抱着要去改变（或者解释）它的愿望。治疗师建议患者，"留在你的感觉中，更好地去认识它，"就是把这种态度运用到实践中了。这样一种姿态让我们可以有效利用身体，而不是觉得身体感知要么是淹没性的，要么是无法获取的。当对身体感知的感觉（或害怕）**的确**太强烈了，以至于到了难以承受的程度，此时觉察可以作为对抗惊恐发作或者解离的一剂良药。当这些感知被习惯性地变得麻木或者加以回避，对它们觉察性的关注能够作为对抗不真实、丧失活力和失去联接的感受的一剂良方。

我们要求患者进行觉察，以这种方式加以干预，在他们身上培养觉察性——也就是说，当他们处于体验过程中时，有意识地察觉他们自己的体验（Ogden 和 Minton，2000）。然而，把注意力转向当下，大部分治疗师更习惯于关注患者的情绪，而非他们的身体。与针对身体体验的提问或评论（"你现在察觉到身体里面发生了什么？"或者"刚才你的呼吸看上去好像改变了"）相比，针对情绪体验的提问或评论（"你现在感受到什么？"或者"你好像很伤心"），可能是治疗性对话中一个更为常见的特征。考虑到身体表达的生动性和躯体感知经常指向被否认或者解离的体验这一事实，这种偏差需要被矫正。

解读身体

观察身体里面每时每刻的变化——既包括我们自己的也包括患者的——是获取治疗对话中非言语潜台词的一种途径。对身体的解读有助于了解我们自己的感受和患者的感受。它也帮助我们判断治疗双方联接的程度，以及每一方跟自己的体验联接（或者没有连接）的程度。最后，它能够帮助我们进行评估，以患者的心理状态，充分表达她的愤怒或者悲哀是否可能有好处——或者，这样的情绪发泄是否反而是淹没性的，或者会造成再次创伤。

情感词汇

从 Darwin（1872/1998）到 Ekman（2003），科学家们观察到每一种所谓的“分类的”或者“基本的”情绪（快乐、悲伤、恐惧、愤怒、厌恶、羞耻）都有一整套躯体表达的特征。这些普遍的表达以内脏的感觉留在身体内部，还以肌肉 / 骨骼的反应形式外化成为可以看到（在面部和身体动作中）和可以听到（音高、音调以及声音的节奏）的形式。此外，每一种情绪都倾向于以特定的行为或冲动行为来表达。

以下的概括（见 Rothschild，2000；Ekman，2003）也许可以有助于把身体语言转化为可以言说的感受：

快乐：呼吸较深；舒气；微笑；大笑；眼睛明亮。

悲伤：感觉窒息；喉咙梗塞；嘴唇下弯；眼睛湿润变红；身体动作缓慢；哭泣。

恐惧：心跳加速；口干；呼吸短浅急促；颤抖；眉毛抬高，眼睛睁大；逃跑的冲动。

愤怒：肌肉紧张，尤其是颌骨和肩部；嘴唇噘起，颌骨紧闭（通常往前推），眉毛降低皱在一起，怒目而视，上眼皮抬高；脖颈变红；吼叫；战斗的冲动。

厌恶：恶心；皱鼻子，抬高上嘴唇；转向一边。

羞耻：脸部热度升高；脸红；避免对视；躲藏的冲动。

躯体反移情

　　……很多我们从患者那里获知的，我们也许先从自己的身体
中感受到，或立即从自己的呼吸中感受到。

——LEWIS ARON（1998，第28页）

　　我们观察自己身体体验的重要性绝不亚于对患者的观察。
因为大脑镜像神经元系统确保我们实际上会自动地对患者产生
共鸣，我们的躯体状态会很好地表征出对患者非言语沟通的无
意识反应。例如，我们无意识知觉到患者的恐惧，也许经由脑岛
传递到杏仁核，当我们的镜像神经元与知觉到患者的恐惧步调
一致，被激活放电时，便让我们感觉害怕（Iacoboni，2005）。简
而言之，我们的身体/情绪体验能够模拟患者的身体/情绪体验。

　　另一方面，反移情（包括躯体反移情）常常如同双向通行的
道路，有时从治疗师这里发出的交通流量可能比患者那边的还
要多。因此，我们需要警觉起来，运用前额叶皮层，而且有时要
发起与患者的对话，以便区分出哪些是我们共情性的反应，哪些
是我们在患者身上投射了自己的感受状态。

　　作为治疗师，我们对自己身体的觉知具有更深远的重要意
义。当我们舒舒服服地"在自己的身体里"，就能够更容易地临
在当下并有所帮助。患者不一定要解读我们的心理，因为他们
可以解读我们的身体；他们以这种方法知道我们在场，就可以注
意自己的体验，而不需要太担心我们的体验。反之，如果我们**没
有**感觉到安住在自己的肌肤之内——当我们感到不舒服、焦躁
不安、昏昏欲睡，或者完全只"在自己的头脑里"——表明此时

我们的自我反思坍塌了，我们全然临在当下的能力缺失了，并且（或者）我们与患者的联接被中断了。相应地，这一切都会使患者更加难以临在当下，难以反思，并且难以感到跟我们之间有联接（Looker，1998）。

我稍早时提到过"觉察的身体"——我所指的是在当下时刻能够以觉知和接纳而安住其中的身体。而且，安住在身体中的能力和临在当下的能力确实存在联系。如果我们要临在当下，安住在身体中就是必须的。如果没有安住在身体中，我们又怎么能全然临在这一时刻呢？Eigen（1977/1993）尤其注意到"**呼吸着**的身体"和临在当下的能力之间的连接，并写道，"经由对呼吸的觉知，自我被构造……在时间上并不用去追赶或者去领先，而是相反，似乎仅仅是随之而动"（146页）。Dimen（1998）说过，"觉察性地安住在呼吸中……也就是安住在身体、联系、欲望和潜意识中"（89页），接着又说，"如果你在呼吸，你就在感受"（90页）[1]。对患者和治疗师都一样，重要之处在于，对呼吸的觉知——特别是深的和相对缓慢的呼吸——是通往更富有觉察性体验的大门，包括身体的体验。它能够把我们带回到此时此地。

容忍的窗口

Siegel（1999）、Rothschild（2002）以及 Ogden 和 Minton（2000）论证说，从短期来看，临床干预通常都会有效，只要它们帮助患者使其自主神经系统的唤起保持在可以容忍的范围内；从长期来看，有效的干预能够扩展"容忍的窗口"，以便患者体验到唤起水平逐渐升高时，其思考、感受和行动的能力可以不受妨碍。当患者创伤性的过去和想象中可怕的未来看上去要淹没现在的体验时，作为治疗师，我们把注意力聚焦在身体的感觉和呼吸方面，或许尤为重要。这种淹没感在治疗师看来也许已经显而易见了，即便此时患者不愿意或者还不能承认。身体迹象胜于雄

297

辩——呼吸、肤色、心率——表明患者自主神经系统（ANS）的某一个或者两个分支系统都过度激活了。

交感神经系统（SNS）过度激活的迹象包括呼吸和心率加快，以及当血液从头部涌向四肢时的瞳孔放大和肤色变白。在这个状态下，患者也许感到无从抵挡并混乱不堪。副交感神经（PNS）过度激活反映在呼吸和心率明显减缓，瞳孔缩小，脸色通红。在这个状态下，患者经常会感觉到麻木以及（或者）完全停滞。

回顾一下，杏仁核（"生存中枢"）会对知觉到的威胁进行反应，通过刺激神经内分泌反应让身体做好战斗或逃跑的准备，或者当这两种选择都行不通时，身体就"僵住"（紧张性静止）了，这常常是创伤发生时的状况。当我们看到自主神经系统的两个分支系统同时都被过度激活的迹象时，我们知道患者感觉到无从抵挡了——交感神经系统推动其战斗或者逃跑，副交感神经系统促使其停滞不动。比如，一个呼吸加快但是脸部通红的患者，或许正在感受着与创伤相关的情绪的冲击。这也许就是该踩刹车的时候了。

这时有一个方法，就是请患者具体注意并描述她身体上的感觉，而不是她的感受（Rothschild，2000；Ogden & Minton，2000）。如果这种关注身体内部的方法太吃力了，那就可以把患者的注意力引向外部，例如，她感知层面对治疗师办公室的印象。第三种方法是让患者参与呼吸练习，放慢并调整呼吸（见Weil，2004）。所有这些方法能够帮助患者回到当下的即时性，挣脱旧有的、通常与创伤有关的情绪的束缚。这样的干预在成功时，能够使患者的自动唤起的水平回复到"容忍窗口"的范围之内，在这个范围内，她也许能够重新运用"由前额叶调节的灵活反应的能力"（Siegel，1999）。

谈论身体

关于身体的对话可以通过几种途径来构建。我们可以观察患者的身体，并且对我们所看到的给予直接的评论。我们可以邀请患者注意并描述他们自己身体里的感觉。我们还可以尝试发展患者的觉知，去察觉自己的身体感觉、感受和想法之间的联系。但是，无论关于身体的对话体现为什么样的形式，对于某些患者而言，这个对话一定是非常不愉快的。有一位女性患者，她的声音似乎是从更靠近喉咙地方而非腹腔发出来的，当我把她的注意力引向这一事实时，她确实很不愉快。她回应说，我的观察让她非常不舒服，又补充说对自己的声调她有相当的察觉，她一点儿都没觉得有什么不好。我们提供身体方面的提示一定要是假设性的，并且要加以尊重，要注意到这些提示有可能让患者感到被暴露、不自然，或者被批评了。

我在第八章中提及我和患者"Eliot"一起的工作，他是一个以回避型依恋风格为主导的患者。在我们最近的一次会谈中，当我们讨论到他有一种冲动，要从妻子那里退缩回来时，Eliot 打了个哈欠。紧接着又打了一个哈欠。我说，"你这会儿在打哈欠。也许这哈欠是有意义的。我在想你对于你感受到了的有想法吗？或者也许你不想去感受？"

Eliot 停顿了好一会儿说，"我觉得累了。"

"嗯，你认为那种累了的感受会有什么含意吗？"

Eliot 很安静，但是看上去有点儿生气了。当我问他怎么了，他说："我不喜欢你问我那个问题。它好像很控制，有点儿偷梁换柱。感觉好像你已经把要讨论的议题安排好了。"

渐渐地，Eliot 的意念浮现出来，由于我询问他打哈欠的事儿，我邀请他变得脆弱了，而后我又在"精神上强暴"他：对于他表露自己的体验，我的反应是要求更多，而且要求不同的东西。他已经透露自己的感受（"累了"），而我想要他做出解释——可能会解释为解离。他说，虽然他知道自己的哈欠以前曾经有过这种意义，但是这一次对他来说看上去并不像解离。

我试图修复这次破裂，我解释说部分根据我本人的亲身体验，哈欠和瞌睡通常都反映出不想留在当下的需求，这是我的感觉。但我完全不确定这种解释是否放之四海而皆准，我很真诚地对他会如何理解自己的哈欠而感到好奇。我补充说，对于我，"累了"不太像是有某种意义的身体感觉的一种**感受**，虽然其意义仍然有待我们理解。最后，我承认，他痛苦的脆弱感跟他允许我了解他的感受有关。

这时他好像放松下来了，并且告诉我他之前觉得难以启齿的一件事——在来我办公室的路上，他曾注意到贴在电话亭上的一张海报。远远看过去，他想象那张海报就像他几个月前在"躺椅之谷"看到的一样——那是 San Francisco 一处治疗师扎推儿租用办公室的地区。他在那儿看到的招贴像是"通缉令"告示，显然是出自一个非常冤屈的患者之手，她的治疗师违背伦理，侵犯了她的界线，她公开警告这个治疗师带来的危险。Eliot 想象，我办公楼附近的那张海报是我的一个有类似冤屈的患者贴出来的。当他走近海报可以看清内容时，他发现那是一张需要帮忙寻找走丢的狗的告示。

我们讨论了他的幻想，以及他对我会造成侵犯的危险方面那种"非理性"的感觉，我们能够更加理解当我询问他打哈欠的事情时，他愤怒和小心谨慎的反应，也更加理解它们与他需要从妻子那里退缩之间的关系。对于我对自己的行为做出的解释，他断言自己仍然不能完全相信，同时又承认他再也没有觉得想打呵欠了。

作为治疗师，我们常常会对患者的身体沟通或体验所具有的意义有预感。一般而言，我喜欢只是针对我认为自己看到的简单加以点评，在点评通常引发的共同探讨中，让意义浮现出来。然而，屡见不鲜的是，做点评十分困难——比如，有位患者在某次会谈中不停地把手放到脸上，挠挠脸或者梳理一下眼睛上方的头发：

让我印象深刻的是，当他一次又一次把手放到脸上时，他只伸出一个手指头——是中指——摆出了一个我们大家都非常熟悉的手势。好一段时间内我都不太能确信这个身体交流的意义，因此要表达出来就更勉为其难了。

随后我记起在上一次会谈中，患者忘了付费。现在我觉得自己开始变得有点儿烦了。我忽然想到，也许这个患者正在跟我一起活现出来的，正在我身上唤起的，以及患者正在具身的，所有的方式都传递出同一个信息。我自己悄然无声的解释为我壮了胆，我跟他分享了我对他的手势的观察。

这个患者表示怀疑——一点儿都不亚于我自己之前的怀疑——直到他回想起一个画面，最近他经常看到另一个学生，同样用那个臭名昭著的中指，不停地把眼镜往鼻梁上面推。他感到很奇怪，她怎么可能对自己做了什么毫无察觉。后来的结果并不意外，我们俩讨论到怎么会常常是其他人比自己更早察觉到自己的愤怒。

我们对患者身体所做的每一个点评，它们所处的情境当然都是治疗关系。最理想的状况下，治疗师的作用如同一个安全基地，治疗师在场使安全地探讨患者身体的体验成为可能。自相矛盾的是，恰恰是在由这种安全感创造出来的环境中，关系中说不出口的危险有时候可以被表达出来。

有一天，一位有创伤史的患者，他的身体姿势让我印象深刻，我尝试把他走进我办公室时我对他身体的观察用语言讲述给他。当我**告诉**他我的印象，却无法充分地表达出我的意思时，我问他是否愿意让我把看到的**演示**给他。他同意了，我站起来，试着用我自己的身体——胸部和下巴都往前挺着——镜映出他的样子：

显然，我对他姿势的模仿让他有些不安，他说这个姿势看上去好像很愤怒而且带着攻击性，他还说此时他感觉有些不舒服——是身体上的不舒服。我问他是否能描述出来这种感觉。"就好像有一种张力遍布在这里，"他回答说，一边用手在自己胸口移动，从左肩到右肩。"感觉好像想要打出去，同时又要控制住自己。"

这时我看到他颌骨紧扣，右手反复地握紧。他拱起后背，拉紧，然后微微发抖，好像一半是被这种感受震撼了，一半是想抖掉这种感受。之后他坐在那儿身体往前弯曲，他的头垂向胸前，小臂搭在大腿上。在同一个动作转换中，他把右手（不再握成拳头了）放到左手上。他的两只手紧紧地握在一起，然后慢慢地揉搓着，显得一副很无可奈何的样子。我问他是否察觉到自己的身体在做些什么。

他摇摇头说，"你要知道，要往那儿想我就非常不舒服。身体里有这些感受让我觉得不好。以前当我触及到有关身体这些事时，就好像你完全抽离了，变成临床的，好像你在解剖它。"

我知道他是有所指的：在前几次的会谈中，他的身体曾经爆发出一阵似乎是不自主的、抽搐一样的动作，充满了力量，（在我看来）是具有威胁性的，即便不是愤怒的话。他带进来一个机会，让我们可以着手处理双方对这些场景的体验中那些"暗藏面"，对此我内心交织着不安和释然，我告诉他，当时我也许是被他吓着了，害怕事情的进展可能失去控制，或者甚至担心他会袭击我。我分享说，我猜想他感觉到的我的抽离，是我不能充分正视这个恐惧而导致的结果，无论是对我自己还是对他。

他回应说，听到我承认这一点，他现在感到轻松了，因为那时候他觉得我没有真实地跟他在一起。后来在会谈中，他（相当艰难地）告诉我，他曾经反复出现要把我"揍到屁滚尿流"的幻想，但是之前他无法告诉我这些。

持续追踪患者的身体感觉是重要的，因为它们总是在变化、无法预测但意义深长。当我们允许患者能够跟自己这些艰难的感觉呆在一起时，会让他们学习到，对身体体验加以关注既能转化它，也能清楚地理解它。如此，通过培养对身体的觉察，我们可以既增强自我调节，也可以增强对那些解离体验的觉知。此外，当身体感觉转换时，对身体的跟进有时会开启新的体验之门：

有一个患者，他早年的依恋没有留出多少可以发展健康依赖的空间，他感到愤怒，因为怀孕的妻子太容易焦虑不安了。他抱怨说——妻子快要离开他和他们一岁的儿子出差两个星期——她担心自己会住在哪里，她怎么能到那儿诸如此类的问题，现在妻子的担心也加重了他的负担。我帮他去理解妻子的焦虑可能是从哪里来的（她要和自己的丈夫、宝贝儿子以及她的产科医生分离），让他这样做激起了他对自己的担忧，对他而言要对妻子共情实在太困难了。我们试图去理解他那带着愤怒的感受会有什么含义，当我们的努力行不通时，我建议他聚焦在自己身体的感觉上。

他注意到自己腹部"七上八下"的，他解读为害怕。我鼓励他跟自己腹部的感觉呆在一起，他说他感到这种感觉"涌现出来"。他感到眼睛背后有一种压力：是泪水和悲伤。他默不做声。我问他当时察觉到什么，我很惊讶地听到他说只是在感受自己的悲伤。他说有一种全然不同的情绪出现了。他感受到自己想要和妻子亲近的渴望，还有一个画面，她的爱正在向他"发射"过来。

很显然，并非每一次身体觉知的练习都如此富有成效。跟这位一样的回避型患者，当你邀请他们跟身体感觉调谐的时候，他们经常是一片空白。然而，坚持不懈地继续推进，哪怕是没有什么感觉的觉知，也尤其能说明这个患者跟身体的疏离，而身体原本可以作为潜在的能量和信息的源泉。一方面建议患者注意自己身体中所体验到的，同时也记住他们目前正在感受、思考和想象的是什么，这一点常常很有帮助。

动 员 身 体

当我们被危险所威胁时，生物学上预设的程序会促使我们寻求一个更强壮或更智慧的人作为"安全港"，这一点是依恋理论的基础。如果找不到这样一个保护性的人，那么我们主动的选择就会缩减到战斗或逃跑；当这些选择都无法行使时，唯一可行的抉择就是僵住或者一动不动。无助的被动——在无法抵挡的威胁面前，抑制主动的应对——是很多创伤的根源。通过把身体动员起来消除这样的抑制，或许是扭转创伤影响的关键所在，包括被可怕的并且使自己动弹不得的依恋对象所引发的关系的创伤，对这些依恋对象既不能安全地接近，也无法从中逃脱（Ogden 等人，2005）。

你可能会记得，让人动弹不得的创伤，能使大脑的部分功能失效，使意愿停滞（背外侧前额叶皮层），并且只要危险还在就发不出声音（布洛卡区）。而与创伤相关的暂时性麻痹和"说不出话来的恐惧"（van der Kolk，1996）还会有无穷的后患。其结果让很多患者长期遭受着强迫顺从的折磨，也一直没有能力为自已设定合适的界线，或者为了自己的利益发起有效的行动——包括接近他人寻求支持的行动。在过去，这些患者曾经是真正的受害者，而他们习惯性的抑制又使他们成为现在的受害者（即使是受挫的和间歇性怒不可遏的受害者）。可以用"一瘸一拐地行走"来比喻，以表明创伤所具有的抑制如何持续地通过身体表达。无论如何，通过注意身体上的感觉，患者常常发现自己被解离的冲动想要以某种方式自我保护性地付诸行动，这些行动以前因为太危险而不敢尝试（Ogden，2006）。让他们有能力针对这些被妨碍的冲动采取行动——包括把它们说出来的行为——能够帮助他们打破抑制的习惯，就像以下这个片段所说明的一样：

"Lowell"感到被老板欺压——这个患者有过童年被身体虐待的经历——他决定辞掉工作，但他就是不能（用他暗示性的表述）"扣动扳机"。好几次会谈中，我们探讨了他的恐惧，他觉得一旦表达辞职的想法将会带来一场灾难：他的老板会暴怒，他的辞职不会得到批准，或者如果他这么做了，他大概会上黑名单，以后再也找不到工作了。要不然，他担心老板可能会被彻底打垮了。理解到这些自相矛盾的恐惧中非理性的特点，Lowell 最终决定要去行动——不料却发现自己陷入具有创伤强度的惊恐之中，他觉得自己快要抓狂了。在 Lowell 的焦虑之上，还叠加着对我的害怕，怕我谴责他由于"过分软弱"而不敢辞职。

我对他的压力表达了共情，并建议先暂时把他现实层面要做的决定放在一边，改为集中帮助他控制住自己的惊恐，更好地把握其意义。我猜想，聚焦在他此时此刻的身体体验上，也许既能让他平静下来，也能让他有所启发，我问 Lowell 此时是否愿意开始做个试验：他能关注自己身体里面的感觉吗？我们同意如果在任何时刻他感到自己变得更有压力了，我们会停下来重新考虑我们的方法。

一开始，Lowell 用有些紧促和压低的声音，描述说自己腹部有一种紧张的感觉，他说他感到情绪低落。我问他能不能停留在身体的感觉中，并且更好地了解它？他说他感觉好像有个什么东西在他身体里……一种压力……它正在升起来，那个压力从他的内脏移到肩膀，移到胳膊上。他仍然用一种压紧了的声音说话，他说他感觉到想要把什么东西推开——就是要把它弄到一边去（这句话稍微更有力度一些了）。

"如果你就让自己的身体做它想要做的事情呢？""那好可怕。""我在想，你是不是担心自己做出来的事情会太过分了，太大了或者太强烈了。""大概吧。"接着，他靠紧沙发支撑着身体，手已经握成了拳头，他的腿随即踢了出去，跟随这些身体的动作一起，他用刺耳的声音重复了好几遍："去给我滚他妈的蛋！"

他言语之间的力量和暴怒，他悬留在半空中的姿势，都好像山谷回声一样慢慢消散。我问他在内心发生了什么，他现在察觉到什么。他闪现出一丝微笑，说："我察觉到自己这会儿不再觉得那么抑郁了。"Lowell 在向老板"扣动扳机"的可能性面前感到恐慌，作为一个小孩子时，他也对可能向狠毒而可怕的父亲释放出实质上具有自杀性的暴力而感到害怕，处理这个体验的过程，也让二者之间的联系在情绪层面真实起来。此后不久，Lowell 跟老板说话时，老板变得更加通融了，尽管辞职一事仍在他的考虑之中。

除了从身体层面实际解除作为适应性防御的抑制之外，对患者而言，去**想象**这么做本身就能够受益。当代神经科学证明，当知觉和运动行为之间假定的边界被消解之时——就大脑而言——在真实的与想象的体验之间，二者的差别比我们以前曾经假设的要小得多。这就意味着，去想象新的行为和实际以新的方式行动，二者皆可促进治疗性的改变（Siegel，2004）。因此，我们可以这么问患者，比如，**如果你在头脑中想象自己像是小孩子，你父亲发脾气时你有力地反击回去，或者为自己辩护，那会怎么样？** 或者，**想象一下，如果你告诉妈妈你哥哥在摸你，就能成功保护自己不被他虐待，那你现在的体验会是什么样的？** 当我们可以帮助患者有所行动——或者想象有所行动——我们就开启了到目前为止都难以想象的新的可能性。

去躯体化与未解决型患者

情绪在本质上是心身性的。

　　　　　　　　　　——JOYCE MCDOUGALL（1989，第96页）

　　在描述曾经遭受创伤的患者的治疗过程时，"去躯体化"（Krystal，1988）是一个关键的术语。这些患者通常把自己的情绪体验为躯体感觉或身体症状，而非体验为感受。当我们把人类的意识描述为"心理的剧场"（见 Blackmore，2004），未解决型患者常常就像生活在"身体的剧场"里，而解离和"身心爆炸"似乎是其中唯一的出口（McDougall，1989）。去躯体化——将心灵重新引入到这些患者的躯体体验中——有可能提供另一个出路。

　　显然，未解决的创伤的残留和混乱的依恋既是生物性的，也是心理层面的。长期处于与应激有关的高水平的自动唤起状态会导致身体症状（比如肌肉紧张、血压升高、呼吸困难），并且损害免疫系统的功能。未经调整的情感成为致病的危险因素，而疾病经常让创伤患者感觉他们是自己身体的受害者（Scaer，2001）。如果我们要尽最大可能帮助这些患者，最重要的一点就是要理解他们情绪性失调的恶性循环，以及让他们常常感到难以自拔的躯体痛苦。

　　创伤性应激和未经调整的情绪直接影响到大脑。它们抑制

304

了海马体的活动，或者甚至会导致海马体的萎缩，从而使杏仁核对知觉到的危险进行不加区别的反应。由于没有经过情境性架构、外显记忆和通常由海马体控制的这些核检，创伤患者的杏仁核运作是一触即发的，会杂乱无章地激活自主神经系统，使之对那些被我们大部分人评估为中性的信号做出反应——比如，汽车逆火放炮的声音，或者，就此而造成的由于激动或耗神所导致的心跳加速。未解决的创伤导致的结果可能是持续生活在一种紧急状态中——身体由于真实的或想象的危机而疲惫不堪，心理上没有空间将躯体状态转换为可以分享、反思以及调整的感受。对于未解决型患者，治疗师的职责是提供关系的空间，从而开启心理的空间，在这个空间里使这种转化——即去躯体化——有可能实现。

最首要和最重要的，去躯体化的过程有赖于治疗师帮助患者去容忍而非解离自己身体感觉的能力。解离是患者面对唤起水平超出自己的容忍窗口范围时的反应。在相对安全的治疗关系中，我们既鼓励患者当自己的身体感觉发生变化时去观察它们，也帮助患者将身体表达转换成语言，我们以这两种方式去调整这样的过度唤起，帮助他们消除解离反应。我们这样做时，也帮助患者构建出一套用以描述身体体验的词汇。

这样一套词汇对于未解决型患者有两个重要功能。在他们面对把躯体反应**等同**于情绪反应的倾向时，将身体感觉和感受区分开的能力，能够帮助这些患者把自己从"躯体等同"的暴政中解救出来，比如，快速跳动的心脏**就等同于**恐惧——而非只是没有情绪含义的自动的条件反射。在他们面对把躯体性和情绪性的反应脱钩的倾向时（心跳加速仅仅是心脏的一个症状，永远不是恐惧的标识），将他们的身体感觉和他们的感受**联系起来**的能力，能够帮助这些患者利用内部的体验，作为理解自己和与他人交流的基础。

要说明身体和情绪之间的关系，尤其可能有帮助的是为患者描述出来他们的各种模式。包括面部表情、身体姿势、手势以及说话声音的韵律，这些模式似乎可以识别为各种情感——也就是看得见或听得到的情绪信号。一旦这些身体感觉和情感成为治疗性对话的一部分，目标就变成把它们与患者的感受连接在一起（和针对感受的防御），还有那些唤起它们的情境。

Marla 有早年丧失、被忽视和创伤的经历。在一次会谈中，她似乎变得比平时更加无法接触，对感受或想法都没有任何感觉。当我问她现在对自己身体有什么察觉时，她说她注意到上腹部有一种比较紧的感觉，就在肋骨下端。

我们探讨这种感觉时，她认识到胃部肌肉的紧张使她很难做完整的呼吸。[根据 Dimen 的（1998）"如果你呼吸，你就在感受"，我发觉我自己在想，呼吸减少也许是这个患者减少感受的一种方式。] 她说这种紧张的感觉很熟悉，她联想到这和社交互动中她的焦虑有关，尤其是当她想从其他人那里得到一些东西时。

针对她的身体而工作对我们来说是一个途径，从这里可以开始把她解离的情绪直接带进我们的关系中——具体而言，那些情绪或许唤起了她对依赖的需求，而她的成长经历已经教会她去否认依赖的需求。

去躯体化不仅仅包括识别和容纳身体的感受和情感，也包括对它们进行解释或者加以理解。在最基础的层面上，理解感觉和情感涉及到要把它们解释为感受（如同 Marla 所说，"如果我的胃部紧张并且呼吸短促，我也许感觉到害怕了"）。在另一个层面上，解释意味着把现在身体的和情感的体验，与过去发生的事情连接起来。例如，有一个患者联想到，他的睾丸疼痛与小时候感觉到心理上被母亲"折磨"时体验到的恐惧有关。

对于未解决型患者，去躯体化是心理治疗中的一个重要维度，在最佳状况下，其结果不仅能够提高情绪调节的能力，也能促进反思性自我觉知的能力。强化这两种密切相关的能力，能够帮助患者逐渐停止在或受困于身体或从中解离这两种体验之间摇摆。它也可以减少他们依靠聚焦躯体上的反应（诸如自己用药或者自我损毁）来解决实际上是心理方面的困难。总之，对于未解决型患者，去躯体化使他们有可能处理心智和身体两方面的困难体验。

"再躯体化" 与回避型患者

研究表明，冷漠型成人在谈论他们的依恋历史时，表面上看似乎很平静——而同时的生理测量则揭示他们情绪上的应激，对此他们只是感觉模糊而已，如果还有感觉的话（Dozier 和 Koback，1992）。就如同跟自己的感受失去联接一样，像这样的患者也经常跟自己的躯体感觉失去联接——大概是他们"降低激活"的依恋策略所致，那个策略要求他们关掉**所有**的内部信号，这些信号可能唤起他们对自己需要他人的觉知。由于他们在很大程度上是"活在头脑里"，而占据身体的是去**做**而非去**感受**，这样的患者常常看上去精力不足，情感上无声无息，体验兴奋的能力受到限制，尤其是在关系的情境之下。如同 Siegel（1999）所提议的那样，他们或许有"一种总体上过度的副交感神经的基调"（283页）。通常，由于缺乏早年身体上被抱持和被抚育的体验，他们与自己的身体之间也建立不起来这样的养育或接受的关系。

与这样的患者之间的工作，一部分必须以收复他们身体的感受为目的。这就要求治疗师以患者无法关注的方式关注身体。通过交流我们对患者躯体体验的兴趣，我们表达出身体**感受**到的实际上很重要，无论是对身体本身而言，还是作为患者情绪体验的信号而言。我们并不忽视患者的身体，相反，我们需要询问和观察有关身体的方面，并且当身体在无言地"说话"时，我们需要让患者知道我们听到了什么。当我们能够帮助回避型患者更加落实在身体里，我们也在帮助他们更加活在当下——活在与他们的感受、与他人和与他们自己的关系之中。这也是另一种方式，通过建立包纳性的治疗关系，我们促进患者有能力整合他们的体验——这种情况下，包括身体上和情绪上的体验——他们之前没有能力承认这些是属于自己的体验。

注　释

1. 也见 Epstein（1995）和 Aron（1998）。

第十七章

心智化和觉察：心理解放的双螺旋结构

认识精神之流的内容的意识，比这些内容本身更重要。

——MARK EPSTEIN（2001，第6-7页）

依恋理论的研究强有力地表明，我们相对持久的心理状态，以及每时每刻的主观体验，都受到我们如何对待自己生命中的内在和外在环境的**姿态**的影响，这些影响与直接受环境的影响相比，可能不相上下，或者更大。

安全依恋关系培养出可以采用反思性的心智化姿态的能力，这个姿态能够带来灵活的注意能力、对新的信息保持开放，并且有能力对同一个体验从多样的观点去考虑。这样一种姿态对于我们彼此间相互理解和理解自己都至关重要。它尤其是让**心理的**视角成为可能，从而让我们认识到：(1) 存在一个塑造行为的内在世界；(2) 这个内在世界是表征性的，与它所模拟的外在世界有联系，但是绝不等同。反思的姿态也提升了内在的自由感——一种对主观体验具有流动性和柔韧性的觉知，此外还提升了运用个人执行能力的可能性，即，有意尝试去影响自己的体验的特质。

与此相反，不安全依恋和（或）未解决的创伤，会导致僵硬的、有时候是易碎的注意力策略，它限制了我们根据新的信息来更新旧的工作模型的能力，以及从多样视角来考虑体验，包括——最为重要的——心理的视角，没有这一点，我们就不可能理解自己的行为以及其他人的行为。此时的姿态是一种嵌入，它使我们对这一刻的体验如此受制于自己狭隘的看法，以至于任何其他看法在情绪上都变得毫不相关。逗留在这样一种姿态里，我们无法解释自己的体验，相反，只会纯粹地被它所界定。

很多前来寻求我们帮助的患者，都长期地或者间歇性地嵌入在他们自己的体验中，其结果是，要靠自己去影响把他们带进治疗中的那些痛苦、症状或限制时，他们觉得很无助。当这样的患者不能理解未经处理的体验和他们对这个体验的反应之间的差异时，他们容易感到被自己的情绪和信念囚禁起来，好像这些就是不折不扣、不容质疑的事实。当然，与客观事实不同，主观体验——一个由身体感觉、情绪和想法构成的流动的、多种模式的综合体——只能产生于我们每个人的独特的个人表征世界，这个世界过滤着我们对内在和外在现实的知觉。但是，通常，我们的患者发觉他们无法获取对于表征世界的影响的觉知，或者无法从中获益。就这一点而言，他们结果就嵌入在那个世界里，以地图就是领土的方式而生活。

在最糟糕的情况下，他们无法思考任何自己还没有相信的事情，无法想象任何他们现在还感觉不到的感受，而且除了他们眼下正在做的之外，他们无法考虑任何其他的观点和行动的过程。这种嵌入的姿态会不可避免地破坏情感的调节和反应的灵活性，此外也破坏个人执行力的感觉，这种感觉原本能让这些患者感到自己可以插手塑造自己的体验。

作为治疗师，我们发现自己有时候也会嵌入进来，其结果是我们自己自由思考、感受和行动的能力将受到严重的限制。移情—反移情的活现是双方**共同**嵌入的实例。当我们完全嵌入到体验中，就被自己的内在表征世界**和**外在现实世界所抓牢了，这个外在世界包括其他人的行为。一种心智化的姿态和（或）一种觉察的姿态，有可能松开让我们感到双重地嵌入其中的内在和外在环境的掌控。

作为"解除嵌入"过程的心智化和觉察

让我们回想一下临床上的重要发现，在预测安全依恋和养育出安全型儿童的能力方面，与成人记忆中自己依恋历史的事实相比，成人对想法的思考能力——元认知——以及根据潜在的心理状态解释人类行为的能力——心智化——是更好的预测指标（Fonagy，Steele 和 Steele，1991）。显然，一种发展良好、可以采用反思姿态的能力，能够赢过个人的历史，即便那个历史相当恶劣。

由于童年时期被忽视和被虐待几乎严重到了荒唐的地步，我的一个患者在心理上伤痕累累。然而，他拥有惊人的复原能力，完全没有被创伤史所废掉。他情绪上得以幸存的关键在于他五岁左右就认识到，他母亲"疯了"。这种早期的心智化缓和了发展过程中灾难环境可能产生的影响。

心智化促进我们察觉自己和他人的主观体验的解释性深度和表征性特质，以这样的方式，在我们的一生当中，心智化都有可能让我们从内在世界和外在现实的嵌入中解脱出来。比如，我的患者能够通过解读他母亲不稳定的心理，抵消自己羞耻和内疚的内在体验。他并没有认为母亲神志清醒而自己是不好的，相反，他重新描述母亲是"疯了"的，因此，他能够保留住自己是好的这种可能性。

对于此时此刻鲜活的体验，心智化促成的"表征性重新描述"（representational redescription）（Karmiloff-Smith，1992）和

解释，不但可以说明它内隐的心理基础，还能根据记忆中的过去
和想象中的未来，说明它所处的情境。心智化推动"心理时间的
旅行"（Wheeler，Stuss & Tulving，1997），自相矛盾的是，这反
而让我们可以更加全然地安住在当下时刻。当我们缺乏心智化
的能力，太多的时候，我们对当下的体验要么是活在令人沮丧的
过去的阴影之中，要么是活在对灾难性未来的想象之中。

对于体验，心智化推动我们根据它潜在的心理状态及其历史
加以考虑，这让我们有可能去除对反射性和自我挫败反应的认
同，之前这些反应让我们身陷囹圄。以这种方式，心智化有助于
我们对习惯性的思考、感受和行为的模式"去自动化"（Deikman，
1982）。由于心智化在我们的体验和我们对体验的反应之间，开
启了一个心理的空间——常常还有一个时间的间隔——心智化
的过程（mentalizing）就是"解除嵌入"（disembedding）的过程
（Safran & Muran，2000）。

反思姿态作为心智化的预兆，在依恋理论中地位显著，与此
同时，依恋理论家对觉察的关注却只是一带而过。觉察也是一种
对于体验的姿态，可以促进对有问题的心理状态解除嵌入和去
除认同。但是，觉察与心智化不同，心智化把注意的焦点放在体
验的心理**深度**上——包括体验的潜意识维度和它的历史——觉
察的姿态则通过有意地和不加评判地把注意力集中在当下时刻
体验的**广度**上，帮助松开内在和外在环境对我们的掌控。

在觉察的姿态中，我们只是单纯地**注意**到此时此刻的全景，
允许自己有意地、尽最大可能地安住在即刻的体验中，以便能
最直接地理解这个体验（Bobrow，1997），而非取而代之，去**思
考**体验的意义（就像我们有意进行心智化时所做的那样）。这就
需要接纳、顺应（Ghent，1990），或者有时被称作信仰（Eigen，
1981/1999）——尤其在我们所注意的体验令人痛苦的时候。但

310

是假如我们选择面对它，而不是与之对抗，我们就可以察觉到如同巡游队伍经过一样出现的想法、感受和身体的感觉，它们每时每刻都不断地塑造和重新塑造着我们的体验。

有意选择把我们的注意力引向某处以及如何引导注意力，这是觉察姿态的关键——而有意进行选择的可能性首先取决于对我们的注意力的**定位**。一旦我们这样去做了，就能以这样一种方式注意我们的体验，即增强在觉知和所觉知的客体之间存在差异的感觉。在这个过程中，我们也巩固自己**对觉知的觉知**（awareness of awareness）的认同，它可以起到内部安全基地的作用。当觉察性的注意揭示出体验如同万花筒一般千变万化的特性（佛教用语中的**无常**）时，它通常会使这样的体验不再那么固化——不那么如同铁板一块，而是更富有弹性——让我们可以更容易穿越它，从而促进变化的过程。

同时，觉察的姿态也可以使我们对自己和对他人的体验感到**更加**牢固——更加纯正、更加容易获取，体验上也更加"真实"。在当下时刻的体验中，当过去和未来都在主观层面被修剪掉了，这个时候这种转化就发生了。于是此时此刻会忽然充满了一种让人解脱的永恒的质感，而不是令人窒息的不变性。

在这种氛围下，有两种自相矛盾的感觉，既感到"活得轻松"了，又感到迫切需要以一种更富有同情心、更踏实和更能以当下为中心的方式去回应体验。这种令人振奋的自由和迫切的双重感觉，能够打破无助的恍惚状态，这种恍惚会时不时当我们的内在世界和外在现实互动时出现。觉察培养出一种觉醒，让我们注意到并且不去认同先前对体验的自动化和无意识的反应。以这种方式，对患者和治疗师而言同样如此，觉察的姿态——跟心智化的姿态一样——可以成为解除嵌入和发生改变的有力资源。

当然，心智化是心理治疗实践中的一个主要成分。根据潜在的心理状态对行为做出反应——根据为体验赋予意义的感受、信念和欲望对体验加以理解——这就是我们跟患者在一起每天所做的工作。觉察，它自身的毫无疑问的价值，也让我们作为治疗师有能力更加全然、更加平静地在场，因而也能把我们变成更好的"心智化的人"。这种"开放的存在"（open presence）（Epstein，1995）的品质，促进了对于患者和我们自己在情绪上最为重要的更高程度的接受性。通过广泛而非狭窄的注意力聚焦，觉察的姿态使一种直接的了解（knowing）成为可能，这种了解是具有整合性的，而且似乎同时是身体和心理的产物。这种整合的了解有利于我们去帮助患者，让患者既可以去思考自己的感受，也可以去体验被自己的思考唤起的感受。因此，觉察——通过加强我们自己的心智化——可以帮助我们提升患者的心智化能力。

在关系的情境中发展心智化和觉察

正如 Bowlby 所言，由于依恋关系被体验为如此必不可少，因而作为发展的情境，依恋关系的影响是如此强而有力。也如 Ainsworth 所澄清的，恰恰是发展性对话（最初是非言语）中沟通的品质——它的包纳性、灵活性和情感调节的有效性——决定了它带来安全感或者不安全感的潜在可能。而且像 Main 所证明的，我们早年的人际间对话被内化为工作模型和规则，用于调配我们的注意力，尤其塑造了我们对于体验的姿态。

在心理治疗中，跟童年时期的发展相似，对于体验的姿态，特别是那些充满了情绪的体验，是在依恋关系的矩阵中被塑造的——而且能够被再次塑造。有能力从体验中解除嵌入的治疗师（或者父母）能够建立起一种关系，在这个关系中，患者（或者孩子）可以习得同样的能力。对患者和孩子而言同样如此，发展安全感和心智化的关键之处在于，在你体验到的关系中，那个依恋对象把你的心放在她自己的心里（Fonagy 等，2002）。在心理治疗中，这样一种体验取决于共情性调谐的治疗师的心智化姿态，这一点——如同敏感反应的父母一样——具有内隐的和外显的两个方面的维度。

内隐的心智化涉及到从直觉上不断解读非言语的情感线索——这是右脑的特长，它让我们可以根据行为的心理学意义做出反应。当我们以相应的面部表情或者切换谈话语调的方式，来反射性地"镜映"患者的情绪状态时，我们就在进行内隐的心智化，这通常是在意识的觉知之外。以这种方式对行为进行自动化的解释和反应——即共情性的方式——对于培养出一种让患者感觉被感受到和被理解的关系而言，是必不可少的。

相反地，外显的心智化是一种有**意识**的过程，它借助"左脑解释者"（Gazzaniga，Eliassen，Nisenson，Wessuger & Baynes，1996）的语言资源，有意图地对行为的意义及其心理学的基础进行反思，这常常会使内隐的变成外显的（比如，当患者某种愤怒的语调流露出他心怀怨恨时，治疗师对被患者否认了的愤怒做出点评）。无论何时，每当我们试图用言语表达自己在努力理解患者的体验，或者，就此而言，还有我们自己在治疗互动中的体验，我们就在外显地心智化，而且还邀请患者做同样的事。

312

确切地说，在一个感到越来越安全的依恋关系情境中，是治疗师的心智化逐渐提高了患者采用心智化姿态的能力，无论这种心智化是内隐的还是外显的。同样，能够觉察的治疗师也能利用这个关系，培养患者自己觉察的能力。

如同稍早时谈到的，觉察是有"感染力"的。在另外一个平静和接纳的人的面前，我们自身更容易感到平静和有那么一点点自我接纳。作为治疗师，当我们能够进行觉察时，也常常发现患者跟我们在同一片蓝天下相遇。所有这些都是内隐地发生着的。我们也可以**外显地**邀请患者的觉察——比如，当我们建议患者跟自己当下的体验呆在一起，或者当我们提出一些问题，这些问题是患者离开对此时此刻体验的关注就无法回答的。无论何时，每当我们既没有把注意力引向**已经**发生的，也没有引向**将要**发生的，相反，而是引向现在**正在**发生的，我们就为患者进行觉察创造了机会。而且每一次，当他们能够带着察觉和接纳，"安住"在当下，他们就提高了自己觉察的能力。

双螺旋结构：一个临床的例子

教我们去留意和不在意

教我们端坐入定。

——T. S. ELIOT（1930/1991a）

在心理治疗中，觉察的姿态和心智化的姿态二者之间的关系就如同一个双螺旋结构：是一对儿会部分重叠在一起的螺旋体，既有汇聚，又有偏离，周而复始。心智化和觉察对体验的了解和反应方式截然不同，但又互为补充和相互交织——而且双方彼此增强："领悟带来平静，而平静带来领悟"（Cooper，1999）。心智化的姿态和觉察的姿态二者都能提高治疗师的能力，从而帮助患者更有效地调节情感、感受自己的执行力，并且帮助他们整合之前解离的体验。同时，二者也都能提升我们的觉知和内在的自由——通过让我们识别出心理在以怎样的方式调节着我们对世界的体验——对治疗师和患者而言都一样。

当然，这里的重点在于要去减少患者的痛苦，并且能够帮助他们感觉到更有活力——跟自己和他人更有联接。让患者嵌入其中的痛苦有多种表现形式，也有很多原因。其中大多都来源于回避痛苦的企图。与不安全依恋有关的降低活性和激活的策略，还有与未解决的创伤有关的解离和"见诸行动"，都可以被看作是自动化的防御性方法，它们既是为了减少当前的痛苦，也是为了降低未来痛苦的可能性。对于患者的痛苦——以及他们回避痛苦的方式——治疗师通过心智化和觉察的方法能够与它们同在，既可以为二者留出空间，也有可能使二者都有所消减。

　　但是，跟他们的患者一样，治疗师也容易有情绪上的痛苦，并且有时也容易发现自己嵌入在对这种痛苦的习惯性防御中。其结果是，作为治疗师，我们会经常性地滑进或跳出某些嵌入时期，在这些时期里，我们是完全嵌入在——跟我们的患者非常相像——一种思考、感受和建立关系的自我保护性的模式中，好像生搬硬套地重新上演了一样。

"谢谢你，又给了我一年"

　　这是患者 Ellen 写给我的圣诞贺卡上的最后一句话，我从第十五章开始谈到她的治疗，她被自杀所困扰。在那一章里（原书页码第 284 － 288 页）我大概讲述了跟 Ellen 一起的两次会谈：第一次会谈以活现为标志，**附带**着矫正性的情绪体验，第二次会谈的标志是从一个意象中结晶而成的一个解释，那个意象就是我牵着她的手，把她从自己那安全但却荒凉的隔离状态中领出来，领到一个全新的关系世界中。这些会谈启动了之后一系列的会谈，对这些会谈的回顾可以作为例子来说明，在活现——患者和治疗师共同具有的嵌入——和心智化以及觉察之间的复杂关系，后两者能够帮助松开活现的掌控。

　　在我和 Ellen 长期的关系中，那种生死攸关的风险，那种漫长但又稳步前行的感觉，以及在我们体验中那些"重叠"的部分，所有这些混合在一起，在我们之间产生了一个强有力的纽带。若干年之后，她开始深深地依恋着我，即便还不是**彻底**安全的依恋，同时，我现在对她的情感也相当深厚，而我的承诺也坚定不移。而在此之前是长期的折磨——包括自杀的威胁和举动、深更半夜的电话、找警察、找医生、收治住院——在暴风雨之后，才相对地平静下来了。

我们为之挣扎的主题，实际上从治疗之初就开始了，就是依赖。谁会来照顾谁？这就是问题所在。Ellen 在她一生中都感到不得不去照顾别人。这个角色在她很小的时候父母就分派给了她，她父母要求她不仅照顾弟弟妹妹，还要照顾父母双亲，按理说，那时候他们应该来照顾她才对。Ellen 长大成年后，让别人依赖她已经成为她永远不变的情绪上的工作职责。在治疗中，她就像一个落水的女人拒绝被救助一样，跟她自己想要依赖我的需求进行抗争。

但是，在无意识层面，她也渴望被拯救——就好像我显然也在无意识层面渴望能够拯救她一样。最初，是我自己身披闪亮的盔甲、担当起 Ellen 的骑士的一个意象，让我有机会隐约看到自己要"拯救"她的需求，还有她自己想要被如此拯救的期望。我在第十五章中描述的那次会谈是治疗中的一个转折点，在那次会谈中，我跟 Ellen 分享了这个意象以及我对其意义的猜测。

在那之后的几次会谈中，Ellen 司空见惯地继续抱怨，而且更加愤怒了，说她就是让自己变得太依赖我了。我认为她的难受是在我们的讨论之后紧跟着发生的，在讨论我那奇迹般地拯救她的期望——以及她那被奇迹般拯救的期待之后，对我的这个见解她能利用的程度非常有限。她好像没有心理空间可以思考自己的难受有什么意义。相反，她看上去完全嵌入在心理等同的幽闭恐惧世界里。在那里感受就等同于事实，要照此办理，而不是把感受作为有待被感觉和被理解的心理状态。她能够想象出来的唯一解决方案就是把来见我的频率减少：改成每周一次，而不是每周两次。

她不去——或者是不能——跟我一起思考她自己感受到了什么，对此我发觉自己稍微有些受挫。然而，向 Ellen 指出，她做不到的困难跟我们在那次令人不安的会谈中触及到的那些期望有联系，这样提议对我很有用。当我提出，她想要从我这里得到她小时候错过的东西，这种"永无休止的期望"部分程度上阻碍了她的"心智化"（我并没有使用这个词）（Stark，2000），这有助于进一步深化我对她的困境的共情，而且缓和了我要去拯救她的迫切需求。对于我自己这种需求的心理根源，我仍然需要更全面地加以理解。

"方向盘后面没有人"

在我以下即将描述的四次会谈中，第一次会谈时，Ellen 说她知道**我**感觉到治疗里已经发生了重要的事情，但是**她**不太确定。她要求我再解释一下我是怎么想的。

我回应说，"我相信你记得那次会谈，我告诉过你我的一个意象，我牵着你的手并把你带到一个更好的世界里，我设法以这种方式来"拯救"你。我有个猜想，你希望事情会这样发生，这让你想要跟我一起工作，一起理解是什么让自己这么挣扎，就变得有点儿难。我反而认为，某种程度上，你能够得救的希望就在于，通过跟我在一起，通过在这儿体验跟父母在一起时体验不到的东西——所有你成长所需要的爱和关怀，感受到安全和强壮。"

当她说她知道我有这个想法，但是不知道这个想法是否真的很真实时，我很坚持。"我们已经不止一次讨论过，你有多不情愿跟自己的感受呆在一起，多不情愿去了解它们，也不愿意跟我一起用语言描述它们，哪怕至少只是上手试一试。"

315

这个想法她接受起来没有问题。"我不仅是不情愿而已——我对关注自己感受到什么是很明确的反感的。"长时间的沉默。"所以你提到的那个部分看上去是真的。"又一阵沉默。"就是觉得好难啊。"沉默。

"那,感觉好难又是什么样子?"

"这让我好紧张。好像有件事我能做但是没有去做。可是如果我无法相信它会让我有所不同,我干嘛要去费这个劲儿呢?对我来说太晚了。没有理由再去希望。我并不觉得我还有未来。看上去好像要做这么多的工作,唯一的目的就在于我是否能看到我前面还有未来。但是我看不到。"

听到这些话,我也有一种毫无希望的感觉,好像无论我说什么,都不足以影响到她。我再一次认识到,对 Ellen 来说,要她调用自己的资源有多么困难,也许这就是不可能的,我感觉我自己在沉下去——直到自然而然地,我脑海里出现一个画面,Ellen 正坐在一辆汽车的驾驶座上。

像这样的一个意象或者一个隐喻,常常是治疗师心智化的表现形式。有时候这样一个意象会变成治疗性谈话中的重要部分,它有可能会提升患者自己的心智化能力。为什么会如此?意象和隐喻——与心智化本身一样——都涉及到象征。就是说,它们代表着另外的事物,而且,(我们希望)当它们富有含义地表征着情绪现实的某些方面时,它们也可以被拿来做游戏。当我们在治疗里针对这样最初是非言语的象征来工作时,我们就是在"与现实一起做游戏"(playing with reality)(Fonagy & Target,1996)——这是一种非常好的描述,道出了我们在心智化的过程中实际上做了什么。我决定把我的画面跟 Ellen 分享。

"刚才当你说你无法看到前面还有未来,我心里有个画面,是你坐在一辆车的驾驶座上。而且这辆车没有开动。你在驾驶座上，但是你觉得不愿意，或者也许就是没有能力，真的去把握方向盘。用你的话来说，就好像你已经有了一个"明确的反感"，讨厌透过挡风玻璃去看你前面有可能是什么，而且也明确地讨厌从后视镜里看看你后面有什么。当你既没有往前看又没有往后看的时候，显然，要去开这辆车会感觉很危险。实际上，你也许想要另外一个人来掌握方向盘，这样的话你确实还有可能安全到达一个地方。"

"我不想开车，你说得对……我想要其他人把我送到那儿。"她用一种很特别的语调说，而且脸上的表情看上去在轮流表达着愤怒和耻辱，她觉得有权力要求其他人开车的愤怒，以及她把这样一种渴望说出来的耻辱。

感觉到她那种痛苦的双重感受，我说，"我知道。当然，你想要这样。我想你一定既感觉到你值得这样，也感觉到你想要这样是一件丢人和屈辱的事儿。"

"我太害怕往前看了，前面太凄凉了，而往后看也觉得天塌地陷。我已经这么长时间都不去看了。"她的眼泪出来了："事情只会越来越失控。在我垮掉之前我一直在开车，我一直在控制。但是，从那时候起，我好像就一直在等着并盼着另外一个人能接手。"她很显然正在跟自己的感受搏斗。

我说："我不想接手。但是我想坐在车里，坐在你旁边，有一点儿像你正好又开始开车了，而我在这儿能帮你看着路，也能看着后视镜。"

"但是如果我去看，如果我真的开始关注我感受到什么，想些什么，那肯定会有太多东西了。我知道会这样的。"

"我想你是在害怕自己没有能力去踩刹车。"

关于她能够用哪些方式踩刹车，我们讨论得相当详细：在心里想象一个安全的地方，注意自己的呼吸，像我们每次会谈开始

316

的那样去做冥想。当这次会谈快要结束的时候，她告诉我她总是
会做一些跟车有关的梦。还是个小女孩儿的时候，她会梦到自己
坐在汽车后排座位上，惊恐万分，因为方向盘后面没有人。长大
成人后，她现在会梦到自己一个人在车里，但是没有办法让自己
坐到驾驶座上。

"站在十字路口"

在几次会谈之后，当我们一起做冥想的时候，有一个想
法——事后回想，其丰富的含义太明显了——在我头脑里出现：
**我自己要在那个方向盘上少花些时间，好让 Ellen 去体验她自己
的执行力。** 我很安静，而且这个状态有些特别，Ellen 先开口说
话了。她说她感觉很累时，我问她现在在这里很累，对她来说是
怎么样的。

她缓慢而安静地说，"感觉上是混杂在一起的……感觉到安
全和舒适。我喜欢可以只坐在这儿……但是我也觉得我今天想
要去到一个什么地方。"

听到这也许是执行力有些轻微的骚动，我没说话。我把注意
力放在自己的呼吸和身体的内部，也把同样多的注意力放在她
的言话表达上。我感觉平静，处在当下，而且与平时相比，要去
做些什么的压力小多了。我察觉到自己的腹部随着一呼一吸起
伏着。我好像有一种从自己身体内脏反应上已经理解了她的感
觉，而且为她留出了空间。

在想法与想法之间略作停顿，她说，"我累了是因为我的各
种想法像在赛跑一样……我的头脑总是从一件事情跳到另一件
事情上……我不断地用无关的想法分散我的注意力，这样我就
不用跟那些内心真正发生的事情呆在一起了。"

"我是跟你在一起的。我知道当我难过的时候，我脑子里那

种惊慌失措四处奔跑的体验。好像我在寻找安全的地方，或者是理解，或者是结论，或者是框架。"

"但是你可以看到你的想法。我就是从我的想法里跑开了……总是从我的体验上转身离开。"

如果你能转过身来面对它，你会做得更好，我这么想。然后我把自己的注意力又一次引向内在，去关注自己身体呼吸的体验。我刚才并没有想要去弄明白什么。我感到平静和开放。

在一段长长的沉默之后，Ellen 说，"我感觉我好像是站在一个十字路口……但是我不能很好地确定那是什么。"

我打破了另一次长时间的沉默，说道，"似乎你觉得是在为某个选择或者某个方向而挣扎。"

"David，我挣扎着想放弃那个我会杀了自己的念头。"

我深深地轻声叹了口气。

"而这太难了……放弃这个想法太难了，因为那曾经是我唯一的安全感，那曾经是我可以依靠的……我唯一一直想要的就是要感觉到安全，而我的生命中好像没有任何地方能够让我感到安全……但是，想要相信我的孩子们，孩子们成年后，会对我自杀这件事都能过得去，这一点变得越来越困难起来了。"

这时，她那正在加深的共情，好像是她正在进行心智化和从"假装"世界解除嵌入的一个标志，在假装世界里，她想象自己的孩子们——轻而易举就能适应她的需求，即从忘却中得到安慰——"没有了我，会更好一些。"

"告诉我是不是这样。我有种感觉，你越来越能替他们设身处地地着想了。你在想象你的自杀对他们来说会是什么样子。而且当你想象的时候，就不可能还继续相信，这不会带来巨大的和极其毁灭性的影响。"

"是这样的。而且我也想到你。但是对我感受到的东西我不知道该怎么做。我能用我在这儿学到的，当我处于惊恐之中时告诉自己，这会过去的。但是就好像我缺少了某些东西，我大脑里的某些部分，或者某些思考自己体验的能力，某些领悟。"

"我并不认为你缺乏这种能力。我认为你是缺乏练习。而且，如果你害怕关注自己的感受会让你完全被感受淹没的时候，想要去练习是很困难的。"

"但是，我也已经体验过，当我谈论感受之后离开这里时，并没有感觉天塌地陷。"在这次会谈快要结束时，一些清晰的东西浮现出来，Ellen 觉得自己所处的十字路口，代表着令人不安的可能性，不仅有放弃自杀带来的所谓"安全感"的可能性，也有决定活下去带来的可能性。而且，这个选择引发了她要把自己放在方向盘后面的恐慌，同时也召集起某种勇气，主动面对她自己的体验，而不是转身离开。

"我不想去思考"

在一次会谈刚开始的时候，Ellen 告诉我，她对圣诞节的旅行感到焦虑，她要去另一个州去拜访她的妹妹。她具体是为什么而焦虑呢？她感觉她必须非常强大和完美，她需要有能力照顾她妹妹。她很害怕出现在妹妹面前时，有任何的情况让她不符合这个形象，Ellen 似乎不能或者不愿意去质疑自己的感觉或想法：它们就是事实。

又一次进入这种信以为真的世界让我感到很挫败。难道她就看不到这里有些事可以再想一想吗？为什么看上去是我一个人要负起责任，帮她从那种自找的痛苦中挖掘出一条生路来呢？我错误地以为我正在容纳这些尴尬的反应——或者也许我应该说是把它们藏起来了——我设法把她拽进来讨论，讨论中有一点变得清晰起来了，如果有什么不同的话，那就是跟 Ellen 相比，她妹妹并**不那么**需要一个强大和支持性的他人。随后，我注意到她好像退缩回去了，我问 Ellen，跟我讨论她确信她需要去照顾妹妹，对她来说是什么样的。

"我觉得你在骂我，或者在呵斥我。"她回答说。

我叹了口气，当然，我知道她说对了。为了修复这个裂痕，我说，"我相信你捕捉到了某些实情。我想有的时候我就是变得不耐烦了，或者说感到挫败。你只是有你的感受，而我显然出于自己的需要，想让你做更多的事情。所以自然而然，你最终感受到我那个需要，正中靶心。但是，我不得不说，我最不想让你感觉到的事情就是，我帮助你的努力反而到头来伤害到你。"

她潸然泪下，说，"我不认为你是要伤害我。但是我认为你没有理解我。我在努力想说服自己脱离我感受到的这些，但就是没有用。我还是有这样的感受。"

"当然你会有啊。为什么不会有呢？你是觉得我给出的建议是劝你去说服自己脱离感受吗？我在说的跟这一点完全不一样。我是在说，不用那么热衷于把你在这个主题上所感受到的，当成最终的定论。"

她以泪水作为抵抗，答复我说，"David，我不想去思考，我不想去负责任。我想要别人去思考，我想要别人去负责任。我从一个小小孩儿起，就负太多责任了，我就是不愿意再这么做了。"

对她显而易见的痛苦，我此时体验着共情，但是也体验着某些同样的挫败，这挫败感是就在几分钟之前让她感到被责骂。我一边仍然在自己艰难的感受里挣扎着，一边能够开始从深处去理解，她想被照顾的渴望必须要被我听到而且**感受到**，这样她才有可能从另外一些角度来考虑自己的渴望。为了拓展心智化的空间，Ellen 首先需要感到我认识了她的"现实"，即她现在想拥有那些她曾极度渴望的、未被满足的欲望，她过去值得拥有

319

这些欲望，却没有人给过她。

"当你还是个小孩子时，就不得不当起了父母，这很不公平。在我看来，你想要别人为你负责任，用那种维持生命所必需的方式来照顾你，这是你父母过去没有能力或者无论如何都做不到的——这个愿望完全可以理解，而且合情合理。"

她回应的时候，我感觉到她既有一种解脱，又有一些反抗，虽然后者更为微弱："我对负责任这件事一点儿信心都没有，我就是做不到。我需要某个人掌握方向盘，某个人照顾我，而且替我思考，但是我知道这永远都不会发生，无论我多么想这样……没有谁真的能来做这些……我认识到我是唯一的一个，我需要为自己做这些……但是我就是不想做。"

"我还是要再说一遍，你的愿望——你在无望中期待着——是完全可以理解的，在情绪上也很有意义。而且很显然，我是想要照顾你的，我想很多时候你也感觉到了被我照顾。但是我想，当我做了太多替你思考的事情时，你在这一点上也付出了代价，因为到头来你自己的感觉就不那么自信，不那么独立，而且不那么能为自己负责任了。"

"我就是没有信心能按照你认为我可以的方式去思考。我就是不能做到这一点。"

如果她这话是在一年前、几个月前，甚至可能几个星期之前说的，我可能都不会那么确定我以这种方式反应一定会有用处："我在想，你是不是可以跟我一块儿，回想一下我们以前类似的对话。那些对话中，你告诉我你就是不能思考。但是，之后在下一次见面或者电话的会谈中，你会有好多的想法，而且你显然在写日记的时候更有思想了。所以，至少在有些时候，可能重点并不完全在于你没有能力深思熟虑地思考自己的体验，而在于你不愿意去思考——也许尤其是当我们在一起的时候。"

"但是也许没有什么事情可想啊，"她说。接着她又哀怨有加："也许，我就是这么一个非常简单的人。我没有那么复杂，可能跟你其他的患者不一样。你已经对需要了解我的事儿无所不知了。没有更多的事儿要了解了。所以真的没有更多的事儿需要思考。"

这时我再一次感到很挫败，但是我也在参与，在进行心智化，而且为自己能够推动 Ellen 进入她自己的心智化过程抱有希望。我说，"其实我认为有很多东西需要思考。你正挣扎着要解决一个困境，是否应该坚持等着谁来照顾自己，或者是否自己应该开始试一试——在我的帮助下——为自己尽最大的努力去做。这难道不是你所处的十字路口的另一个解释吗？如果你不会去自杀的话，那么你该怎么对待自己的生命呢？"

我们又说了一些话，会谈在不确定中结束。最终结束时我感到不安，还有一点儿沮丧，又一次认识到，我为了给出充分的理由而太使劲儿了。感觉上好像是往后倒退了一步。

随后，在我们下一次要见面的那天早上，我为自己做了以下笔记，其背景是我对自己的历史做出一些反思——即进行心智化。

我们交织出一张多么纠结的网。为了让我自己摆脱困境，我需要 Ellen 好起来，而她为了让她自己摆脱困境，需要把她的无助感突出到让我也感觉到无助。与此同时，她在等着我来修复她，这钩住了我的脆弱之处，我感觉要全权负起责任。而之后我开始变得愤怒，因为她不容许我去修复她。要点在于，这时活现发生了。如果我能更加觉察，不那么被我自己的需要驱使去推动她好起来，那么我自己有问题的部分就能被淡化。如果我的目标能更加适中，而且能让事情自然而然地发生，也许更有帮助。那可能就意味着，让她拥有自己正在体验的感受，同时我表达有能力应对（而且暗示出我对她自己的应对能力有信心）她的任何体验。不要那么被她的东西钩住，也不要让我的东西那么钩住她。

"不一样的悲伤"

在我大概讲述的四次会谈中的最后一次，我带着最近加深了的理解进入这次会谈，我理解到在我们共同创建的活现中，我自己是怎样参与的。我感觉不那么嵌入在自己的体验中了，而且在跟 Ellen 之间主要是无意识强迫性的重复中，我更能解脱出来，我在其中重复了跟自己母亲关系中的一些方面。在这个更宽敞、更有弹性的心理状态中，我发觉要做到接纳比之前更容易了——有了觉察——而非被我自己的需求所掌控，需要促使什么事情发生或者想要改变她。

当我在冥想之后睁开眼，我看到她的眼睛湿润了，我问她感觉到了什么。她几乎是喃喃低语地回答我，"我感到悲伤……我还感到焦虑……"她换到躺椅上面，给我的印象好像她在努力摆脱自己。然后她轻轻地摇了摇头，好像是在对自己的感觉说"不"。

"你能在那些感受中呆一会儿吗？"

"我已经在这么艰难的感受中呆了好多天了，好像我无法不留在这种感觉中那样。"

"在你这样做的时候，你能感觉到自己是为了什么而悲伤吗？或者是什么让你感到这么焦虑？"

"我知道是为要去妹妹家的这趟旅行而焦虑，这就要回到我妈妈被埋葬的地方……我在出远门前总是会担心，我不喜欢旅行，尤其是当我一个人出门旅行时……"

"我猜想你感到害怕的一部分原因，是我们要有好一阵子见不到彼此了。"

"我知道。"然后她直视着我，以一种安静而稳定的声音说，

"我对你如此依赖。"停顿了一下，她又说，"我已经告诉自己，只是错过三次会谈时间而已……但是好像时间好长。我知道如果需要，我可以给你打电话……但是即使这样……"

我感觉自己在平和而宁静地接受她的存在，而没有那种似曾相识的要很快对她的内在压力作出反应。跟她呆在一起，我也把注意力转到自己的呼吸和身体上。我有一种并不陌生的感觉，好像我正在借助我的腹部去"了解"她：我的"腹部直觉"是，当我让位，不去引领她，她便开始接手过去。

"这种悲伤的感觉……感觉上像是跟过去有关。"有好长的一段沉默，仿佛她听到自己刚才说的话，而且让自己认识到它们的重要性。然后她继续说，"去我妹妹家的这趟旅行，就是会把所有的过去都带回来……我所有对过去那些事情的感受，对我妈和我爸的感受……还有他们从来都没有保护过我……"她哭得很痛心，然后几乎耳语般说道："我希望有人来保护我。"

"嗯……是啊……当然，你会这样。"当她说话的时候，我用我的心灵之眼，从她曾经给我描述的过去中看到一些画面：那些创伤和被忽视的画面，以前她好像是以一种比较解离的状态与此连接，或者好像如果她看到自己的画面，跟这些画面呆的时间再长一些，她就会被吓懵了。这个过程中我不断发出共情的声音。我也对她的悲伤同情地频频点头，片刻后又摇头，好像在分担她那悄然无声的愤怒。然后，猛然之间，我闪过一个念头，Ellen 正在感觉自己的感受，而不是在回避，或者被它们淹没。更引人注目的是，她在谈论的内容不像通常那样只是关于抑郁，而是有关正在感觉到悲伤。

她低着头，满眼是泪。她说，"我要去妈妈的墓地扫墓，别人期望我会表达哀痛，可我真正想做的是往她坟头上吐唾沫，还想说出来——我操……"无声的啜泣之间，她用乞求的口吻说，"我只想求求上帝，我希望是在他们去世之前跟他们达成和解……"

"听上去你现在想这么做。"

透过泪眼，她看着我，好像能从我脸上解读我所描述的她是否是真实的。然后，她低头以手掩面，哭得更痛苦了。

当她稍稍停当下来后，我问她现在的感受是不是以前熟悉的那种悲伤，或者是否看上去像新的。

322

"感觉上像是一种不一样的悲伤。"沉默了好久之后，她继续说，"我也感到害怕……我想我妹妹可能会跟我要钱。这样帮助她我真的负担不起……但是我不能不帮她。"我们探讨了她的恐惧和要去照顾别人的冲动。Ellen告诉我，她弟弟对她妹妹会以非常不同的方式反应："他会说，'就让她试试看她能不能照顾自己！'但是我就是做不到这样……我做不到。"

我对她说："上帝啊，这个问题就是这么无所不在。你能允许你妹妹负起更多责任吗？我能允许你负起更多的责任吗？显然我们俩都在这个问题上挣扎着。我想我们都在这样的家庭中长大，别人期待我们能照顾其他人的感受。而且如果我们不这么做，付出的代价就很惨重。"

当时她告诉了我前一天晚上的梦：她在一个公共场所，正准备用炸弹自杀。一个医生在跟她谈话，以某种方式让她改了主意。然后让她特别气馁的是，那个医生没有把炸弹带走，或者把她送到能得到照顾的地方，反而把她跟炸弹留在一起了。当他离开后，她就一个人被撂在那儿，而且要以某种方法保证炸弹不爆炸——因为如果它爆炸了，其他人也会跟她一块儿丧命。

讨论这个梦的时候，我指出它恰恰触及到刚才我们谈的内容。首先，这个梦好像表达出她的恐惧，如果她照顾不好其他人，那他们不仅要依靠自己，而且还会发生巨大的灾难。"那就是我们家的实际状况，"她说。后来我又提及，那个梦或许也传达出她的担心，当我对她期待过多时，实际上就把她撂在那儿要靠自己。她承认自己确实有这种担心——对这一点的反应，我发觉自己在反复努力澄清，好让她放心。

　　随后，当我察觉到我说了太多太多的话，而留给她的空间少之又少的时候，我说，"我已经越来越清楚这是怎么一个过程了——我知道我对你很有帮助——同时我也挡住了你的路。似乎我强迫地要照顾你，让我在思考方面替你做的太多了，这让你要跟我一块儿站到耕犁后面，以便能共同分担犁地的工作，变得很困难。要把过去留在后面就是很困难的……对我们双方而言，显然……对我来说，我一直都要照顾我母亲，不然会被严厉惩罚……对你来说，我想，有些事儿可能差不多，可能更糟糕……"一阵儿沉默之后，我看到她脸上的表情好像难以琢磨，我说，"你听到我在谈论一些自己的成长经历，我在想，这对你意味着什么？"

　　"让我放心了。好像你根据自己的经历，找到了理解我的途径。这让我觉得更安全，没有那么抓狂了。"

　　即便在这一刻，我仍然察觉到对我来说，要把缰绳交到她手上有多困难。"我在想我们之间的对话，这些过去的模式好根深蒂固啊。我一直都这么做着。"我笑了笑，接着说，"显然，我好像闭不上嘴了。很难停下来。"

　　她也笑了笑，说，"对我而言，是很难开始。"

　　"你是指？"

　　"开始为自己的生命负责任，很困难。就是会很自动地为别人负责任……"她叹了口气。

　　"你现在的感觉是怎么样的？"

　　"我觉得好一些了。"

"嗯，你知道这是怎么发生的吗？"

"就是说话和哭吧。"她看上去有些眼泪汪汪的。她告诉我，对于她来说，允许自己哭是多么困难：她太习惯于从这些感受面前转身离开了。如果向后看，一直去哀悼自己的生命本来可以不必这样的时候，她很害怕自己会沉浸在过去的抑郁中不能自拔。她把哭泣和抑郁联系在一起，她说，她害怕又一次变得抑郁起来。

"我认为你现在的哭是悲伤，不是抑郁。抑郁不是感受。允许自己感受悲伤，也许是一种途径，可以避免让自己再一次这么抑郁。"当她反对说，向后看总是会让她事事处处都责备自己时，我指出，责备自己也许是另一种方式，用来回避去哀悼她作为小孩子时应该得到但是从未得到的东西。

在这个小时结束的时候，她告诉我，她对于放弃抑郁和放弃自杀的感受是混杂在一起的。"这就是我所做的……这曾经是我活着的一种方式……而且悲哀和愤怒的强度很可怕，如果我让自己去感受的话……"

"我知道。但是你现在实际上让自己开始去感觉那些感受了。"

活现和双螺旋结构

治疗的转变是不可思议的。然而，像我简略描述的这样一系列的会谈，不免会进一步强化我的观念，那就是患者的转变有赖于治疗师自身的转变（Slavin 和 Kriegman，1998）——而且在很多情况下，或许需要治疗师的转变发生在先。简单回顾我们的过程，似乎有一点很清楚，Ellen 和我相互被锁定在一个活现中，而出于我个人心理状况的影响因素跟她的不相上下。

在我们关系的早期，好像她需要我把她从溺水状态中救出来，她那如潮水般起伏的情绪强度和（不可否认）她生命中压倒性的外在环境，都让她感到如此天塌地陷。在后来的治疗中，因为她这种被拯救的需求和我想要救助的需求是如此的吻合，这让我很迟钝，没有及时看到 Ellen 之前在"感受和应对"（Fosha，2000）方面的巨大困难和她在"感受和应对"上的极度不情愿，现在看来它们至少是同等重要的了。

我自己的心智化和觉察，让我逐渐可以既识别出我们的活现中我的角色，又能够相应地改变我的行为。双螺旋结构的形象很适合这个情境，因为反思和觉察的姿态相互交织，共同促进治疗师解除嵌入，这常常是患者解除嵌入的先决条件。

心智化引出我的第一个意象，我牵着 Ellen 的手把她带到一个崭新的世界，它也引出我关于 Ellen 的第二个意象，她坐在自己的车里，但是等着其他人来掌握方向盘。把这些意象转换成语言，能够帮助我一点一点地理解我们共同活现出来的场景的本质：我们各自都是以下两种模式的混合物，并形成个人化的版本，而各自的个人混合物又都有别于对方。这两种模式包括 Main（1995）的"控制—照看策略"，还有 Stark（2000）指出的"永无休止的期望和拒绝哀悼"的特点，这一点被认为是迷恋型患者治疗中的核心主题（Eagle，1999；Blatt 和 Blass，1996）。

有意地采取觉察的姿态——不仅把焦点放在患者身上，也放在我自己呼吸起伏中的身体上——让我在自己强迫性的冲动中拥有一些自由去提供帮助，部分程度上，是通过促成对当下**现状**的接纳而提供帮助，而不是通过对现状的阻抗或者改变它的需求。受益于这样的接纳，我相信我逐渐更加有能力提供给 Ellen 的，是体验到一个心平气和的依恋对象，而不是一个焦虑地进行干预的依恋对象。Ellen 既能感觉自己的感受，也能思考自己的感受，她在这方面能力的显著提升——也就是说，进行心智化——似乎是随着关系情境中的这个变化而发生的，我想，这并非巧合。

324

在心理治疗中，心智化和觉察是有可能促成这种发展性对话的重要因素，这种对话被证明可以培养出安全的依恋（Lyons-Ruth, 1999）。具体而言，作为两种彼此不同又相互补充的"了解"形式，心智化和觉察二者都能增强对话中的包纳性，把对话升级到新的觉知水平。心智化和觉察在促进情感调节、自我执行力和整合等方面的方式特别重要，这一点是我们要谨记在心的。

情感调节和双螺旋结构

Bucci（2003）使用"情绪图式"（"emotion schemas"）一词而不是"工作模型"（"working models"），来强调内在表征是如何跟情感焊接在一起的。确实，为了从我们与患者一起活现出来的情绪图式中解除嵌入，我们必须有效地调节——也就是，识别、容忍和调整——自己的情感。这样做可以让我们更有能力对患者起到安全基地的作用，更有能力促成一个让患者的困难情感可以在其中得以有效调节的关系。

心智化加强了情感调节。在我想要去照顾 Ellen 的让人焦虑的愿望上，我能够识别、命名和理解得越多，就越能去容纳它。在 Ellen 想要被我照顾和照顾他人上，我能够识别、命名和理解的越多，她也就越有能力做同样的事情。而且针对这些让人焦虑的愿望工作，也为这些愿望之下"更深层"的感受——愤怒和更为重要的悲伤拓展了空间。我跟 Ellen 一起思考并且说出来，是什么支撑着我和她之间的行为，以及跟**她的**行为有关的、我的内隐和外显的心智化，这两者都成为以反思的姿态对待体验的示范，我确信，后者帮助她感受到被感觉、被理解和被照顾。我相信，这也让她开始把自己艰难的感受看作是能够被理解的心理状态，而并不是把它当作事实一样去活现。因此，这些感受容忍起来就会更容易一些。

　　觉察也能帮助我们容忍更多的感受，因为觉察姿态的实质是按照体验**原本的样子**，对它全心全意地开放和富有同情心的觉知，包括痛苦的体验。因此，它涉及到以一种"彻底接纳"的态度（Brach，2003；Linehan，1993），练习去"面对"艰难的感受和想法——包括患者的和我们自己的。彻底接纳是很有实效的，因为我们太多的苦难是源于我们在努力回避痛苦。就像一个患者所说的，"**痛苦 × 阻抗＝苦难**"（Siegel，2005，182页）。所以，让痛苦的体验"软化"下来或者"呼吸"起来——而不是试图回避或者改变它——实际上可以消减苦难。但是要注意，顺应这些令人烦扰的体验，完全不同于认可它或者紧握住它不放。接纳也意味着"放下"。这里的悖论在于，彻底接纳那些我们倾向于反射性地拒绝的体验，会创造出一种情境，让我们从而有可能放下这些体验。此外，对痛苦感受的觉察性觉知是一种教育，让我们认识到它们暂时性的特点。逐渐认识到这些痛苦感受既能升起，也会消退，就会减弱它们威慑性的力量。最终，正如我提到的，单纯地注意呼吸，这本身就能养育出安宁感，尤其是当这种注意和在冥想练习中变得熟悉起来的心理状态有关的时候。在某种程度上，这是鼓励 Ellen 做冥想的依据，无论是在我办公室里，还是在办公室之外。

　　当我跟 Ellen 相处的时候，有意地采用觉察的姿态让我能够以一种相对平和的方式与我的焦虑同坐，而不是按照它去行动。在这种心理框架下，我能够接纳并好奇地注意到自己的感受。通过这种方式容纳它们，让我有能力为 Ellen 的情绪体验提供一个更大的容器：把善意的注意聚焦在她此时此地艰难的情绪上，为它们留出空间。同时，通过各种各样"踩刹车"的方式，帮助她容纳这些情绪，使她能感到不那么受这些情绪的威胁。

执行力和双螺旋结构

个人的执行力是意志、选择、自由和责任的同类表亲。执行力使事情**得以**发生。在心理治疗中，我们可以促进不同种类的执行力的发展。心智化的治疗师培养患者把自己作为一个**心理**执行者的观念——也就是，一个能认识到自己的体验和他人的体验是可以解读的人，不把主观体验看作"就是发生了"的事物，而是相反，看作是能被我们的理解所塑造和重新塑造的事物。通过平行发生的方式，觉察的治疗师培养患者把自己作为一个**注意**执行者的观念——也就是，一个能负责自己的注意力和聚焦点的人，而且因此可以对自己的体验施加影响。

无论是在心智化还是在觉察的姿态中——总之不是嵌入的姿态——我们能够选择如何运用自己的察觉。在我回顾的那些会谈中，Ellen 显现出越来越有能力通过调配自己的察觉来练习自己的执行力。她告诉我，她现在能把之前看上去彼此孤立的事情拼在一起了；她在选择，换句话说，在**反思**自己的体验，而不是完全接受其表面意义。她还告诉我，她有意地选择把注意力转向自己的感受上，而不是分散自己的注意力。而且当这些感受变得无法抵挡时，她学会通过聚焦自己的呼吸或想象中的安全之地，可以有选择地从这些感受中转身离开。

Ellen 开始发现她能够**选择**进行心智化和（或）觉察。二者的发展都象征着她从习以为常的嵌入姿态中脱离开了，在那个姿态中选择和意图所起的作用微乎其微。作为一个执行者，她可以感觉不那么无助，虽然并不是没有一定的危险。当我们一起去理解时，对 Ellen 来说，为自己掌握方向盘也意味着承担起挑战，去哀悼她丧失的童年，并且放弃她安全而熟悉的抑郁的保护茧。

整合和双螺旋结构

作为治疗师，当我们在自己与患者相关的体验中，有意识地
选择采用心智化或觉察的姿态时，我们就在练习执行力。当我们
注意到自己或者嵌入在回避的心理状态，或者嵌入在焦虑性的
迷恋心理状态时，这种有意识的选择就尤为重要。例如，当我发
现为了挡开自己的焦虑，我强迫性地对 Ellen 进行干预时，很重
要的一点是能够**反思**我们的互动——或者，另一个做法是，纯粹
以觉察的方式和我的体验**在**一起，而不是照此行事。只要我们还
保持嵌入在与患者一起的活现中，我们就留不出多少空间来获
取和整合解离的感受，也留不出多少空间给有待发展的能力，就
像 Ellen 哀悼的能力或她体验执行力的能力。

治疗师有意地进行心智化和觉察，与患者有意地进行心智化
和觉察，是一个整合过程中相互支持的不同方面，尽管多数情况
下是治疗师的觉察在启动这个过程。成功地进入觉察的姿态中，
并且"着陆"在当下时刻，能让我们去"知道"（感觉、感受或者
直觉）在我们和患者的互动中，什么是最重要的。这一类的了解
混合着察觉和接纳。通过一种整体的、整合的和基于身体的接
受性，它可以到达言语之下的情绪的核心，因此可以进入之前无
论是患者还是治疗师都无法用言语表达的体验维度。一旦进入，
这种内隐的或者解离的体验就可能变成外显的，而且可以被探
讨——更确切地说，它能够被心智化。一系列这样觉察性的领会
和反思性的理解，对推动整合的过程发挥了作用。

例如，在最近和一个新患者——一个郁郁寡欢的大企业的首
脑人物——的会谈中，我开始察觉到一种莫名的疏远，却想不出
是为什么；换句话说，我的心智化走到死胡同里了。我决定在这
一点上有意地培植自己觉察的姿态，我发觉自己以一种片刻前

不可能的方式，有能力临在当下了。几乎是立竿见影，我既能联接起自己被患者控制和恐吓的感受，又能联接看上去是患者体验到的强烈而持久的脆弱性。我把所有这些用语言描述出来，启动一个共同的心智化过程，这个过程帮助患者识别出他的恐惧和所受的伤害，它们藏在他承认是一触即发的脾气后面。他也认识到，当自己害怕或者难过的时候，他从来都没有父亲或母亲可以求助。出于需要，他学会了用可以召集到的任何资源来照顾自己，包括他的愤怒，用来恐吓他人和避开自己的脆弱。

觉察使这一类的"宽带"接收成为可能，这可能是有意进行心智化的一个关键的先兆。或许可以说，这种接收性为"解离的当下"——被患者和他们的治疗师无意间关掉的感受和身体感觉——留出了空间。在它能被外显地心智化之前，这个此时此刻的体验必须要先能够被获取——而治疗师的觉察姿态则完美地促成了它们的获取。

觉察削减了对过去和未来漫无边际的思考。觉察的姿态中对察觉的聚焦"不是有关事物的想法，而是事物本身"（Stevens，1954/1990）。这一类的察觉能够打开人际间的、躯体和情绪上感知的渠道，以及沟通的渠道，它超越了治疗师试图通过思考而理解体验，有时治疗师这么做反而会阻塞这些渠道。此外，觉察性在很大程度上由它所能促成的接纳的品质所界定。在治疗师身上的这一类接纳——既包括自我接纳，也包括对患者的接纳——它自身促使先前内隐或解离的体验浮现出来，并且得以觉知。

作为治疗师，我们对当下时刻的觉察性注意，能够使对这种体验的聚焦更加清晰化。而后，我们的心智化能够为这种体验带来多样化观点，赋予它一个更深入的情境，从而使它的意义能够被更有效地理解。这个情境可以把此时此刻的体验与过去和未来联系起来。它可以把当下时刻放在与此相关的治疗关系的历史背景中，以及这个关系之外的生活情境中。或者，它可以把现在处于显著位置的一些方面和患者目前自己碰触不到的心理联系起来。简而言之，我们的心智化——跟患者的心智化一起——能够让患者对治疗师的鲜活的体验，逐渐被整合到一种新的、更具适应性和更一致的叙事"地图"中。在外显的水平上，这样的叙事让患者的体验能够被理解。它也让对解离感受、想法和欲望的整合"锁定"下来，这些整合主要是内隐地发生在调谐和包纳的依恋关系中，这是治疗师能提供给患者的，我们希望如此。

培养觉察

……而一切都永远是现在。

——T. S. ELIOT（1943/1991b）

心理治疗是一个亲密的伙伴关系，它尤其为共同练习觉察提供了设置，在其中（先是）治疗师和（随后还有）患者试图全然临在当下，以接纳的态度去觉察。以这种方式来理解心理治疗，就如同一种双人的冥想，强调关注当下时刻实际发生着什么的必要性——并不是关于我们对治疗互动中产生的体验的想法，而是体验本身。在觉察的姿态中，这样的注意可以产生一种让人解放的觉知，从而觉知到**外在**发生在我们身上的与发生在我们**内心**的两者之间的区别。佛教心理学认为这种"只管观照"（"bare attention"）的练习——观察我们每时每刻的体验和我们对这些体验的反应——在这个过程中和过程本身就有治愈作用（Epstein，1995）。作为治疗师，我们可以采取各种各样的方法，在患者和我们自己身上培育这样一种治愈的过程。

觉察的治疗师

进行正规冥想的治疗师如同在锻炼肌肉，以使觉察成为可能，不仅当他们在沉默中坐定的时候，还有他们和其他人互动的时候，包括和患者的互动。这种练习唤醒了我们**"对觉知的觉知"**，让我们能够理解实际临在当下意味着什么。它也提升了我们对待体验的姿态上的能力，能采用如同禅师铃木俊隆（Suzuki）用有关术语所描述的**"初学者的心态"**，以及弗洛伊德的**均衡悬浮注意**（evenly hovering attention）那样的姿态：

如果你的心是空的，它就可以随时准备接受任何事物，它对一切都开放。在初学者的心中，有无限的可能；而在专家心中，可能性却微乎其微。（Suzuki，1970）

这种技术……包括并不去努力把注意力集中在某一事物上，而对于所听到的一切，保持住同等的沉着程度，平静地关注——就是"均衡悬浮注意。"……因为一旦注意力被刻意集中到某种地步，就开始对面前的素材有所选择……但是，这反而是最不应该做的事情；如果期待随着这个选择而来，就有一种危险，除了已知的事物永远不会有其他发现，而如果被自己的倾向性带着走，那所知觉到的任何事物无疑都是被歪曲了的。（Freud，1912/1924a）

对所要观察的**任何事物**给予灵活的、相对不偏不倚的注意，不仅降低我们过度受自己预想影响的倾向性，而且也降低我们将自己的期待强加给患者的脆弱性。Bion（1967/1981）写到这一点时，用最引人注目的术语描述这一类的注意：

精神分析师应该以达成一种心理状态为目标，以便在每一次的会谈中他都感觉自己以前并不曾见过这个患者。如果他感觉已经见过了，他就治错人了。

　　当我们发现自己的均衡悬浮、以当下为中心的注意，被强烈的感受或僵化的思考所劫持了，我们可以进行心智化（理解发生了什么），或者就像我们在冥想中所做的那样，可以试图回归到此时此刻——那就是，通过承认发生了什么，然后温和地将注意力转向自己的呼吸，或者任何其他的感知觉体验，让我们能够再一次定位自己的注意力——我们有意识的觉知。从主观上，这可能感觉像是从类似自动飞行驾驶的恍惚操作状态中"醒过来"一样。精神分析师 Marion Milner（1960/1987）指出，在这一点上，治疗师能把内在的关注焦点保持在自己的身体体验上，就能做得比较好。[1]

　　把行动停下来（或者放慢），也有可能使我们在治疗中再一次安住当下时刻。我们不用被要把治疗或患者从 A 点推动到 B 点的努力所羁绊，而是单纯地以更高程度的聚焦和好奇去关注细节，就在此时、就在此地，实际正在发生着什么。停下来是为了注意对这一时刻的体验——把"促使某事发生"或者"推动转变"的意图放下来——能允许我们只是**在（be）**，而不是去**做（do）**（见 Germer，2005）。它也能帮助我们定位自己有意识的觉知——那个能够发挥安全基地作用的内在的"定点"（still point）。有意地在每个时刻只去关注一件事情——辩证行为治疗中的一个"核心的觉察技术"——可以具有同样的影响（Linehan，1993）。通过切换到一个更加觉察、以当下为中心的姿态上，我们常常可以带领患者，让她自己更能临在当下，或者更能察觉她自己这样做的困难。

　　最后，当我们和患者坐在一起，想象着我们两人都**只能活50分钟**（或者任何会谈中剩下的时间），这样做有可能让我们更加彻底地进入当下时刻。这个心理上的小戏法常常能帮我把自己落实在此时此刻，把我对治疗性相遇的体验切换到坚定不移的

330

觉察的方向上。如果我已然感到忧心忡忡或者疏远了，过度情绪化或者过度理智化，这个思考过程的试验总是能把我带回来。

觉察的患者

在培养治疗师的觉察上发挥作用的一些方式，也可以同样适用于患者：冥想（在会谈中或会谈之外），聚焦于身体体验、停止行动、每次只聚焦一件事，或者甚至去想象现在只能活剩下的时间了。内隐的层面上，如同我曾经提到的，借助于和患者共处时我们自己身上觉察的品质，我们能够帮助培养出他们觉察的姿态。外显的层面上，通过各种"冥想性的举动"（Aronow，引述自 Germer 等，2005），我们能够促进他们觉察的姿态。考虑到觉察由三种要素构成——以**接纳**的态度对**当下体验**的觉知——我们可以在任何时刻，把自己的干预聚焦在其中一个或者更多的要素上。

首先，有一些干预方式可以把患者的注意拉到此时此刻的体验上：**这一时刻你感受到什么或者身体上的感觉是怎样的？你现在想为自己要些什么？你现在希望从我这里获得些什么？**或者，**刚才当你说到一些事儿，我估计你根本不觉得好笑，而我注意到你的脸上有笑容。**在此，无论是提出一个问题，还是提供一个观察，我们的目标在于帮助患者察觉到在当下这一时刻发生的任何事情。

第二，我们可以针对培养患者对当下体验的接纳而进行干预。当然，我们的患者（跟我们所有人一样，有时）不情愿全然感觉自己的感受。出于回避痛苦的自我保护，他们变得僵硬起来，或者他们拉开距离，或者他们紧紧抓住一种情绪（比方说，愤怒），以便回避另一种更具有威胁性的情绪（比方说，羞耻）。很多时候，他们并没有察觉到自己（完全可以理解的）不情愿按照体验原本的样子去接纳它。把这种对体验的阻抗从通常无意识的状态变得意识化，常常是"软化"它的先期条件。一旦它被识别出来并被承认，我们就可以建议患者试图去了解这个阻抗，以便理解它是由什么构成的：**你现在察觉到什么样的感受或者感知觉？你察觉到是什么让你可能不敢去感受吗**？然后询问患者，他是否愿意尝试着"往前移动"，或者"放松进入"曾经试图避开的体验，这样做或许很有帮助。在这一点上，Germer（2005）提出一个"动机性访谈"的形式，旨在建立一种情境，让患者接纳自己体验的能力在其中以合作性的方式得以培养：

　　暂停自己比较平静的感受——可能在一开始感受甚至更加不好，但是更详尽地探讨自己的体验之后——最终会感觉更好，患者会愿意吗？为了减少苦恼而把自己绷得紧紧的，这种根深蒂固的习惯反而是他们问题的根源，患者能够考虑这个想法吗？如果允许感受就是原来的样子，感受是否能过去得更容易一些，患者愿意去探讨这一点吗？

　　出于同样的精神，我曾试着跟患者沟通过我对这个悖论的理解，对抗痛苦的体验会让它固着在那里，而接受这个体验它却会发生改变。把这些理解用语言表达出来，能够给患者一个有用的架构，去理解只是接受体验原本的样子所具有的治愈的力量。

　　此外，我们可以尝试帮助患者理解，在他们体验到的（内在或外在）事件和他们对这些事件的反应之间的区别：**你注意到了吗？只有当你感觉情绪低落的时候，你会认为妻子的加班好像是一种拒绝。你注意到当你的心情不一样的时候，你对它的想法也很不一样**？

　　最后，我们能够根据自己的领悟进行干预，这些领悟是从觉察提供给我们的体验性的途径中获取的，尤其从那些我们的想法和感受流动不止、变化不已的心理事件中，而非一成不变的具

体"现实"：你能停留在现在的感受中吗？你注意到什么？你察
觉到在你的感受中有任何变化吗？主观体验被不偏不倚地观察
（了不起的本领）常常会带来改变：具有代表性地，痛苦的体验将
会变得不那么痛苦，而愉悦的体验也将没有那么愉悦了（Segal
等，2002）。

培养心智化

很多患者的痛苦都涉及到在对待体验的心智化姿态方面发
展的失败或者偏离。抑郁和未解决的创伤，还有普遍意义上的人
格障碍，都可以被理解为"**心理错误知觉并错误表征了它自身的
内容和功能的状态**"（Allen 和 Fonagy，2002，28页）。例如，抑
郁的患者不是把自己的无望感和自我怀疑体验为可以解释的心
理状态，而是体验为现实的准确反映。与这种把内在世界和外在
世界抑郁地等同起来相对照的，是把它们彼此脱钩，好像我们在
解离或者自恋的防御中看到的那样。边缘人格障碍的患者在这
两种非心智化模式中摇摆，他们似乎对深入观察自己的心理或
者他人的心理都很恐惧。要帮助所有这些患者，我们需要有能力
激发或者重建他们心智化的能力。

这里的关键在于我们自己的心智化能力。当我们对体验可
以产生多样化的观点，而不是嵌入在唯一的观点中，当我们能把
内在现实和外在现实联系起来，而不是将它们彼此等同或者解
离，当我们可以根据潜在的心理状态理解彼此和我们自己，那
么，我们就能够帮助患者开始做同样的事情。

通过解读患者的心理而示教"心理解读"

要解读患者的心理，我们必须对患者的内在体验——以身体

或者言语——给予共鸣、反思和准确的镜映。这样做时，就让患者在我们的心理中看到她自己的心理反映。我们**内隐的**心智化——即，对患者（主要是）非言语的线索进行（主要是）非言语的反应——在这个互为主体的过程中发挥了决定性的作用。觉察的姿态也许很好地增强了这种自动的、直觉的反应。我们**外显的**心智化使用语言，强调或者解释内隐的体验中那些让人困惑、矛盾和（或者）困扰的方方面面。这种心智化"使内隐变得外显"（Allen & Fonagy，2002；Boston Change Process Study Group，2002）。

　　然而，在治疗师这一边如果外显的心理解读做得太多了，可能会妨碍患者发展出解读自己和他人心理的能力。Fonagy 提出要警惕一种"专家姿态"，这种姿态下，治疗师会告诉患者发生了什么（"我认为你现在感觉到了愤怒"）。取而代之，他推荐一种"未知"的"好奇姿态"，这种姿态下，治疗师通过提问题、注意到此时此刻互动的方面、重新陈述事实等（"你现在的行为表现方式让我想到，好像唯一能够理解它的方法是你感到愤怒了。这种说法对吗？"），去澄清患者的体验。在解释方面，他建议"真正重要的不是目的地，而是过程"：无论我们做出什么样的解释，其首要目的应该是激励出患者自己的解释性过程，而不是用我们的领悟去开导患者（Fonagy，私人交流，2006）。

　　例如，当 Ellen 反复在治疗中迟到，我发觉自己变得越来越烦躁。曾经有一次，我能够以一种激起她好奇心的方式做出解释，而不是只看到这个烦恼（或者说是关于她的迟到）的表面意义。我承认，我也许可能被她的迟到激怒——尽管我不希望如此——我说出自己的猜测，问她是不是对她来说，跟我吵架或者拉开距离，会让她觉得更安全一些，而不是感到跟我更近，会有被我拒绝的危险。她看上去沉思了好一阵子，之后她说，今天走

333

进来时，她已经想要吵架了，她不太确定是什么原因："我只知道我痛恨这么依赖你……也许把你惹怒了，我就可以跟你生气，而且所有这些要被你照顾的东西就都……不在了。"在后来的治疗中，Ellen 开始注意到自己要找茬儿吵架的冲动。显然，她常常几经困难，让自己停下来，不去按照这种冲动行事，而是跟我承认这一点，这让我们能两个人一起尝试着去理解它。

患者的心智化和治疗师的干预

多数情况下，尝试以与患者的需求相吻合的方式进行干预，意味着我们对患者的期待要比他们现在相信自己能做到的刚好高出一点点。因此，在会谈中的任何时刻，我们能有多大程度努力让患者的心智化潜质发挥出来（或者再次发挥出来），将取决于我们能有多准确地评估患者现在的心智化能力（它是起伏不定的），以及他们目前暂时所处的体验的主导模式（心理等同、假装或心智化）。

匆忙之中要判断出患者心智化的能力并非轻易之举。如同第四章讨论过的，Fonagy 等人（1998）发展出来的反思功能量表和 Main（1991）的观察都会有所帮助，Main 认为，对于表面和实质可以有所不同，对于人们对同样的现实可以有不同的想法，而且这些想法会随着时间的推移而改变，在这些方面的觉知被证明具有元认知能力。然而，当我们所说的话超越了患者正在思考或者感受到的，我们才会对患者利用我们的语言的能力产生一种印象，一种本能的感觉。在患者的主观体验方面，呈现出另外的观点会不会有帮助？因为这个问题的答案每时每刻都在变化，我经常发觉自己要重新思考自己的临床判断，并几乎在话说到一半儿时，去调整自己干预的"深度"。

我是否做对了，这是需要实证证明的事情，在与患者的合作中,患者内隐或外显的反应常常是最有力的说明。或者,当我们高估了患者能够听懂的能力,会唤起患者的愤怒、恐惧感加重或者完全关闭,也许"合作"这个词在此并不适用。当患者反思的能力在顷刻之间或一贯地比我们估计的损伤更为严重时,调谐失误的解释常常被患者体验为指责或者抛弃。最起码,当我们在这个方面做过头时,有可能使患者自己感到无法胜任。

一般说来,当患者的元认知能力比较强时,提供给他们另外可供选择的观点或解释是最有用的。相比之下,当这种能力被抑制了,或者尚未发展出来,其他的干预方式或许更加顺理成章。

更重要的是,通过帮助患者识别出行为背后的感受,以及这些感受所处的情境,我们能够澄清患者的主观性体验。当这种澄清如愿以偿,它就可以减少痛苦和混乱,如若不然,这些痛苦和混乱可能会在患者那里激发出自我摧毁的行为。对患者而言,这会成为一次强有力的目标学习——一次对心智化重要性的生动体验。当患者艰难的感受在与治疗师的关系中产生了,在治疗师的帮助下,这些感受得以澄清、理解和平息下来时,这类体验的影响可能是更加重要的。

富有表达性地对患者的主观体验给予共情也非常有帮助,只要我们的共情不仅仅局限于患者呈现出来的感受,而是延展到患者目前为止自己还没有能力感受或表达的情绪。当患者表达出来的感受(比方说,愤怒或敌意)掩盖了其他感受(比方说,依赖或脆弱),此时的表达看上去比较有问题,但可能是更具有适应性的,在这种情况下这个告诫尤为重要。多数情况下,我们的反移情反应能帮助自己识别出患者正在为保护自己而避开的感受(Bateman 和 Fonagy,2006)。

有时候,当患者不情愿(或者没有能力)进行心智化时,我们的反移情主要反映出自己在容忍方面的困难。患者紧紧抱住单一维度的想法不放，当我们对此感到挫败而导致共情上的僵局，这时可能会有所帮助的是，针对患者在自己的体验中考虑其他观点的困难，我们向患者完整陈述我们的反应。我也许会说："在现在的谈话中，我感到被撕扯开了：一方面，我想要你知道我理解你的想法很重要，我理解现实层面里你的痛苦。另一方面，我又有另外一种想法，但是我担心如果我告诉你这个想法，你可能会觉得我没有听到你在说什么，或者我没有真的跟你在一起。所以我不知道该怎么进行下去。"说出这些话，我就是在做心智化的示范，同时也在邀请患者的合作。我提议存在着另外的想法，即便这些想法还不应该说出来。我常常发觉这样做时，自己对患者共情的能力会得到修复。患者也常常会感觉有些解脱，因为现在他们不那么孤独了，而且更有能力跟我一起，参与到这个已经变成双方共有的两难困境中。当患者可能害怕治疗师不得不说的一些话时，他们也知道，某种程度上，他们非常**需要**另一种想法，因为他们自己的想法对于纾解他们的痛苦已经无能为力了。

考虑到我们首要的目的是要与患者一起促成一个反思的过程，而不是某种领悟，由此可见，我们在尝试理解任何一种心理状态之前，应该先处理患者在心智化的自由方面所遭受的束缚。这些束缚几乎总是被一种心理需要支撑着。因此，通常很重要的一点在于，治疗师应该追查是什么样的情绪上的逻辑，让患者心智化的能力显然受到限制，无论是暗中追查还是双方合作（Seligman，1999）。

当我们遇到患者反思功能暂时冻结的状况，考虑一下最近和患者的关系中发生了什么，通常会有帮助。这样去回顾时，也许能发现我们不经意间激发了患者的羞耻感，触动到某个脆弱的部分，或者踏进了某个对（很常见的）解离体验的活现中。所有这些也许只是短期内的破坏，但是需要给予它们即刻的关注和修复，以确保患者合作性的心智化所受到的限制实际上只是暂时的。

当然，有时候心智化能力受到限制的情况最终还是会更加持久。不同的患者对于同一时间内边思考边感受可能都会有困难。有些患者害怕如果允许自己自由地思考和感受，他们就会无法抵挡，或者崩溃了。有些患者在心理上需要维持解离，心智化所促进的整合让他们感到威胁。有些患者则受制于了解实情的禁忌，而这些实情常常伴有创伤和暴力。另外一些患者，为了保护自己脆弱的身份认同感，必须维系着这种幻想，即只有一种单一的对现实的看法——而且治疗师也应该这样看（Seligman，2000）。最后，有一些像 Ellen 这样的患者，对他们来说，要接受这一选择，为了自己而思考和感受，就意味着要放弃永无休止的期待，如果有潜在可能从中得以解脱的话，还要承担起痛苦的哀悼任务。

评估患者的反思能力——或强或弱，或暂时被抑制，或长期受束缚——在此之外，注意到患者对于体验的"前反思"（"prereflective"）姿态的特质，可能会非常有帮助。在某一特定的时刻，患者是把心理和世界等同起来了——还是把它们彼此脱钩了？在前行的过程中，患者是趋于活在主要是具体和无法解释占主导的主观现实中——还是活在多数情况下期待和想法都可以被掌控的主观现实中？

处于心理等同模式中的患者，会把自己的感受和信念等同于现实和真理。作为治疗师，我们与这样的患者在一起的任务，就好像参与到孩子的游戏中来的父母一样，内隐地跟孩子提供两种观点：这是"真的"，同时又是"假装的"。我们需要支持患者保留自己体验的能力，**而且**，我们需要呈现出另外可供选择的观

336

点，在其中体验的复杂性也能被考虑进来。

当患者以他们的方式看待我们，而我们又无法很自在地被这样看待时，在允许患者观点存在的同时，又保留我们自己的观点，这可能尤其富有挑战。然而，这恰恰是我们必须尝试去做的。具有混乱型依恋和（或）创伤历史的患者，通常没有能力把治疗师看作是值得信任的人，至少在最开始的时候做不到这点。如果我们要被体验为值得信任的人，我们就必须有能力接纳患者所处的水平，这样或许会让我们不自在。通过承认患者那单一的黑暗的观点似乎有其合理性，同时也保持——而且有时候可以就此沟通——另外可供选择的观点，我们帮助患者建立起一个更为安全的空间，在这个空间中，患者或许能够开始以更复杂的方式去考虑自己和他人。当我们以这种方式行事而没有造成伤害时，自然而然地，就推动患者质疑自己最糟糕的预期："患者对想象中的治疗师的看法，与患者对实际中的治疗师的看法，二者之间的差异或许有助于为那些移情性的体验加上引号"（Fonagy等人，2002）。

给出复杂的解释，对于丰富患者思考的复杂性而言，收效甚微。而对患者情绪体验每时每刻的转换，治疗师坚持不懈地努力给予关注、命名和探讨，在这个过程中，患者把感受和信念简单等同于事实的倾向，更有可能被去除。当我们能从患者的内在或人际之间，实时地识别出是什么状况使患者忽然掉入无法抵挡的痛苦状态，这种做法会特别有帮助。理解这些扳机点以及这个理解的过程本身，都提供了一种解脱的办法。随着时间的推移，它也能一点一点地推动患者解放了的觉知更加深入，觉知到自己的内在体验并不是关于现实的直接映像，而是一种独特的产物，是自己对所面临的现实的主观反应。

跟这些倾向于把现实的体验很沉重地"当真"的患者形成对

照的，是那些"假装"模式中的患者，他们非常擅于把沉重的现实搁置一边。前者可以被描述为迷恋型或者未解决型，常常被自己的体验淹没到无法思考的地步。后者则可以被称作冷漠型，常常切断了自己的体验，以至于对此没有任何感受——如若不然，承认自己的感受会让他们很恐惧。识别出那些以假装模式来应对的患者非常重要，因为他们常常给人一种印象，好像他们在进行治疗的工作，其实不然：他们也许看起来是在"工作"，但是却没有什么成效，因为他们对治疗关系的领悟和体验并没有落实到真实的情绪层面上。

在这一点上，治疗师的重中之重是避免跟患者的假装发生共谋，误以为情绪上并不在场的患者其人还是完全在现场的。相反地，我们可能需要注意到，去承认令人讨厌的体验，或者更广泛地说，去体验深层的感受，对患者来说有多么艰难。当然，我们必须跟随着情感这条主线，把患者的注意力拉到感受的迹象上，这些感受是他们不轻易暴露的，或者是不容易察觉的。当我们能说明他们会反射性地从实际上**已经**察觉的感受里逃走，有些患者会发觉特别有意义。在这一点上关键的干预——有时候，包括清楚地表露某些我们自己情绪体验的方面——不仅是针对促进患者跟我们在一起的体验更为"真实"，而且也在患者需要分隔开的体验的各个面向之间，架起彼此连接的桥梁。

无论患者是嵌入在心理等同模式还是假装模式中，他们都是以**未经**整合的方式与自己的体验建立联系。根据 Fonagy 及其同事的观点，就是通过整合这些前反思性模式，儿童学会了心智化——去"跟现实做游戏"（Fonagy & Target，1996），而不是被感受淹没，或者切断这些感受。我们在心理治疗中进一步推进这样的整合，通过我刚才描述的干预方式，以及通过提供一个安全的关系，让患者在这个关系中可以从治疗师的心里看到自己——

而且在治疗师的心里感受到自己——是一个已经整合的正在思考、感受和期待的人。

心智化、觉察和治疗师的贡献

我们以这些方式进行干预和提供这样一个安全关系的能力，相当显著的程度上，是取决于我们自己的整合的能力。而且，就如同我们的患者曾受到依恋对象能否思考、感受和期望的影响一样，我们自己童年时期以及后来的依恋历史，在很大程度上，也决定了我们能够在多大范围内承认自己和他人的主观体验。

我们在个人治疗或者个人分析中体验到新的依恋关系，常常突出地呈现出临床工作者的个人历史——在某种程度上，其职业的选择通常是出于无意识层面治愈早期依恋创伤的愿望。而在新的依恋关系中，我们的目的在于通过觉察和心智化，反复向患者提供解除嵌入的体验，从而在心理的和大脑的组织中，都能建立起一个富有竞争性的中心。通过这种途径，让这样的体验有可能把患者不安全的工作模型替换为"挣来的安全"的工作模型。

338

患者的心智化，它本身既是一个重要的技能，也是"重写"患者自传体叙述的一种方式——是患者用来理解自己的人生的故事。就这一点而言，心智化促进了自我著述心理（self-authoring mind）的实现。觉察是一种同样珍贵的技能。然而，与其说觉察是在"重新讲述生命"，不如说是觉察转化了著作者。

通过培养这些技能，有效的心理治疗促生新的安全体验，这让每一个患者都能从中受益。而涉及到那些有（或者将来会有）孩子的患者，治疗师的贡献或许更加深远，因为它有可能打破非常不利的链条，这个链条始于上一代的不安全和创伤，往往会让后续的每一代都不堪重负。

注　释

1. 在 Milner（1960/1987）的观点中，这个冥想性的"身体上的专注"（concentration of the body）会促生一种情境，使患者和治疗师的体验在其中能够以最深远的方式得到了解。在描述"全身体觉知"（whole body awareness）所要求的注意类别时，她写道：

> 我注意到有意使用宽泛而非狭窄的注意焦点，让一个人的知觉品质方面发生令人惊讶的变化，无论对他自身还是对外部的世界，促使……作为个人所有意识层面想法的真实的身心背景，其内在的根基……能够通过把注意力的宽泛焦点指向内在而被直接体验到……〔这〕种注意有意地让自己的注意沉浸在完全内在的身体觉知中，根本不用去寻找正确的解释，实际上根本不去寻找思想——虽然解释也许会从这种状态中自然生成。

参 考 文 献

Ainsworth, M. D. S. (1963). The development of infant–mother interaction among the Ganda. In B. M. Foss (Ed.), *Determinants of infant behavior* (Vol. 2, pp. 67–112). New York: Wiley.

Ainsworth, M. D. S. (1967). *Infancy in Uganda: Infant care and the growth of love.* Baltimore: Johns Hopkins University Press.

Ainsworth, M. D. S. (1969). Object relations, dependency and attachment: A theoretical review of the infant–mother relationship. *Child Development, 40,* 969–1025.

Ainsworth, M. D. S., & Eichberg, C. (1991). Effects on infant–mother attachment of mother's unresolved loss of an attachment figure, or other traumatic experience. In C. M. Parkes (Ed.), *Attachment across the life cycle* (pp. 160–185). New York: Routledge.

Ainsworth, M. D. S., Blehar, M. C., Waters, E., & Wall, S. (1978). *Patterns of attachment: A psychological study of the Strange Situation.* Hillsdale, NJ: Erlbaum.

Allen, J. P., & Fonagy, P. (2002). *The development of mentalizing and its role in psychopathology and psychotherapy* (Technical Report No. 02-0048). Topeka, KS: Menninger Clinic, Research Department.

Amini, F., Lewis, T., Lannon, R., Louie, A., Baumbacher, G., McGuiness, T., et al. (1996). Affect, attachment, memory: Contributions toward psychobiologic integration. *Psychiatry, 59,* 213–237.

Aron, L. (1991). The patient's experience of the analyst's subjectivity. *Psychoanalytic Dialogues, 1,* 29–51.

Aron, L. (1992). Interpretation as expression of the analyst's subjectivity. *Psychoanalytic Dialogues, 2,* 475–505.

Aron, L. (1996). *A meeting of minds: Mutuality in psychoanalysis.* Hillsdale, NJ: Analytic Press.

Aron, L. (1998). The clinical body and the reflexive mind. In L. Aron & F. S. Anderson (Eds.), *Relational perspectives on the body* (pp. 3–38). Hillsdale, NJ: Analytic Press.

Austin, J. H. (1999). *Zen and the brain: Toward an understanding of meditation and consciousness.* Cambridge, MA: MIT Press.

Baer, R. (2003). Mindfulness training as a clinical intervention: A conceptual and empirical review. *Clinical Psychology: Science and Practice, 10*(2), 125–142.

Baron-Cohen, S. (1999). Does the study of autism justify minimalist innate modularity? *Learning and Individual Differences, 10,* 179–191.

Basch, M. F. (1992). *Practicing psychotherapy: A casebook.* New York: Basic Books.

Bateman, A., & Fonagy, P. (2006). Mentalizing and borderline personality disorder. In J. G. Allen & P. Fonagy (Eds.), *Handbook of mentalization based treatment* (pp. 185–200). Hoboken, NJ: Wiley.

Bateson, G. (1979). *Mind and nature: A necessary unity.* New York: Ballantine Books.

Beebe, B. (2004). Symposium on intersubjectivity in infant research and its implications for adult treatment, Part II. *Psychoanalytic Dialogues, 14*(1), 1–52.

Beebe, B., Jaffe, J., Lachmann, F., Feldstein, S., Crown, C., & Jasnow, J. (2000). Systems models in development and psychoanalysis: The case of vocal rhythm coordination and attachment. *Infant Mental Health Journal, 20*(21), 99–122.

Beebe, B., Knoblauch, S., Rustin, J., & Sorter, D. (2003). Symposium on intersubjectivity in infant research and its implications for adult treatment, Part I. *Psychoanalytic Dialogues, 13*(6), 743–842.

Beebe, B., & Lachmann, F. (2002). *Infant research and adult treatment: Co-constructing interactions.* Hillsdale, NJ: Analytic Press.

Belsky, J., Fish, M., & Isabella, R. (1991). Continuity and discontinuity in infant negative and positive emotionality: Family antecedents and attachment consequences. *Developmental Psychology, 27,* 421–431.

Benjamin, J. (1999). Recognition and destruction: An outline of intersubjectivity. In S. Mitchell & L. Aron (Eds.), *Relational psychoanalysis: The emergence of a tradition.* Hillsdale, NJ: Analytic Press. (Original work published 1990)

Bion, W. R. (1959). Attacks on linking. *International Journal of Psycho-Analysis, 40,* 308–315.

Bion, W. R. (1962). *Learning from experience.* London: Heinemann.

Bion, W. R. (1965). *Transformations.* New York: Basic Books.

Bion, W. R. (1967). *Second thoughts.* Northvale, NJ: Jason Aronson.

Bion, W. R. (1970). *Attention and interpretation.* London: Karnac.

Bion, W. R. (1981). Notes on memory and desire. In R. Langs (Ed.), *Classics in psychoanalytic technique* (pp. 259–261). Northvale, NJ: Jason Aronson. (Original work published 1967)

Blackmore, S. (2004). *Consciousness: An introduction.* Oxford, UK: Oxford University Press.

Blatt, S. J., & Blass, R. B. (1996). Relatedness and self-definition: A dialectic model of personality development. In G. G. Noam & K. W. Fischer (Eds.), *Development and vulnerabilities in close relationships* (pp. 309–338). Hillsdale, NJ: Erlbaum.

Bobrow, J. (1997). Coming to life: The creative intercourse of psychoanalysis and Zen Buddhism. In C. Spezzano & G. Garguilo (Eds.), *Soul on the couch: Spirituality, religion and morality in contemporary psychoanalysis* (pp. 109–146). Hillsdale, NJ: Analytic Press.

Bollas, C. (1987). *The shadow of the object: Psychoanalysis of the unthought known.* New York: Columbia University Press.

Boston Change Process Study Group. (1998). Interventions that effect change in psychotherapy: A model based on infant research. *Infant Mental Health Journal, 19,* 277–353.

Boston Change Process Study Group. (2002). Explicating the implicit: The local level and the microprocess of change in the analytic situation. *International Journal of Psycho-Analysis, 83,* 1051–1062.

Boston Change Process Study Group. (2005). The "something more than interpretation" revisited: Sloppiness and co-creativity in the psychoanalytic encounter. *Journal of the American Psychoanalytic Association, 53*(3), 693–730.

Bowlby, J. (1944). Forty-four juvenile thieves: Their characters and home life. *International Journal of Psycho-Analysis, 25,* 19–52.

Bowlby, J. (1951). *Maternal care and mental health* (WHO Monograph Series No. 2). Geneva: World Health Organization.

Bowlby, J. (1982). *Attachment and loss: Vol. 1. Attachment.* London: Hogarth Press and the Institute of Psycho-Analysis. (Original work published 1969).

Bowlby, J. (1973). *Attachment and loss: Vol. 2. Separation: Anxiety and anger.* New York: Basic Books.

Bowlby, J. (1980). *Attachment and loss: Vol. 3. Loss, sadness and depression.* New York: Basic Books.

Bowlby, J. (1985). The role of childhood experience in cognitive disturbance. In M. J. Mahoney & A. Freeman (Eds.), *Cognition and psychotherapy* (pp. 181–200). New York: Plenum Press.

Bowlby, J. (1986). *John Bowlby discussing his life and work.* (Videotaped by Mary Main, Department of Psychology, University of Virginia at Charlottesville, VA).

Bowlby, J. (1988). *A secure base: Clinical applications of attachment theory.* London: Routledge.

Brach, T. (2003). *Radical acceptance: Embracing your life with the heart of a Buddha.* New York: Bantam/Dell.

Brennan, K. A., Clark, C. L., & Shaver, P. R. (1998). Self-report measurement of adult romantic attachment: An integrative overview. In J. A. Simpson & W. S. Rholes (Eds.), *Attachment theory and close relationships* (pp. 46–76). New York: Guilford Press.

Bretherton, I. (1985). Attachment theory: Retrospect and prospect. *Monographs of the Society for Research in Child Development, 50*(1–2), 3–35.

Bretherton, I. (1991) The roots and growing points of attachment theory. In C. M. Parkes (Ed.), *Attachment across the life cycle* (pp. 9–32). New York: Routledge.

Bretherton, I. (1995). The origins of attachment theory: John Bowlby and Mary Ainsworth. In S. Goldberg, R. Muir, & J. Kerr (Eds.), *Attachment theory: Social, developmental, and clinical perspectives* (pp. 45–84). Hillsdale, NJ: Analytic Press.

Bretherton, I., & Munholland, K. A. (1999). *Internal working models in attachment relationships: A construct revisited.* In J. Cassidy & P. R. Shaver, (Eds.), *Handbook of attachment: Theory, research, and clinical applications* (pp. 89–111). New York: Guilford Press.

Bromberg, P. M. (1998a). *Standing in the spaces: Essays on clinical process, trauma, and dissociation.* Hillsdale, NJ: Analytic Press.

Bromberg, P. M. (1998b). Staying the same while changing: Reflections on clinical judgment. *Psychoanalytic Dialogues, 8,* 225–236.

Bromberg, P. M. (2003). Something wicked this way comes: Trauma, dissociation, and conflict: The space where psychoanalysis, cognitive science, and neuroscience overlap. *Psychoanalytic Psychology, 20*(3), 558–574.

Brothers, L. (1997). *Friday's footprint: How society shapes the human mind.* New York: Oxford University Press.

Buber, M. (1970). *I and thou* (W. Kaufman, Trans.). New York: Charles Scribners Sons. (Original work published 1923)

Bucci, W. (2002). The referential process, consciousness, and the sense of self. *Psychoanalytic Inquiry, 22,* 766–793.

Bucci, W. (2003). Varieties of dissociative experiences: A multiple code account and a discussion of Bromberg's case of "William." *Psychoanalytic Psychology, 20*(3), 542–557.

Buck, R. (1994). The neuropsychology of communication: Spontaneous and symbolic aspects. *Journal of Pragmatics, 22,* 265–278.

Burke, W. (1992). Countertransference disclosure and the asymmetry/mutuality dilemma. *Psychoanalytic Dialogues, 2*, 241–271.

Carlson, V., Cicchetti, D., Barnett, D., & Braunwald, K. (1989). Disorganized/disoriented attachment relationships in maltreated infants. *Developmental Psychology, 25*, 525–531.

Cassidy, J. & Shaver, P. R. (Eds.). (1999). *Handbook of attachment: Theory, research, and clinical applications.* New York: Guilford Press.

Coates, S. W. (1998). Having a mind of one's own and holding the other in mind: Commentary on paper by Peter Fonagy and Mary Target. *Psychoanalytic Dialogues, 8*, 115–148.

Cooper, P. (1999). Buddhist meditation and countertransference: A case study. *American Journal of Psychoanalysis, 59*(1), 71–85.

Cozolino, L. J. (2002). *The neuroscience of psychotherapy: Building and rebuilding the human brain.* New York: Norton.

Craik, K. (1943). *The nature of explanation.* Cambridge, UK: Cambridge University Press.

Crowell, J. A., Treboux, D., & Waters, E. (2002). Stability of attachment representations: The transition to marriage. *Developmental Psychology, 38*, 467–479.

Damasio, A. R. (1994). *Descartes' error: Emotion, reason, and the human brain.* New York: Avon Books.

Damasio, A. R. (1999). *The feeling of what happens: Body and emotion in the making of consciousness.* New York: Harcourt.

Damasio, A. R. (2003). *Looking for Spinoza.* New York: Harcourt.

Darwin, C. (1998). *The expression of the emotions in man and animals* (3rd ed.). New York: Oxford University Press. (Original work published 1872)

Davidson, R. J., Kabat-Zinn, J., Schumacher, J., Rosenkranz, M., Muller, D., Santorelli, S. F., et al. (2003). Alterations in brain and immune function produced by mindfulness meditation. *Psychosomatic Medicine, 65*(4), 564–570.

Davies, J. M. (1998). Multiple perspectives on multiplicity. *Psychoanalytic Dialogues, 8*(2), 195–206.

Deikman, A. J. (1982). *The observing self.* Boston: Beacon Press.

Dennett, D. C. (1987). *The intentional stance.* Cambridge, MA: MIT Press.

Dimberg, U., Thunberg, M., & Elmehed, K. (2000). Unconscious facial reactions to emotional facial expressions. *The American Psychological Society, 11*, 86–89.

Dimen, M. (1998). Polyglot bodies: Thinking through the relational. In L. Aron & F. S. Anderson (Eds.), *Relational perspectives on the body* (pp. 65–96). Hillsdale, NJ: Analytic Press.

Dozier, M., & Kobak, R. (1992). Psychophysiology in attachment interviews: Converging evidence for deactivating strategies. *Child Development, 63*, 1473–1480.

Dozier, M., Chase Stoval, K., & Albus, K. E. (1999). Attachment and psychopathology in adulthood. In J. Cassidy & P. R. Shaver (Eds.), *Handbook of attachment: Theory, research, and clinical applications* (pp. 497–519). New York: Guilford Press.

Eagle, M. (1999, November 15). *Attachment research and theory and psychoanalysis.* Paper presented at the Psychoanalytic Association of New York.

Ehrenberg, D. (1992). *The intimate edge: Extending the reach of psychoanalytic interaction.* New York: Norton.

Eigen, M. (1993). Breathing and identity. In A. Phillips (Ed.), *The electrified tightrope* (pp. 43–48). Northvale, NJ: Jason Aronson. (Original work published 1977)

Eigen, M. (1999). The area of faith in Winnicott, Lacan, and Bion. In S. A. Mitchell & L. Aron (Eds.), *Relational psychoanalysis: The emergence of a tradition* (pp. 3–36). Hillsdale, NJ: Analytic Press. (Original work published 1981)

Ekman, P. (2003). *Emotions revealed: Recognizing faces and feelings to improve communication and emotional life.* New York: Times Books.

Ekman, P., Friesen, W., & Ancoli, S. (1980). Facial signs of emotional experience. *Journal of Personality and Social Psychology, 39,* 1125–1134.

Ekman, P., Levenson, R., & Friesen, W. (1983). Autonomic nervous system activity distinguishes among emotions. *Science, 221,* 1208–1210.

Ekman, P., Roper, G., & Hager, J. C. (1980). Deliberate facial movement. *Child Development, 51,* 886–891.

Elicker, J., Englund, M., & Sroufe, L. A. (1992). Predicting peer competence and peer relationships in childhood from early parent–child relationship. In R. Parke & G. Ladd (Eds.), *Family–peer relationships: Modes of linkage* (pp. 77–106). Hillsdale, NJ: Erlbaum.

Eliot, T. S. (1991a). Ash Wednesday. In *Collected poems, 1909–1962* (pp. 83–96). New York: Harcourt Brace. (Original work published 1930)

Eliot, T. S. (1991b). Four quartets. In *Collected poems, 1909–1962* (pp. 173–210). New York: Harcourt Brace. (Original work published 1943)

Engler, J. (2003). Being somebody and being nobody: A reexamination of the understanding of self in psychoanalysis and Buddhism. In J. D. Safran (Ed.), *Psychoanalysis and Buddhism: An unfolding dialogue* (pp. 35–100). Somerville, MA: Wisdom.

Epstein, M. (1995). *Thoughts without a thinker: Psychotherapy from a Buddhist perspective.* New York: Basic Books.

Epstein, M. (2001). *Going on being: Buddhism and the way of change.* London: Continuum.

Falkenstrom, F. (2003). A Buddhist contribution to the psychoanalytic psychology of self. *International Journal of Psychoanalysis, 84,* 1–18.

Fonagy, P. (1991). Thinking about thinking: Some clinical and theoretical considerations in the treatment of a borderline patient. *International Journal of Psychoanalysis, 72,* 639–656.

Fonagy, P. (2000). Attachment and borderline personality disorder. *Journal of the American Psychoanalytic Association, 48*(4), 1129–1147.

Fonagy, P. (2001). *Attachment theory and psychoanalysis.* New York: Other Press.

Fonagy, P., Gergeley, G., Jurist, E. J., & Target, M. l. (2002). *Affect regulation, mentalization, and the development of the self.* New York: Other Press.

Fonagy, P., Leigh, T., Steele, M., Steele, H., Kennedy, R., Mattoon, G., Target, M., & Gerber, A. (1996). The relation of attachment status, psychiatric classification, and response to psychotherapy. *Journal of Consulting and Clinical Psychology, 64,* 22–31.

Fonagy, P., Steele, H., & Steele, M. (1991a). Maternal representations of attachment during pregnancy predict the organization of infant–mother attachment at one year of age. *Child Development, 62,* 891–905.

Fonagy, P., Steele, M., Steele, H., Moran, G. S., & Higgitt, A. C. (1991b). The capacity for understanding mental states: The reflective self in parent and child and its significance for security of attachment. *Infant Mental Health Journal, 12,* 201–218.

Fonagy, P., Steele, M., Steele, H., Leigh, T., Kennedy, R., Mattoon, G., et al. (1995). Attachment, the reflective self, and borderline states: The predictive specificity of the Adult Attachment Interview and pathological emotional development. In S. Goldberg, R. Muir, & J. Kerr (Eds.), *Attachment theory: Social, developmental and clinical perspectives* (pp. 233–278). Hillsdale, NJ: Analytic Press.

Fonagy, P., & Target, M. (1996). Playing with reality: I. Theory of mind and the normal development of psychic reality. *International Journal of Psycho-Analysis, 77,* 217–233.

Fonagy, P., & Target, M. (2006). The mentalization focused approach to self pathology. *Journal of Personality Disorders, 20*(6), 544–576.

Fonagy, P., Target, M., Steele, H., & Steele, M. (1998). *Reflective-functioning manual, version 5.0, for application to adult attachment interviews*. London: University College London.

Forster, E. M. (1999). *Howards end*. New York: Modern Library Classics. (Original work published 1910)

Fosha, D. (2000). *The transforming power of affect: A model for accelerated change*. New York: Basic Books.

Fosha, D. (2003). Dyadic regulation and experiential work with emotion and relatedness in trauma and disorganized attachment. In M. F. Solomon & D. J. Siegel (Eds.), *Healing trauma: Attachment, mind, body, and brain* (pp. 221–281). New York: Norton.

Fox, N. A., & Card, J. A. (1999). Psychophysiological measures in the study of attachment. In J. Cassidy & P. R. Shaver (Eds.), *Handbook of attachment: Theory, research, and clinical applications* (pp. 226–245). New York: Guilford Press.

Freud, S. (1924a). Recommendations for physicians on the psycho-analytic method of treatment. In E. Jones (Ed.) & J. Riviere (Trans.), *Collected papers of Sigmund Freud* (Vol. 2, pp. 323–333). London: Hogarth Press and the Institute of Psychoanalysis. (Original work published 1912)

Freud, S. (1924b). Further recommendations in the technique of psychoanalysis: Recollection, repetition, and working-through. In E. Jones (Ed.) & J. Riviere (Trans.), *Collected papers of Sigmund Freud* (Vol. 2, pp. 366–376). London: Hogarth Press and the Institute of Psychoanalysis. (Original work published 1914)

Freud, S. (1958). Remembering, repeating, and working-through. In J. Strachey (Ed. & Trans.), *The Standard edition of the complete psychological works of Sigmund Freud* (Vol. 12, pp. 147–156). London: Hogarth Press and the Institute of Psychoanalysis. (Original work published 1914)

Freud, S. (1962). The ego and the id. In J. Strachey (Ed. & Trans.), *The standard edition of the complete psychological works of Sigmund Freud* (pp. 3–62). New York: W. W. Norton. (Original work published 1923)

Freud, S. (1966). Project for a scientific psychology. In J. Strachey (Ed. & Trans.), *The standard edition of the complete psychological works of Sigmund Freud* (Vol. 1, pp. 295–397). London: Hogarth Press. (Original work published 1895)

Friedman, L. (1988). *The anatomy of psychotherapy*. Hillsdale, NJ: Analytic Press.

Fulton, P. R. (2005). Mindfulness as clinical training. In C. K. Germer, R. D. Siegel, & P. R. Fulton (Eds.), *Mindfulness and psychotherapy* (pp. 55–72). New York: Guilford Press.

Gallese, V. (2001). "The shared manifold" hypothesis: From mirror neurons to empathy. *The Journal of Consciousness Studies, 8*(5–7), 33–50.

Gazzaniga, M. S., Eliassen, J. C., Nisenson, L., Wessuger, C. M., & Baynes, K. B. (1996). Collaboration between the hemispheres of a callosotomy patient—Emerging right hemisphere speech and the left brain interpreter. *Brain, 119*, 1255–1262.

George, C., Kaplan, N., & Main, M. (1984). *Adult Attachment Interview Protocol* (1st ed.). Unpublished manuscript, University of California at Berkeley.

George, C., Kaplan, N., & Main, M. (1985). *Adult Attachment Interview Protocol* (2nd ed.). Unpublished manuscript, University of California at Berkeley.

George, C., Kaplan, N., & Main, M. (1996). *Adult Attachment Interview Protocol* (3rd ed.). Unpublished manuscript, University of California at Berkeley.

Germer, C. K. (2005). Teaching mindfulness in therapy. In C. K. Germer, R. D. Siegel, & P.

R. Fulton (Eds.), *Mindfulness and psychotherapy* (pp. 113–129). New York: Guilford Press.

Germer, C. K., Siegel, R. D., & Fulton, P. R. (2005). *Mindfulness and psychotherapy*. New York: Guilford Press.

Gerson, S. (1996). Neutrality, resistance, and self-disclosure in an intersubjective psycho-analysis. *Psychoanalytic Dialogues, 6(5)*, 623–647.

Ghent, E. (1999). Masochism, submission, surrender: Masochism as a perversion of sur-render. In S. A. Mitchell & L. Aron (Eds.), *Relational psychoanalysis: The emergence of a tradition* (pp. 213–239). Hillsdale, NJ: Analytic Press. (Original work published 1990)

Gill, M. (1983). The interpersonal paradigm and the degree of the therapist's involvement. *Contemporary Psychoanalysis, 19*, 200–237.

Gill, M., & Hoffman, I. Z. (1982). *Analysis of transference* (Vol. II). New York: New York International Universities Press.

Ginot, E. (2001). The holding environment and intersubjectivity. *The Psychoanalytic Quarterly, 70(2)*, 417–446.

Goldbart, S., & Wallin, D. (1996). *Mapping the terrain of the heart: Passion, tenderness, and the capacity to love*. Northvale, NJ: Jason Aronson.

Goldstein, J., & Kornfield, J. (1987). *Seeking the heart of wisdom: The path of insight med-itation*. Boston: Shambhala.

Goleman, D. (1988). *The meditative mind: The varieties of meditative experience*. New York: Tarcher/Putnam Books.

Goleman, D. (1995). *Emotional intelligence*. New York: Bantam Books.

Goleman, D. (Ed.). (2003). *Destructive emotions: How can we overcome them: A scientific dialogue with the Dalai Lama*. New York: Bantam Books.

Gopnik, A., & Astington, J. W. (1988). Children's understanding of representational change and its relation to the understanding of false belief and the appearance-reality distinction. *Child Development, 59*, 26–37.

Gopnik, A., & Slaughter, V. (1991). Young children's understanding of changes in their mental states. *Child Development, 62*, 98–110.

Greenberg, J. (1995). Psychoanalytic technique and the interactive matrix. *Psychoanalytic Quarterly, 63*, 1–22.

Grossmann, K., & Grossmann, K. E. (1991). Newborn behavior, early parenting quality and later toddler–parent relationships in a group of German infants. In J. K. Nugent, B. M. Lester, & T. B. Brazelton (Eds.), *The cultural content of infancy* (Vol. 2, pp. 3–38). Norwood, NJ: Ablex.

Grossmann, K. E. (1995). The evolution and history of attachment research and theory. In S. Goldberg, R. Muir, & J. Kerr (Eds.), *Attachment theory: Social, developmental, and clinical perspectives* (pp. 85–121). Hillsdale, NJ: Analytic Press.

Grossmann, K. E., Grossmann, K., & Zimmermann, P. (1999). A wider view of attachment and exploration: Stability and change during the years of immaturity. In J. Cassidy & P. R. Shaver (Eds.), *Handbook of attachment:Theory, research, and clinical applica-tions* (pp. 760–786). New York: Guilford Press.

Hariri, A. R., Bookheimer, S. Y., & Mazziotta, J. C. (2000). Modulating emotional responses: Effects of a neocortical network on the limbic system. *Neuroreport, 11*, 43–48.

Hariri, A. R., Mattay, V. S., Tessitore, A., Fera, F., & Weinberger, D. R. (2003). Neocortical modulation of the amygdala response to fearful stimuli. *Biological Psychiatry, 53*, 494–501.

Haviland, J. M., & Lelwica, M. (1987). The induced affect response: 10-week-old infants' responses to three emotion expressions. *Developmental Psychology, 23(1)*, 97–104.

Hawkins, J. (2005). *On intelligence: How a new understanding of the brain will lead to the creation of truly intelligent machines.* New York: Owl Books/Holt.

Hesse, E. (1996). Discourse, memory and the adult attachment interview: A note with emphasis on the emerging Cannot Classify category. *Infant Mental Health Journal, 17,* 4–11.

Hesse, E. (1999). The adult attachment interview: Historical and current perspectives. In J. Cassidy & P. R. Shaver (Eds.), *Handbook of attachment: Theory, research, and clinical applications* (pp. 395–433). New York: Guilford Press.

Hesse, E., & Main, M. (2000). Disorganized infant, child, and adult attachment: Collapse in behavioral and attentional strategies. In *Journal of the American Psychoanalytic Association, 48*(4), 1097–1148.

Hobson, P. (2002). *The cradle of thought: Exploring the origins of thinking.* Oxford, UK: Oxford University Press.

Hoffman, I. (1983). The patient as interpreter of the analyst's experience. *Contemporary Psychoanalysis, 19,* 389–422.

Hoffman, I. (1992). Expressive participation and psychoanalytic discipline. *Contemporary Psychoanalysis, 28,* 1–15.

Hoffman, I. (1994). Dialectical thinking and therapeutic action in the psychoanalytic process. *Psychoanalytic Quarterly, 63,* 187–218.

Hoffman, I. (1996). The intimate and ironic authority of the psychoanalyst's presence. *Psychoanalytic Quarterly, 65,* 102–136.

Hoffman, I. (2001). *Ritual and spontaneity in the psychoanalytic process: A dialectical-constructivist view.* Hillsdale, NJ: Analytic Press.

Holmes, J. (1996). *Attachment, intimacy, autonomy.* Northvale, NJ: Jason Aronson.

Holmes, J. (2001). *The search for the secure base: Attachment theory and psychotherapy.* New York: Brunner-Routledge.

Hopenwasser, K. (1998). Listening to the body: Somatic representations of dissociated memory. In L. Aron & F. S. Anderson (Eds.), *Relational perspectives on the body* (pp. 215–236). Hillsdale, NJ: Analytic Press.

Iacoboni, M. (2005). Understanding others: Imitation, language, empathy. In S. Hurley & N. Chater (Eds.), *Perspectives on imitation: From neuroscience to social science: Vol I. Mechanisms of imitation and imitation in animals* (pp. 77–100). Cambridge, MA: MIT Press.

Jaffe, J., Beebe, B., Feldstein, S., Crown, C., & Jasnow, M. (2001). Rhythms of dialogue in early infancy. *Monographs of the Society for Research in Child Development, 66*(2, Serial No. 264), pp. 1–132.

James, W. (1884). What is an emotion? *Mind, 9,* 188–205.

James, W. (1950). *The principles of psychology.* Mineola, NY: Dover Publications. (Original work published 1890)

Kabat-Zinn, J. (1990). *Full catastrophe living: Using the wisdom of your body and mind to face stress, pain, and illness.* New York: Dell.

Kabat-Zinn, J. (2005). *Coming to our senses: Healing ourselves and the world through mindfulness.* New York: Hyperion.

Kahn, M. (1963). The concept of cumulative trauma. *The Psychoanalytic Study of the Child, 18,* 286–306.

Kaplan, N. (1987, May). *Internal representations of attachment in six-year-olds.* Paper presented at the biennial meetings of the Society for Research in Child Development, Baltimore.

Karen, R. (1994). *Becoming attached: First relationships and how they shape our capacity to love.* New York: Oxford University Press.

Karmiloff-Smith, A. (1992). *Beyond modularity: A developmental perspective on cognitive science*. Cambridge, MA: MIT Press.

Kegan, R. (2000). What "form" transforms? A constructive-developmental approach to transformative learning. In J. Mezirow (Ed.), *Learning as transformation: Critical perspectives on a theory in progress* (pp. 35–69). San Francisco: Jossey-Bass.

Kernberg, O. F. (1984). *Object relations theory and clinical psychoanalysis*. Northvale, NJ: Jason Aronson.

Kernberg, O. F. (1995). *Love relations: Normality and Pathology*. New Haven: Yale University Press.

Koback, R. (1999). The emotional dynamics of disruptions in attachment relationships: Implications for theory, research, and clinical intervention. In J. Cassidy & P. R. Shaver (Eds.), *Handbook of attachment: Theory, research, and clinical applications* (pp. 21–43). New York: Guilford Press.

Kornfield, J. (1993). *A path with heart*. New York: Bantam Books.

Kramer, S., & Akhtar, S. (Eds.). (1991). *The trauma of transgression: Psychotherapy of incest victims*. Northvale, NJ: Jason Aronson.

Krystal, H. (1988). *Integration and self-healing*. Hillsdale, NJ: Analytic Press.

Kurtz, Ron. (1990). *Body-centered psychotherapy: The Hakomi method*. Mendocino, CA: LifeRhythm.

Lakoff, G., & Johnson, M. (1999). *Philosophy in the flesh: The embodied mind and its challenge to western thought*. New York: HarperCollins.

Lazar, S. W. (2005). Mindfulness research. In C. K. Germer, R. D. Siegel, & P. R. Fulton (Eds.), *Mindfulness and psychotherapy* (pp. 220–239). New York: Guilford Press.

Lazar, S. W., Kerr, C. E., Wasserman, R. H., Gray, J. R., Greve, D. N., Treadway, M. T., et al. (2005). Meditation experience is associated with increased cortical thickness. *NeuroReport, 16*(17), 1893–1897.

Le Doux, J. (1996). *The emotional brain: The mysterious underpinnings of emotional life*. New York: Simon & Schuster.

Libet, B., Freeman, A., & Sutherland, K. (1999). *The volitional brain: Towards a neuroscience of free will*. Exeter, UK: Imprint Academic.

Lieberman, M. D. (in press). Social cognitive neuroscience: A review of core processes. *Annual Review of Psychology, 58*.

Linehan, M. (1993). *Cognitive-behavioral treatment of borderline personality disorder*. New York: Guilford Press.

Liotti, G. (1995). Disorganized/disoriented attachment in the psychotherapy of the dissociative disorders. In S. Goldberg, R. Muir, & J. Kerr (Eds.), *Attachment theory: Social, developmental and clinical perspectives* (pp. 343–367). Hillsdale, NJ: Analytic Press.

Liotti, G. (1999). Disorganization of attachment as a model for understanding dissociative psychopathology. In J. Solomon & C. George (Eds.), *Attachment disorganization* (pp. 291–317). New York: Guilford Press.

Looker, T. (1998). "Mama, why don't your feet touch the ground?": Staying with the body and the healing moment in psychoanalysis. In L. Aron & F. S. Anderson (Eds.), *Relational perspectives on the body* (pp. 237–262). Hillsdale, NJ: Analytic Press.

Lyons-Ruth, K. (1999). The two-person unconscious: Intersubjective dialogue, enactive relational representation, and the emergence of new forms of relational organization. *Psychoanalytic Inquiry, 19*, 576–617.

Lyons-Ruth, K., & Boston Change Process Study Group. (2001.) The emergence of new experiences: Relational improvisation, recognition process, and non-linear change in psychoanalytic psychotherapy. *Psychologist/Psychoanalyst, 21*(4), 13–17.

Lyons-Ruth, K. (1998). Implicit relational knowing: Its role in development and psycho-analytic treatment. *Infant Mental Health Journal, 19*(3), 282–289.

MacLean, P. (1990). *The triune brain in evolution.* New York: Plenum Press.

Mahler, M. S., Pine, F., & Bergman, A. (1975). *The psychological birth of the human infant: Symbiosis and individuation.* New York: Basic Books.

Main, M. (1981). Avoidance in the service of attachment: A working paper. In K. Immelman, G. Barlow, L. Petrinovitch, & M. Main (Eds.), *Behavioral development* (pp. 651–693). New York: Cambridge University Press.

Main, M. (1990). Cross-cultural studies of attachment organization: Recent studies, changing methodologies and the concept of conditioned strategies. *Human Development, 33*, 48–61.

Main, M. (1991). Metacognitive knowledge, metacognitive monitoring, and singular (coherent) vs. multiple (incoherent) model of attachment: Findings and directions for future research. In C. M. Parkes, J. Stevenson-Hinde, & P. Marris (Eds.), *Attachment across the life cycle* (pp. 127–159). London: Tavistock/Routledge.

Main, M. (1995). Attachment: Overview, with implications for clinical work. In S. Goldberg, R. Muir, & J. Kerr (Eds.), *Attachment theory: Social, developmental and clinical perspectives* (pp. 407–474). Hillsdale, NJ: Analytic Press.

Main, M. (1999). Epilogue. Attachment theory: Eighteen points with suggestions for future studies. In J. Cassidy & P. R. Shaver (Eds.), *Handbook of attachment: Theory, research, and clinical applications* (pp. 407–474). New York: Guilford Press.

Main, M. (2000). The organized categories of infant, child, and adult attachment: Flexible vs. inflexible attention under attachment-related stress. *Journal of the American Psychoanalytic Association, 48*(4), 1055–1096.

Main, M., & Goldwyn, R. (1994). *Adult attachment scoring and classification system.* Unpublished manuscript, University of California at Berkeley.

Main, M., Hesse, E., & Kaplan, N. (2005). Predictability of attachment behavior and representational processes. In K. E. Grossmann, K. Grossmann, & E. Waters (Eds.), *Attachment from infancy to adulthood: Lessons from longitudinal studies* (pp. 245–304). New York: Guilford Press.

Main, M., Kaplan, N., & Cassidy, J. (1985). Security in infancy, childhood, and adulthood: A move to the level of representation. *Monographs of the Society for Research in Child Development, 50*(1–2), 66–104.

Main, M., & Solomon, J. (1990). Procedures for identifying infants as disorganized/disoriented during the Ainsworth Strange Situation. In M. Greenberg, D. Cicchetti, & E. M. Cummings (Eds.), *Attachment during the preschool years: Theory, research and intervention* (pp. 121–160). Chicago: University of Chicago Press.

Main, M., & Weston, D. R. (1982). Avoidance of the attachment figure in infancy. In M. Parkes & J. Stevenson-Hinde (Eds.), *The place of attachment in human behavior* (pp. 31–59). New York: Basic Books.

Mandal, M. K., & Ambady, N. (2004). Laterality of facial expressions of emotion: Universal and culture-specific influences. *Behavioural Neurology, 15*, 23–34.

Maroda, K. (1999). *Seduction, surrender, and transformation.* Hillsdale, NJ: Analytic Press.

Martin, J. (1997). Mindfulness: A proposed common factor. *Journal of Psychotherapy Integration, 7*(4), 291–312.

Marvin, R. S., & Britner, P. A. (1999). Normative development: The ontogeny of attachment. In J. Cassidy & P. R. Shaver (Eds.), *Handbook of attachment: Theory, research, and clinical applications* (pp. 44–67). New York: Guilford Press.

Marvin, R., Cooper, G., Hoffman, K., & Powell, B. (2002). The Circle of Security project:

Attachment-based intervention with caregiver–pre-school child dyads. *Attachment and Human Development, 4*(1), 107–124.

McDougall, J. (1978). *Plea for a measure of abnormality.* New York: International Universities Press.

McDougall, J. (1989). *Theaters of the body.* New York: Norton.

Meltzoff, A. (1985). The roots of social and cognitive development: Models of man's original nature. In T. Field & N. Fox (Eds.), *Social perception in infants* (pp. 1–30). Norwood, NJ: Ablex.

Meltzoff, A. (1990). Foundations for developing a concept of self: The role of imitation in relating to others, and the value of social mirroring, social modeling, and self-practice in infancy. In D. Cicchetti & M. Beeghly (Eds.), *The self in transition: Infancy to childhood* (pp. 139–164). Chicago: University of Chicago Press.

Meltzoff, A., & Moore, M. (1998). Infant intersubjectivity: Broadening the dialogue to include imitation, identity and intention. In S. Braten (Ed.), *Intersubjective communication and emotion in early ontogeny* (pp. 47–88). Cambridge, UK: Cambridge University Press.

Merriam-Webster dictionary. (11th ed.). (2003). New York: Merriam-Webster.

Mikulincer, M., & Shaver, P. R. (2003). The attachment behavioral system in adulthood: Activation, psychodynamics, and interpersonal processes. In M. P. Zanna (Ed.), *Advances in experimental social psychology* (Vol. 35, pp. 53–152). New York: Academic Press.

Milner, M. (1987). The concentration of the body. In *The suppressed madness of sane men: Forty-four years of exploring psychoanalysis* (pp. 234–240). London: Tavistock and the Institute of Psychoanalysis. (Original work published 1960)

Mitchell, S. (1993). *Hope and dread in psychoanalysis.* New York: Basic Books.

Mitchell, S. (1995). Interaction in the interpersonal and Kleinian traditions. *Contemporary Psychoanalysis, 31,* 65–91.

Mitchell, S. (1997). *Influence and autonomy in psychoanalysis.* Hillsdale, NJ: Analytic Press.

Mitchell, S. (2000). *Relationality: From attachment to intersubjectivity.* Hillsdale, NJ: Analytic Press.

Morgan, W. D., Morgan, S. T. (2005). Cultivating attention and empathy. In C. K. Germer, R. D. Siegel, & P. R. Fulton (Eds.), *Mindfulness and psychotherapy* (pp. 73–90). New York: Guilford Press.

Nathanson, D. (1992). *Shame and pride: Affect, sex, and the birth of the self.* New York: Norton.

Natterson, J., & Friedman, R. (1995). *A primer of intersubjectivity.* Northvale, NJ: Jason Aronson.

Nyanaponika, T. (1972). *The power of mindfulness.* San Francisco: Unity Press.

Ochsner, K. N., & Gross, J. J. (2005). The cognitive control of emotion. *Trends in Cognitive Science, 9,* 242–249.

Ogden, P. (2006, March 5). *The role of the body in the treatment of trauma.* Paper presented at The Embodied Mind: Integration of the Body, Brain, and Mind in Clinical Practice conference, UCLA Extension and Lifespan Learning Institute, Los Angeles, CA.

Ogden, P., & Minton, K. (2000, October). Sensorimotor psychotherapy: One method for processing traumatic memory. *Traumatology, 6*(3).

Ogden, P., Pain, C., Minton, K., & Fisher, J. (2005). Including the body in mainstream psychotherapy for traumatized individuals. *Psychologist/Psychoanalyst, 25*(4), 19–24.

Ogden, T. (1994). *Subjects of analysis.* Northvale, NJ: Jason Aronson.

Ornstein, R. (1997). *The right mind: Making sense of the hemispheres.* New York: Harvest Books.

Patrick, M., Hobson, R. P., Castle, D., Howard, R., & Maughan, B. (1994). Personality disorder and the mental representation of early social experience. *Development and Psychopathology, 6,* 375–388.

Person, E. (1988). *Dreams of love and fateful encounters: The power of romantic passion.* New York: Norton.

Polan, H. J., & Hofer, M. A. (1999). Psychobiological origins of infant attachment and separation responses. In J. Cassidy & P. R. Shaver (Eds.), *Handbook of attachment: Theory, research, and clinical applications* (pp. 162–180). New York: Guilford Press.

Porges, S. W. (2006). The role of social engagement in attachment and bonding: A phylogenetic perspective. In C. S. Carter (Ed.), *Attachment and bonding: A new synthesis.* (pp. 33–55). Cambridge, MA: MIT Press.

Putnam, F. W. (1992). Discussion: Are alter personalities fragments or figments? *Psychoanalytic Inquiry, 12,* 95–111.

Racker, H. (1968). *Transference and countertransference.* New York: International Universities Press.

Rauch, S. L., Whalen, P. J., Shin, L. M., McInerney, S. C., Macklin, M. L., Lasko, N. B., et al. (2000). Exaggerated amygdala response to masked facial stimuli in posttraumatic stress disorder: A functional MRI study. *Biological Psychiatry, 47,* 769–776.

Renik, O. (1993). Countertransference enactment and the psychoanalytic process. In M. Horowitz, O. Kernberg, & E. Weinshel (Eds.), *Psychic structure and psychic change* (pp. 135–158). Madison, CT: International Universities Press.

Renik, O. (1995). The ideal of the anonymous analyst and the problem of self-disclosure. *Psychoanalytic Quarterly, 64,* 466–495.

Renik, O. (1996). The perils of neutrality. *Psychoanalytic Quarterly, 65,* 495–517.

Renik, O. (1999a). Analytic interaction: Conceptualizing technique in the light of the analyst's irreducible subjectivity. In S. Mitchell & L. Aron (Eds.), *Relational psychoanalysis: The emergence of a tradition* (pp. 408–422). Hillsdale, NJ: Analytic Press. (Original work published 1993)

Renik, O. (1999b). Playing one's cards face up in analysis. *Psychoanalytic Quarterly, 68,* 521–539.

Ringstrom, P. A. (2001). Cultivating the improvisational in psychoanalytic treatment. *Psychoanalytic Dialogues, 1(5),* 727–754.

Robertson, J., & Robertson, J. (1971). *Thomas, aged 2 years 4 months, in foster care for 10 days* [Film]. Young Children in Brief Separation Film Series. (Available from Penn State Audiovisual Services, University Park, PA)

Rothschild, B. (2000). *The body remembers.* New York: Norton.

Rubin, J. (1996). *Psychotherapy and Buddhism: Towards an integration.* New York: Plenum Press.

Safran, J. D. (Ed.). (2003). *Psychoanalysis and Buddhism: An unfolding dialogue.* Somerville, MA: Wisdom.

Safran, J. D., & Muran, J. C. (2000). *Negotiating the therapeutic alliance: A relational treatment guide.* New York: Guilford Press.

Sander, L. W. (1980). Investigation of the infant and its caregiving environment as a biological system. In S. Greenspan & G. Pollack (Eds.), *The course of life: Volume I. Infancy and early childhood* (pp. 177–201). Adelphi, MD: National Institute of Mental Health.

Sander, L. W. (2002). Thinking differently: Principles of process in living systems and the specificity of being known. *Psychoanalytic Dialogues, 12(1),* 11–42.

Sandler, J. (1981). Countertransference and role-responsiveness. In R. Langs (Ed.), *Classics in psychoanalytic technique* (pp. 273–278). New York: Jason Aronson. (Original work published 1976)

Sapolsky, R. (2004). *Why zebras don't get ulcers*. New York: Holt/Owl Books.

Scaer, R. S. (2001). *The body bears the burden: Trauma, dissociation and disease*. New York: Haworth Medical Press.

Schafer, R. (1983). *The analytic attitude*. New York: Basic Books.

Schafer, R. (1992). *Retelling a life: Narration and dialogue in psychoanalysis*. New York: Basic Books.

Schachner, D. A., Shauer, P. R., & Mikulincer, M. (2005). Patterns of nonverbal behavior and sensitivity in attachment relations. *Journal of Nonverbal Behavior, 29*(3), 141–169.

Schore, A. N. (1994). *Affect regulation and the origin of the self: The neurobiology of emotional development*. Hillsdale, NJ: Erlbaum.

Schore, A. (2002). Advances in neuropsychoanalysis, attachment theory, and trauma research: Implications for self psychology. *Psychoanalytic Inquiry, 22*, 433–484.

Schore, A. N. (2003). *Affect regulation and the repair of the self*. New York: Norton.

Schore, A. N. (2004, March 27). *Advances in regulation theory: The role of attachment and right brain development in the etiology and treatment of borderline personality disorder*. Paper presented at the Traumatic Attachments and Borderline Personality Disorders: Implications for Clinical Treatment conference, UCLA Extension and Lifespan Learning Institute, Los Angeles, CA.

Schore, A. N. (2005, March 12). *Changes in the mind, the brain, and the body in various psychotherapeutic contexts*. Paper presented at How Psychodynamic Psychotherapies Change the Mind and the Brain conference, UCLA Extension and Lifespan Learning Institute, Los Angeles, CA.

Schore, A. N. (2006, March 5). *Attachment trauma and the developing right brain: Origins of pathological dissociation*. Presented at The Embodied Mind: Integration of the Body, Brain, and Mind in Clinical Practice conference, UCLA Extension and Lifespan Learning Institute, Los Angeles, CA.

Segal, Z. V., Williams, J. M. G., & Teasdale, J. D. (2002). *Mindfulness-based cognitive therapy for depression: A new approach to preventing relapse*. New York: Guilford Press.

Seligman, S. (1999). Integrating Kleinian theory and intersubjective infant research: Observing projective identification. *Psychoanalytic Dialogues: A Journal of Relational Perspectives, 9*(2), 129–159.

Seligman, S. (2000). Clinical implications of attachment theory. *Journal of the American Psychoanalytic Association, 48*(4), 1189–1196.

Seligman, S. (2003). The developmental perspective in relational psychoanalysis. *Contemporary Psychoanalysis (in memoriam, Stephen A. Mitchell, Ph.D.), 39*(3), 477–508.

Shapiro, F., & Maxfield, L. (2003). EMDR and information processing in psychotherapy treatment: Personal development and global implications. In M. F. Solomon & D. J. Siegel (Eds.), *Healing trauma: Attachment, mind, body, and brain* (pp. 196–220). New York: Norton.

Shin, L. M., Orr, S. P., Carson, M. A., Rauch, S. L., Macklin, M. L., Lasko, N. B., et al. (2004). Regional cerebral blood flow in the amygdala and medial prefrontal cortex during traumatic imagery in male and female Vietnam veterans with PTSD. *Archives of General Psychiatry, 61*, 168–176.

Siegel, D. J. (1999). *The developing mind: How relationships and the brain interact to shape who we are*. New York: Guilford Press.

Siegel, D. J. (2001). Toward an interpersonal neurobiology of the developing mind: Attachment relationships, "mindsight," and neural integration. *Infant Mental Health Journal, 22*, 67–94.

Siegel, D. J. (2004, November 6). *Understanding emotion and empathy in relationships:*

Connection and empathy: Ground-breaking discoveries. Paper presented at R. Cassidy Seminars, San Francisco, CA.

Siegel, D. J. (2005, June 3). *The mindful brain.* Paper presented at the Emotion Meets Spirit conference, Deep Streams Institute, Watsonville, CA.

Siegel, D. J. (2006, March 4). *Awakening the mind to the wisdom of the body.* Paper presented at The Embodied Mind: Integration of the Body, Brain, and Mind in Clinical Practice conference, UCLA Extension and Lifespan Learning Institute, Los Angeles, CA.

Siegel, D. J. (2006). An interpersonal neurobiology approach to psychotherapy: How awareness, mirror neurons, and neural plasticity contribute to the development of well-being. *Psychiatric Annals, 36*(4), 248–258.

Siegel, D. J., Siegel, A. W., & Amiel, J. B. (2006). Mind, brain, and behavior. In D. Wedding & M. L. Stuber (Eds.), *Behavior and medicine* (4th ed., pp. 3–22). Cambridge, MA: Hogrefe & Huber.

Siegel, R. D. (2005). Psychophysiological disorders: Embracing pain. In C. K. Germer, R. D. Siegel, & P. R. Fulton (Eds.), *Mindfulness and psychotherapy* (pp. 173–196). New York: Guilford Press.

Slade, A. (1999). Attachment theory and research: Implications for the theory and practice of individual psychotherapy with adults. In J. Cassidy & P. R. Shaver (Eds.), *Handbook of attachment: Theory, research, and clinical applications* (pp. 575–594). New York: Guilford Press.

Slade, A. (2000). The development and organization of attachment: Implications for psychoanalysis. *Journal of the American Psychoanalytic Association, 48*(4), 1147–1174.

Slavin, M. O., & Kriegman, D. (1998). Why the analyst needs to change: Toward a theory of conflict, negotiation, and mutual influence in the therapeutic process. *Psychoanalytic Dialogues, 8*, 247–284.

Smith, H. F. (1993). Engagements in analysis and their use in self-analysis. In J. W. Barron (Ed.), *Self-Analysis* (pp. 88–109). Hillsdale, NJ: Analytic Press.

Solomon, J., & George, C. (1999). *Attachment disorganization.* New York: Guilford Press.

Solomon, M. F., & Siegel, D. J. (2003). *Healing trauma: Attachment, mind, body, and brain.* New York: Norton.

Spangler, G., & Grossmann, K. E. (1993). Biobehavioral organization in securely and insecurely attached infants. *Child Development, 64*, 1439–1450.

Spezzano, C. (1995). "Classical" versus "contemporary" theory: The differences that matter clinically. *Contemporary Psychoanalysis, 31*, 20–46.

Spezzano, C. (1998). Listening and interpreting: What analysts do to kill time between disclosures and enactments. *Psychoanalytic Dialogues, 8*, 237–246.

Sroufe, L. A. (1983). Infant–caregiver attachment and patterns of adaptation in preschool: The roots of maladaptation and competence. In M. Perlmutter (Ed.), *Minnesota Symposium in Child Psychology* (Vol. 16, pp. 41–83). Hillsdale, NJ: Erlbaum.

Sroufe, L. A. (1996). *Emotional development: The organization of emotional life in the early years.* Cambridge, UK: Cambridge University Press.

Sroufe, L. A., & Waters, E. (1977a). Attachment as an organizational construct. *Child Development, 48*, 1184–1199.

Sroufe, L. A., & Waters, E. (1977b). Heart rate as a convergent measure in clinical and developmental research. *Merrill-Palmer Quarterly, 23*, 3–28.

Stark, M. (2000). *Modes of therapeutic action.* Northvale, NJ: Jason Aronson.

Stern, D. N. (1985). *The interpersonal world of the infant: A view from psychoanalysis and developmental psychology.* New York: Basic Books.

Stern, D. N. (2002, March 11). *The change process in psychoanalysis.* Presented at the San Francisco Psychoanalytic Institute, San Francisco.

Stern, D. N. (2004). *The present moment in psychotherapy and everyday life*. New York: Norton.

Stern, D. N., Sander, L. W., Nahum, J. P., Harrison, A. M., Lyons-Ruth, K., Morgan, A. C., et al. (1998). Non-interpretive mechanisms in psychoanalytic psychotherapy: The "something more" than interpretation. *International Journal of Psychoanalysis, 79*, 903–921.

Stern, S. (1994). Needed relationships and repeated relationships: An integrated relational perspective. *Psychoanalytic Dialogues, 4*, 317–346.

Stern, S. (2002). The self as a relational structure: A dialogue with multiple-self theory. *Psychoanalytic Dialogue, 12*, 693–714.

Stevens, W. (1990). Not ideas about the thing but the thing itself. In *The collected poems of Wallace Stevens* (p. 534). New York: Vintage. (Original work published 1954)

Stolorow, R., & Atwood, G. (1997). Deconstructing the myth of the neutral analyst: An alternative from intersubjective systems theory. *Psychoanalytic Quarterly, 66*, 431–449.

Stolorow, R., Brandschaft, B., & Atwood, G. (1987). *Psychoanalytic treatment: An intersubjective perspective*. Northvale NJ: Jason Aronson.

Sullivan, H. S. (1953). *The interpersonal theory of psychiatry*. New York: Norton.

Sullivan, H. S. (1964). *The illusion of personal identity: The fusion of psychiatry and social science*. New York: Norton.

Suzuki, S. (1970). *Zen mind, beginner's mind*. New York: Weatherhill.

Teilhard de Chardin, P. (1959). *The Phenomenon of man*. New York: Harper and Row.

Trevarthen, C. (1979). Communication and cooperation in early infancy: A description of primary intersubjectivity. In M. Bullowa (Ed.), *Before speech: The beginnings of human communication* (pp. 321–347). London: Cambridge University Press.

Trevarthen, C. (1998). The concept and foundations of infant intersubjectivity. In S. Braten (Ed.), *Intersubjective communication and emotion in early ontogeny* (pp. 15–46). Cambridge, UK: Cambridge University Press.

Tronick, E. (1989). Emotions and emotional communication in infants. *American Psychologist, 44*, 112–119.

Tronick, E. (1998). Dyadically expanded states of consciousness and the process of therapeutic change. *Infant Mental Health Journal, 19*(3), 290–299.

van der Kolk, B. A. (1996). The body keeps the score: Approaches to the psychobiology of post-traumatic stress disorder. In B. A. van der Kolk, A. C. McFarlane, & L. Weisaeth (Eds.), *Traumatic stress: The effects of overwhelming experience on mind, body, and society* (pp. 214–241). New York: Guilford Press.

van der Kolk, B. (2006). Clinical implications of neuroscience research in PTSD. *Annals of the New York Academy of Sciences, 1071*, 277–293.

van der Kolk, B. A., McFarlane, A. C., & Weisaeth, L. (Eds.). (1996). *Traumatic stress: The effects of overwhelming experience on mind, body, and society*. New York: Guilford Press.

van IJzendoorn, M. H. (1995). Adult attachment representations, parental responsiveness, and infant attachment: A meta-analysis on the predictive validity of the Adult Attachment Interview. *Psychological Bulletin, 117*, 387–403.

van IJzendorn, M. H., Schuengel, C., & Bakermans-Kranenburg, M. J. (1999). Disorganized attachment in early childhood: Meta-analysis of precursors, concomitants, and sequelae. *Development and Psychopathology, 11*, 225–249.

Varela, F. J., Thompson, E., & Rosch, E. (1992). *The embodied mind: Cognitive science and human experience*. Cambridge, MA: MIT Press.

Wallin, D. (1997). Clinical controversies: The analyst's right to privacy. *Psychologist/Psychoanalyst, 17*(1), 9–10.

Walsh, R., & Shapiro, S. L. (2006). The meeting of meditative disciplines and western psychology: A mutually enriching dialogue. *American Psychologist, 61*(3), 227–239.

Weil, A. (2004). *Natural health, natural medicine: The complete guide to wellness and self-care for optimum health* (rev. ed.). Boston: Houghton Mifflin.

Weinfield, N. S., Sroufe, L. A., Egeland, B., & Carlson, E. A. (1999). The nature of individual differences in infant–caregiver attachment. In J. Cassidy & P. R. Shaver (Eds.), *Handbook of attachment: Theory, research, and clinical applications* (pp. 68–88). New York: Guilford Press.

Weiss, J., & Sampson, H. (1986). *The psychoanalytic process: Theory, clinical observation, and empirical research.* New York: Guilford Press.

Wheeler, M. A., Stuss, D. T., & Tulving, E. (1997). Toward a theory of episodic memory: The frontal lobes and autonoetic consciousness. *Psychological Bulletin, 121,* 331–354.

White, R. W. (1959). Motivation reconsidered: The concept of competence. *Psychological Review, 66*(5), 297–331.

Winer, R. (1994). *Close encounters: A relational view of the therapeutic process.* Northvale, NJ: Jason Aronson.

Winnicott, D. W. (1965). The theory of the parent–infant relationship. In D. W. Winnicott (Ed.), *The maturational processes and the facilitating environment* (pp. 37–55). London: Hogarth Press.

Winnicott, D. W. (1971a). Mirror role of mother and family in child development. In Winnicott, D. W., *Playing and reality* (pp. 111–118). London: Tavistock. (Original work published 1967)

Wrye, H. K., & Welles, J. K. (1994). *The narration of desire: Erotic transferences and countertransferences.* Hillsdale, NJ & London: Analytic Press.

索　引[*]

A

C